150 Jahre
Kohlhammer

Jürgen Brunner

Psychotherapie und Neurobiologie

Neurowissenschaftliche Erkenntnisse für die
psychotherapeutische Praxis

Verlag W. Kohlhammer

»Psychologie als selbstständige Wissenschaft kann kaum bestehn. Denn die Phänomene des Denkens und Wollens lassen sich nicht gründlich betrachten, wenn man sie nicht zugleich ansieht als Wirkungen physischer Ursachen im Organismus: daher setzt sie Physiologie voraus, und diese Anatomie: sonst bleibt sie höchst oberflächlich […].«
Arthur Schopenhauer (1826)

Dieses Werk einschließlich aller seiner Teile ist urheberrechtlich geschützt. Jede Verwendung außerhalb der engen Grenzen des Urheberrechts ist ohne Zustimmung des Verlags unzulässig und strafbar. Das gilt insbesondere für Vervielfältigungen, Übersetzungen, Mikroverfilmungen und für die Einspeicherung und Verarbeitung in elektronischen Systemen.

Die Wiedergabe von Warenbezeichnungen, Handelsnamen und sonstigen Kennzeichen in diesem Buch berechtigt nicht zu der Annahme, dass diese von jedermann frei benutzt werden dürfen. Vielmehr kann es sich auch dann um eingetragene Warenzeichen oder sonstige geschützte Kennzeichen handeln, wenn sie nicht eigens als solche gekennzeichnet sind.

Es konnten nicht alle Rechtsinhaber von Abbildungen ermittelt werden. Sollte dem Verlag gegenüber der Nachweis der Rechtsinhaberschaft geführt werden, wird das branchenübliche Honorar nachträglich gezahlt.

1. Auflage 2017

Alle Rechte vorbehalten
© W. Kohlhammer GmbH, Stuttgart
Gesamtherstellung: W. Kohlhammer GmbH, Stuttgart
Grafiken 4, 8, 9, 18, 22: Angelika Kramer, Stuttgart

Print:
ISBN 978-3-17-029969-6

E-Book-Formate:
pdf: ISBN 978-3-17-029970-2
epub: ISBN 978-3-17-029971-9
mobi: ISBN 978-3-17-029972-6

Für den Inhalt abgedruckter oder verlinkter Websites ist ausschließlich der jeweilige Betreiber verantwortlich. Die W. Kohlhammer GmbH hat keinen Einfluss auf die verknüpften Seiten und übernimmt hierfür keinerlei Haftung.

Inhalt

Geleitwort 7

Vorwort 9

1   Gegenseitige Annäherung von Psychotherapie und Neurobiologie 11
    1.1   Freuds Zukunftsvision einer neurobiologisch fundierten
         Psychotherapie 11
    1.2   Das spannungsreiche Verhältnis von Psychotherapie und
         Neurobiologie 12
    1.3   Die moderne Epigenetik: Brücke zwischen Genetik und
         Umwelteinflüssen 15
    1.4   Möglicher Nutzen der Neurobiologie für die Psychotherapie 17
    1.5   Nachteile und Risiken des neurobiologischen Paradigmas für die
         Psychotherapie 19
    1.6   Auf dem Weg zu einer Encephalotherapie? 22
    1.7   Welche Erkenntnisse der Neurobiologie sind für die Psychotherapie
         besonders relevant? 27

2   Gen-Umwelt-Interaktion: die komplexe Interaktion zwischen genetischen
    Faktoren und biographischen Einflüssen 30
    2.1   Umweltfaktoren beeinflussen das Depressionsrisiko stärker als die
         Genetik 30
    2.2   Dysregulation der neuroendokrinen Stressachse nach Traumatisierung
         in der Kindheit 34
    2.3   Nicht Gene oder Umwelt, sondern Gen-Umwelt-Interaktion 40
    2.4   Ein Meilenstein zur Gen-Umwelt-Interaktion: Genetische Varianten
         des Serotonintransportergens beeinflussen die Verarbeitung von
         belastenden Lebensereignissen 47
    2.5   Weitere genetische Risiko- und Resilienzfaktoren interagieren mit
         Kindheitstraumata 52
    2.6   Fazit für die Praxis 56

3   Epigenetik: Frühkindliche Erfahrungen beeinflussen die Genregulation 57
    3.1   Frühkindliche Belastungen hinterlassen psychobiologische Narben ... 57
    3.2   Epigenetik: Bindeglied zwischen Biologie und Biographie 59
    3.3   Traumata in der Kindheit verändern die Genregulation über
         epigenetische Mechanismen 65
    3.4   Fazit für die Praxis 84

4	Bindung, Mentalisierung und Neurobiologie	86
4.1	Die basale Bedeutung von Bindung und Mentalisierung für die psychische Entwicklung	86
4.2	Biologie des Elternverhaltens und transgenerationale Weitergabe von Bindungsstilen	102
4.3	Regulation der Bindung durch Oxytocin und Arginin-Vasopressin	114
4.4	Biologische Grundlagen von Monogamie, Eltern-Kind-Bindung und Liebe	121
4.5	Fazit für die Praxis	125
5	Netzwerkmodelle und Psychotherapie-Effekte	126
5.1	Methodenkritische Einwände gegen Bildgebungsstudien	126
5.2	Netzwerkmodelle aus Bildgebungsstudien bei der Depression	135
5.3	Spekulative Wirkmechanismen von Psychotherapie und Psychopharmakotherapie nach dem Netzwerkmodell der Depression	141
5.4	Das neuronale Angstnetzwerk	144
5.5	Neurobiologische Effekte von Psychotherapie bei Angststörungen	145
5.6	Das Netzwerkmodell der posttraumatischen Belastungsstörung	148
5.7	Konsequenzen aus dem neurobiologischen Modell für die Trauma-Therapie	153
5.8	Fazit für die Praxis	156
6	Konsequenzen für die psychotherapeutische Praxis	158
6.1	Nachbeelternde Grundhaltung des Therapeuten bei Patienten mit Bindungs- und Mentalisierungsdefiziten	158
6.2	Komplementäre (motivorientierte) Beziehungsgestaltung	162
6.3	Ressourcenorientierung	168
6.4	Problemaktualisierung mit Bewältigungserfahrungen und Problemlösung verbinden	172
6.5	Vorbeugen ist besser als heilen	177
7	Literatur	180
8	Register	197

Geleitwort

Spätestens seit der Jahrtausendwende waren die Neurowissenschaften plötzlich »in« und wurden weit über den Kreis derer, die diese neurobiologische Wissenschaft betreiben, rezipiert und diskutiert. Zwei Faktoren, die zu dieser verblüffend starken Strömung beigetragen haben, waren die neuen technischen Möglichkeiten, mit den Mitteln der funktionellen Bildgebung dem Gehirn gewissermaßen beim Arbeiten zuzusehen – und die Erkenntnis, dass die Hardware des Nervensystems nach der Ausreifung nicht fest und unabänderlich vernetzt ist, sondern dass sie sich erfahrungsabhängig immer weiter verändern kann, also plastisch ist. Plötzlich war es auch unter Psychotherapeuten en vogue, sich für die Neurobiologie des Gehirns zu interessieren, nachdem es zuvor jahrzehntelang schon aus den vielzitierten »erziehlichen Gründen« Sigmund Freuds ein Unding war, dieses biologische Unterholz der Psyche gedanklich zu betreten.

Inzwischen ist die Begeisterung für die Neurobiologie merklich abgekühlt, die gleichen Autoren, die noch 2004 ein überoptimistisches »Manifest der Hirnforschung« veröffentlicht hatten, mussten 10 Jahre später eingestehen, dass ihre Hoffnungen auf die wissenschaftliche Aufklärung vieler Aspekte des menschlichen Erlebens und Verhaltens durch die Hirnforschung viel weniger realisierbar zu sein scheinen als damals angenommen. Auch die weitreichenden, jahrelang die Feuilletons füllenden Schlussfolgerungen, die Neurowissenschaftler aus ihren Modellen für menschliche Kernthemen wie Schuld und Freiheit gezogen haben, werden heute um einiges reservierter und differenzierter betrachtet.

Unterhalb dieser zunächst so hochfliegenden und jetzt wieder abebbenden Welle eines neurobiologischen »Hypes« gibt es aber durchaus einen stetig weiter anwachsenden Zuwachs an Erkenntnissen aus der neurobiologischen Forschung mit hoher Relevanz auch für Psychotherapeuten, z. B. zur Epigenetik belastender Lebensereignisse oder zur Biologie von Bindung und Mentalisierung. Andere Zugänge zur Neurobiologie, wie die funktionelle Bildgebung, werden in ihrer Bedeutung dagegen mittlerweile deutlich skeptischer beurteilt.

Es ist dies eine im besten Sinne ernüchterte, gute Zeit und eine gute Gelegenheit für ein Buch wie das hier von Jürgen Brunner vorgelegte. Und um es gleich zu sagen: Jürgen Brunner nutzt diese Gelegenheit in ausgezeichneter Weise für eine kenntnisreiche, differenzierte und ausgewogene Darstellung und Diskussion der wichtigsten Entwicklungen der Neurobiologie und ihrer Bedeutung für die Psychotherapie. Gestützt auf seine solide Ausbildung in einem Mekka der biologischen Psychiatrie, auf seine eigene psychotherapeutische Praxis und auch auf seine Erfahrungen in der Vermittlung dieses Wissens z. B. bei den Lindauer Psychotherapiewochen zeigt Brunner die Fähigkeit und den Mut, klare thematische Linien zu ziehen, die durchaus auch detailreich sind, aber ohne sich im Detail zu verlieren. Die einzelnen Themen werden mit ganz aktueller Literatur vorgestellt und immer auf ihre Relevanz für die Psychotherapie hin hinterfragt. Auch die historische und wissenschaftsphilosophische Einordnung dieser Themen gelingt ihm in sehr gut lesbarer Weise. Seine Darstellung des

Nutzens, aber auch der möglichen Nachteile der Neurobiologie für die Psychotherapie ist letztendlich vor allem auch ein Plädoyer für eine moderne, aus alten Verkrustungen gelöste wissenschaftlich fundierte Psychotherapie. Nutzen also auch wir eine gute Gelegenheit: nämlich die, von einem Buch zu profitieren, in dem nicht ein neurobiologischer Experte den Psychotherapeuten sagt, wo es langgehen könnte oder sollte – sondern in dem uns einer, der selbst engagierter Psychotherapeut ist, vermittelt, warum ein besseres Verständnis für das neurobiologische Unterholz auch nach dem Abklingen der Welle für die eigene Arbeit viel gewinnbringender sein kann als wir lange gedacht haben.

München, im August 2016

Peter Henningsen

Vorwort

Die aktuelle neurowissenschaftliche Forschung zeigt eindrucksvoll, dass bestimmte genetische Risikokonstellationen nicht zwangsläufig zu einer psychischen Erkrankung führen. Belastende oder traumatische Lebensereignisse spielen eine wichtige Rolle bei der Pathogenese. Heute erforscht man intensiv die komplexe Interaktion zwischen genetischen Faktoren und biographischen Einflüssen. Im Fokus des neurowissenschaftlichen Interesses stehen die molekularen Auswirkungen frühkindlicher Erfahrungen. Neurowissenschaftler untersuchen, wie sich Interaktionserfahrungen in der Kindheit auf die Genregulation und auf neuronale Systeme auswirken. Man entschlüsselt auf subzellulärer Ebene die Mechanismen, wie Vernachlässigung, Missbrauch und Traumatisierung, aber auch Bindungserfahrungen dauerhafte psychobiologische Spuren hinterlassen. Die Brücke zwischen Biographie und Biologie schlägt die moderne Epigenetik. Dieses wichtige Forschungsgebiet nimmt im vorliegenden Buch eine prominente Stellung ein.

Im einführenden Kapitel (▶ Kap. 1) argumentiere ich gegen einen neurobiologischen Reduktionismus. Es ist mir ein Anliegen, nicht nur auf den Erkenntnisgewinn und den möglichen Nutzen der Neurobiologie für die psychotherapeutische Praxis hinzuweisen, sondern gerade auch mögliche Gefahren des neurobiologischen Paradigmas kritisch zu diskutieren. Die Themen Gen-Umwelt-Interaktion (▶ Kap. 2) und Epigenetik (▶ Kap. 3) werden entsprechend ihrer Aktualität und Relevanz ausführlich und aus einer transdiagnostischen Perspektive behandelt. Daran anknüpfend (▶ Kap. 4) werden aktuelle neurobiologische Befunde zu Bindung und Mentalisierung dargestellt. Psychotherapeutische Interventionen verändern nachhaltig das Gehirn (▶ Kap. 5). In diesem Kapitel zu neuronalen Netzwerkmodellen und Psychotherapie-Effekten habe ich den Fokus auf Störungsbilder gelegt, die in der psychotherapeutischen Praxis häufig vorkommen und zu denen es brauchbare Modellvorstellungen gibt, auch wenn diese spekulativ sind. Schwerpunkte sind Depression, Angst und Trauma. Dabei habe ich versucht, aus den vorliegenden Studien die Essenz zu destillieren und die mögliche Relevanz für die psychotherapeutische Praxis aufzuzeigen. Dieses Kapitel behandelt auch ausführlich methoden- und erkenntniskritische Einwände gegen Bildgebungsstudien. Abschließend (▶ Kap. 6) werden mögliche Konsequenzen neurowissenschaftlicher Erkenntnisse für die psychotherapeutische Praxis aus einer schulenübergreifenden Perspektive herausgearbeitet. Hierbei geht es um eine beelternde Grundhaltung, eine komplementäre/motivorientierte Beziehungsgestaltung, eine korrigierende und emotional verändernde Beziehungserfahrung sowie Ressourcen- und Lösungsorientierung als Ergänzung zur Problemaktualisierung. Bei den Schlussfolgerungen habe ich mich eng an Klaus Grawe orientiert, der mit seinem Buch *Neuropsychotherapie* Pionierarbeit geleistet hat.

Das Buch soll in erster Linie praktizierende Psychotherapeuten in Praxis und Klinik ansprechen, aber auch Studierende sowie Ärzte und Psychologen in Aus- und Weiterbildung. Verhaltenstherapie und psychodynamische Verfahren werden ausgewogen berücksichtigt. Gerade die Beschäftigung mit der Neurobiologie hat mich in meiner Überzeugung bestärkt, dass die Überwindung antiquierter Therapieschulen überfällig ist. Die Zukunft gehört nach meiner Einschätzung einer integrativen, wissenschaftlich fundierten Psychotherapie.

Das Buch ist entstanden aus einer Veranstaltung, die ich 2015 erstmals auf den Lindauer Psychotherapiewochen durchgeführt habe. Zu danken habe ich Herrn Prof. Dr. Manfred Cierpka, Frau Prof. Dr. Verena Kast und Herrn Prof. Dr. Peter Henningsen, die diese Veranstaltung in das Programm aufgenommen haben. Mein besonderer Dank gilt dem Verlag W. Kohlhammer. Mit Herrn Dr. Ruprecht Poensgen ist die Zusammenarbeit ausgesprochen angenehm, anregend und ermutigend. Danken möchte ich auch Frau Dr. Annegret Boll für ihr umsichtiges, sorgfältiges und sprachsensibles Lektorat.

München, im Dezember 2016   Jürgen Brunner

1 Gegenseitige Annäherung von Psychotherapie und Neurobiologie

1.1 Freuds Zukunftsvision einer neurobiologisch fundierten Psychotherapie

Als junger Wissenschaftler beschäftigte sich Sigmund Freud (1856–1939) intensiv mit Neuroanatomie und Neurophysiologie. Er publizierte zu verschiedenen neurowissenschaftlichen Themen. Zu seinen frühen Forschungsgegenständen gehören beispielsweise die Spinalganglien und das Rückenmark, die Syringomyelie, die Wirkung des Kokains, die Hemianopsie, der Ursprung des Hörnervs und die Aphasie.[1] Heute würde man sagen: Der Begründer der Psychoanalyse begann seine Karriere als Neurobiologe. Der frühe Freud hielt sogar eine neurobiologische Fundierung der Psychoanalyse prinzipiell für möglich. Er entwickelte früh ein Gespür für das innovative Potential der Neurobiologie und war davon überzeugt, dass der Erkenntnisfortschritt der Neurowissenschaften in der Zukunft wegweisend sei für das ätiologische Verständnis und die Behandlung psychischer Störungen.

Die methodischen Begrenztheiten der Neurowissenschaften in der ersten Hälfte des 20. Jahrhunderts schätzte Freud allerdings realistisch ein. Daher nahm er an, dass die Neurowissenschaften zu seinen Lebzeiten eher wenig zur Entschlüsselung der menschlichen Psyche beitragen können. Dies dürfte ein wesentlicher Grund dafür gewesen sein, warum er selbst den neurobiologischen Ansatz nicht weiter verfolgte und rein psychologische Theorien entwickelte. Die *Traumdeutung* (1900) markiert seine Abkehr von der neurobiologisch orientierten Psychiatrie seiner Zeit. Freud ging einen eigenen Weg abseits des wissenschaftlichen Mainstreams. Er knüpfte vornehmlich an philosophische Theorien des Unbewussten an, die von Arthur Schopenhauer (1788–1860) und anderen Denkern entwickelt worden waren. Insbesondere der Einfluss Schopenhauers auf die Entwicklung einer Theorie des Unbewussten ist als hoch zu veranschlagen (Young und Brook 1994; Zentner 1995).

Zeitlebens hielt Freud seine psychoanalytischen Theorien nicht für in Stein gemeißelt. Vielmehr betrachtete er sie lediglich als vorläufige Hypothesen und heuristische Konzepte, die durch spätere naturwissenschaftliche Forschung modifiziert und sogar falsifiziert werden können. In *Jenseits des Lustprinzips* (1920) schreibt Freud (1999b, S. 65): »Die Mängel unserer Beschreibung würden wahrscheinlich verschwinden, wenn wir anstatt der psychologischen Termini schon die physiologischen oder chemischen einsetzen könnten. […] Die Biologie ist wahrlich ein Reich der unbegrenzten Möglichkeiten, wir haben die überraschendsten

---

1 Die voranalytischen Schriften Freuds wurden 2015 neu herausgegeben von Christfried Tögel unter Mitarbeit von Urban Zerfaß und sind zugänglich in der Sigmund Freud Gesamtausgabe (SFG, Band 1–4, Psychosozial-Verlag).

Aufklärungen von ihr zu erwarten und können nicht erraten, welche Antworten sie auf die von uns an sie gestellten Fragen einige Jahrzehnte später geben würde. Vielleicht gerade solche, durch die unser ganzer künstlicher Bau von Hypothesen umgeblasen wird.« Auch die heutige Psychotherapie als Wissenschaft ist gut beraten, wenn sie Freuds Auffassung teilt und offen ist für die Entwicklungen der Neurobiologie. Diese Neuerungen sind sowohl bei der Überprüfung und Modifikation bisheriger Konzepte als auch bei der Generierung innovativer Ansätze angemessen zu berücksichtigen. Zwangsläufig führt die Beschäftigung mit der Neurobiologie zu einem »Abschied von liebgewordenen psychoanalytischen Therapiefossilien« (Henningsen 1998, S. 86). Zu solchen Atavismen gehören etwa abstruse Auffassungen von Melanie Klein (1882–1960) über frühkindliche aggressive Phantasien, welche der neurobiologischen Tatsache widersprechen, dass derart komplexe affektive und kognitive Leistungen in frühen Entwicklungsphasen überhaupt nicht neuronal realisierbar sind (Henningsen und Kirmayer 2000).

Der späte Freud (1999a, S. 108) betonte im *Abriss der Psychoanalyse* (begonnen 1938 und unfertig geblieben) den hypothetischen und heuristischen Charakter der psychoanalytischen Konzepte und verwies auf das revolutionäre Potential der Neurobiologie in der Zukunft: »[…] uns beschäftigt die Therapie hier nur insoweit sie mit psychologischen Mitteln arbeitet, derzeit haben wir keine anderen. Die Zukunft mag uns lehren, mit besonderen chemischen Stoffen die Energiemengen und deren Verteilungen im seelischen Apparat direkt zu beeinflussen. Vielleicht ergeben sich noch ungeahnte andere Möglichkeiten der Therapie; vorläufig steht uns nichts besseres [sic] zu Gebote als die psychoanalytische Technik und darum sollte man sie trotz ihrer Beschränkungen nicht verachten.« Freud war also offensichtlich der Meinung, dass seine psychologischen Termini nur vorläufigen Charakter haben und in der Zukunft durch adäquatere naturwissenschaftliche Begriffe substituiert werden müssen. Damit waren seine eigenen psychologischen Konstrukte für ihn selbst lediglich heuristische Modelle und Metaphern, also nichts weiter als eine bloße *façon de parler*. Zugleich zeigt sich in Freuds Prophezeiung, die Sprache der Psychologie werde in der Zukunft in das Vokabular der Chemie übersetzt, seine tief verwurzelte materialistische Grundüberzeugung, sein metaphysischer Monismus (Kächele et al. 2012). Obwohl er selbst keine eigenen neurobiologischen Forschungen mehr durchführte, blieb sein Denken stets durch die Biologie und andere Naturwissenschaften seiner Zeit geprägt, was sich in seiner Terminologie und in seiner Metaphorik widerspiegelt.

1.2 Das spannungsreiche Verhältnis von Psychotherapie und Neurobiologie

Einige der ungeahnten Möglichkeiten, von denen Freud nur träumen konnte, stehen uns heute zur Verfügung. Die rasante Entwicklung der Psychopharmakologie ab den 1950er Jahren hat eine Reihe von »besonderen chemischen Stoffen« (Freud 1999a, S. 108) hervorgebracht, mit denen sich neurobiologische Abläufe und damit psychische Funktionen direkt beeinflussen lassen. Nebenbei bemerkt: Die Entwicklung der

Psychopharmaka hat wichtige sozialpsychiatrische Reformen erst ermöglicht. Salopp formuliert: Die bedeutenden Psychiatriereformen, etwa eines Franco Basaglia (1924–1980), wären ohne die Entdeckung der Antipsychotika gar nicht möglich gewesen.

Psychoanalyse und Psychotherapie gingen bis zum Ende des 20. Jahrhunderts einen von der Psychiatrie unabhängigen Weg und entwickelten sich weitgehend unabhängig von den Neurowissenschaften. Dies führte zu unglücklichen dichotomen Polarisierungen und heute nicht mehr haltbaren ideologischen Grabenkämpfen zwischen biologischer Psychiatrie und Psychopharmakotherapie auf der einen Seite und Psychotherapie auf der anderen Seite. Die biologischen Psychiater warfen den Psychoanalytikern unwissenschaftliche Spekulation und eine Überbetonung biographischer Einflussfaktoren bei Vernachlässigung genetischer und biologischer Aspekte vor. Die Psychoanalytiker konterten und bezichtigten die biologisch orientierten Psychiater eines einseitigen biologischen Reduktionismus und kritisierten die Oberflächlichkeit und das mangelnde Verständnis für die intrapsychische und interpersonelle Dynamik bei übermäßiger Fokussierung der Biologie.

Die Fortschritte der neurobiologischen Methoden und der neurobiologisch inspirierten oder neurobiologisch fundierten Psychotherapieforschung machen heute eine Annäherung zwischen sprechender Medizin und somatischem Ansatz geradezu unausweichlich. Zu nennen sind die rasanten Fortschritte in der Bildgebung, so dass heute Einblicke in Gehirnfunktionen *in vivo* mittels funktioneller Kernspintomographie (fMRT) oder Positronen-Emissions-Tomographie (PET) möglich sind. Ein Meilenstein für die neurobiologische Psychotherapieforschung war die PET-Studie von Baxter et al. (1992), in der erstmalig nachgewiesen wurde, dass Psychotherapie objektivierbare neurobiologische Effekte hat. Konkret wurde gezeigt, dass eine erfolgreiche Verhaltenstherapie bei Zwangsstörungen eine Reduktion des Glucosemetabolismus in den Basalganglien (Nucleus caudatus) bewirkt. Dadurch war erstmalig der Nachweis gelungen, dass Verhaltenstherapie auf neurobiologischer Ebene wirkt. Die in der Pionierarbeit von Baxter et al. (1992) beschriebenen neurobiologischen Effekte einer Verhaltenstherapie wurden von anderen Autoren repliziert (Schwartz et al. 1996; Nakatani et al. 2003). Durch diese Befunde konnte erstmals buchstäblich vor Augen geführt werden, dass eine erfolgreiche Psychotherapie zu funktionellen Gehirnveränderungen führt, wodurch eine Normalisierung der neuronalen Aktivität bei Therapie-Respondern erreicht wird, deren Gehirnaktivität sich nach Psychotherapie an die von Gesunden angleicht.

In den letzten 20 Jahren wurden zahlreiche fMRT-Untersuchungen durchgeführt, die anhaltende neurobiologische Effekte verschiedener Psychotherapieverfahren bei unterschiedlichen Störungsbildern eindrucksvoll belegen. Diese Untersuchungen führten zu einer erheblichen wissenschaftlichen Aufwertung der Psychotherapie. Es war der Nachweis dafür erbracht worden, dass psychotherapeutische Interventionen nachhaltige und objektivierbare Veränderungen von neuronalen Funktionsabläufen und Gehirnstrukturen bewirken. Die Psychotherapie braucht sich nun nicht länger vor der biologischen Psychiatrie zu verstecken. Heute besteht Konsens darüber, dass eine wirksame Psychotherapie neurobiologische Korrelate hat. »Change the mind and you change the brain«, so lautet griffig der Titel einer Publikation über die Bildgebungs-Korrelate einer verhaltenstherapeutischen Behandlung der Spinnenphobie (Paquette et al. 2003).

1 Gegenseitige Annäherung von Psychotherapie und Neurobiologie

> Eine wirksame Psychotherapie verändert nachhaltig das Gehirn, sowohl funktionell als auch strukturell. Vieles spricht heute dafür, dass Psychotherapie das Epigenom modifiziert und die Genexpression beeinflusst. Daraus resultieren Funktions- und Strukturveränderungen von Neuronen. Aufgrund neuerer wissenschaftlicher Erkenntnisse gilt das traditionelle Verhältnis von Psychotherapie und Neurowissenschaften als Widersacher heute als antiquiert, denn das Gehirn als organisches Substrat psychischer Phänomene wird durch Erleben, Denken, Fühlen, Handeln und durch psychotherapeutische Interventionen verändert. Umgekehrt führen materielle Veränderungen durch eine Psychopharmakotherapie oder andere biologische Interventionen zu Effekten auf der psychischen Phänomenebene.

Heute stehen sich biologische Psychiatrie, Psychopharmakotherapie und Psychotherapie weniger antagonistisch und unversöhnlich gegenüber als früher. Bei vielen Krankheitsbildern ist die Kombination von Psychopharmaka und Psychotherapie indiziert und leitlinienkonform. Die Neurobiologie hat den interdisziplinären Dialog befördert und einer fruchtbaren Integration Vorschub geleistet. Man vermutet heute, dass Psychotherapie und Antidepressiva über unterschiedliche neurobiologische Mechanismen wirken. Diese unterschiedlichen Wirkmechanismen könnten synergistische Effekte erklären. Beispielsweise wirkt eine kognitive Verhaltenstherapie wahrscheinlich über eine Stärkung des Frontalhirns. Dadurch kann die überschießende Aktivität des limbischen Systems herunterreguliert werden. Psychotherapie wirkt nach diesem Modell also *top-down*. Antidepressiva scheinen hingegen eher *bottom-up* zu wirken, indem sie direkt subcorticale limbische Strukturen beeinflussen.

Psychotherapeutische Interventionen sind bei entsprechender Indikation oft mindestens so wirksam wie Medikamente. Häufig ist Psychotherapie einer Psychopharmakotherapie sogar langfristig überlegen. Daher stellt Psychotherapie bei vielen Indikationsbereichen die Therapie der Wahl dar (Brunner 2016a). Sowohl Psychopharmaka als auch Psychotherapie verändern nachhaltig neuronale Vorgänge. Die Neurobiologie ist also wirklich »ein Reich der unbegrenzten Möglichkeiten«, wie Freud (1999b, S. 65) es vor fast hundert Jahren formuliert hat. Wir blicken in eine spannende Zukunft und dürfen von der Neurobiologie in der Tat »die überraschendsten Aufklärungen« (Freud 1999b, S. 65) erwarten. Die Neurobiologie wird in der Zukunft auch die Psychotherapie verändern. Inzwischen haben wir neurowissenschaftlich begründete Hypothesen darüber, wie eine Psychotherapie das Gehirn nachhaltig verändert und umstrukturiert. Der stetige Zuwachs an neurobiologischem und störungsspezifischem Wissen dürfte dazu führen, dass bisherige nosologische und therapeutische Konzepte grundlegend modifiziert, einige sogar aufgegeben werden müssen. Dies war ausschlaggebend dafür, dass Klaus Grawe (2004) den Begriff *Neuropsychotherapie* einführte. Darunter verstand er eine neurowissenschaftlich inspirierte Psychotherapie (Grawe 2004, S. 372). Traditionelle pathogenetische Dichotomien wie *genetisch versus umweltbedingt* oder *organisch versus psychogen/funktionell* lassen sich vor dem Hintergrund des neurobiologischen Erkenntnisfortschritts heute nicht mehr aufrechterhalten. Psychotherapeuten und Psychopharmakologen führen heute keine unsinnigen Grabenkämpfe mehr; vielmehr werden synergistische Effekte beider Verfahren zunehmend beachtet. Man beschäftigt sich heute damit, wie bestimmte Substanzen die Effektivität einer Psychotherapie steigern (augmentieren) können. Unter dem Einfluss neurobiologischer Erkenntnisse hat Grawe aufgehört, in dogmatischen Therapieschulen des 20. Jahrhunderts zu denken. Er vermisst dadurch nichts, sondern ist überzeugt, dass die Konzepte herkömmlicher Therapieschulen keine brauchbare Basis mehr für die Psychotherapie darstellen (Grawe 2004, S. 443). Wahrscheinlich leistet die Neurobiologie einen wichtigen Beitrag zu einer Integration im besten Sinne, also zu einer wechselseitigen Annäherung zwischen zeitgemäßen verhaltenstherapeutischen und psychodynamischen Verfahren, aber auch zwischen Psychotherapie und biologischer Psychiatrie.

1.3 Die moderne Epigenetik: Brücke zwischen Genetik und Umwelteinflüssen

Forschungsergebnisse der letzten Jahrzehnte haben die Annahme bestätigt, dass genetische Faktoren bei häufigen psychischen Erkrankungen wie der Depression bedeutsam sind. Technischer Fortschritt hat dazu geführt, dass heute nicht mehr nur einzelne Kandidatengene, sondern das gesamte Genom mit Hochdurchsatzverfahren untersucht werden kann. Dieser genomweite Ansatz ist im Unterschied zur Untersuchung von Kandidatengenen nicht mehr hypothesengeleitet. Derartige genomweite Untersuchungen nehmen auch solche neurobiologische Systeme ins Visier, die man bisher noch nicht mit der Depression oder einer anderen psychischen Störung in Verbindung gebracht hat. Dadurch eröffnen sich neue Horizonte. Bisher ungeahnte Zusammenhänge können gesehen und neuartige Hypothesen zur Pathogenese generiert werden. Derartige genomweite Untersuchungen laufen derzeit, sind aber methodisch sehr aufwendig. Die Bedeutung der Genetik für die Ätiologie ist sicherlich nicht unwesentlich; allerdings ist der Einfluss der Genetik geringer als ursprünglich erwartet. Ursprünglich nahm man an, dass die Gehirnentwicklung überwiegend genetisch determiniert sei. Diese Auffassung gilt heute als obsolet. Inzwischen gilt es als gesichert, dass die Gehirnentwicklung das Ergebnis eines komplexen Wechselwirkungsprozesses zwischen Genetik und Umwelteinflüssen ist, wobei postnatale Einflüsse sich in der Struktur des Gehirns niederschlagen (Sullivan 2012). Nach einem modernen Konzept (Gröger et al. 2016) ist die Gehirnentwicklung das Resultat aus genetisch programmierten neuronalen Netzwerken und Adaptationsprozessen, die durch Umweltfaktoren angestoßen werden. Die funktionelle Gehirnreifung wird durch soziale Interaktionen und Erfahrungen maßgeblich beeinflusst. Die Plastizität des Gehirns hängt von Interaktionen und Umwelteinflüssen wesentlich ab. Die Entwicklung neuronaler Strukturen wird durch biographische Erfahrungen ganz entscheidend geprägt.

Heute nimmt man in grober Näherung an, dass beispielsweise das Depressionsrisiko nur zu etwa einem Drittel erblich und zu zwei Dritteln umweltbedingt ist (Saveanu und Nemeroff 2012). In den letzten Jahren wurden diese Umwelteinflüsse intensiver erforscht (▶ Kap. 2). So hat sich körperlicher und sexueller Missbrauch in der Kindheit als ein wesentlicher Faktor erwiesen, der den Verlauf einer Depression beeinflusst und für die optimale individuelle Therapieplanung von Bedeutung ist. Es zeigte sich, dass Frauen, die in der Kindheit missbraucht wurden, von Psychotherapie stärker profitieren als von einer Psychopharmakotherapie (Nemeroff et al. 2003). Bei ihnen verbessert die zusätzliche Gabe eines Antidepressivums das Therapieergebnis nicht wesentlich. Inzwischen ist bekannt, dass Traumatisierungen in der Kindheit lebenslange psychobiologische Narben (scars) im limbischen System und im präfrontalen Cortex hinterlassen. Der Neuroanatom und Nobelpreisträger Camillo Golgi (1843–1926) postulierte bereits 1869, dass funktionelle Narben im Gehirn die organischen Ursachen für psychische Erkrankungen seien (Bock et al. 2014). Die molekularen Mechanismen dieser funktionellen Narbenbildung werden heute intensiv erforscht.

> Misshandlung und Missbrauch in der Kindheit führen zu breitgefächerten *epigenetischen* Veränderungen (▶ Kap. 3). Damit sind Veränderungen der *Genexpression/Genregulation* gemeint, die durch Umwelteinflüsse hervorgerufen wurden, die aber nicht die Gensequenz verändern. Die *Genregulation* kann durch frühkindliche Erfahrungen dauerhaft modifiziert werden (Raabe und Spengler 2013; Jawahar et al. 2015).

Kindliche Traumatisierungen bewirken, dass bestimmte Genabschnitte nicht mehr abgelesen werden, also blockiert sind. Dies geschieht beispielsweise durch Anlagerung von Methylgruppen an DNA-Abschnitte, die den entsprechenden Genabschnitt stumm schalten. Wenn beispielsweise das Gen für den Glucocorticoid-Rezeptor durch epigenetische Veränderungen blockiert wird, ist die natürliche biologische »Stressbremse« (Rüegg 2011, S. 49) ausgeschaltet. Daher kommt es bis ins Erwachsenenalter hinein zu einer überschießenden Reaktion des Stresshormonsystems. Derartige epigenetische Befunde erlauben bereits in Ansätzen ein molekulares Verständnis dafür, wie traumatische Erfahrungen transgenerational weitergegeben werden können (Gröger et al. 2016).

> Inzwischen weiß man aber auch, dass nicht nur schwerwiegende und dramatische Traumatisierungen durch körperlichen oder sexuellen Missbrauch fatale Folgen für die psychische Entwicklung und für die Prädisposition zu verschiedenen psychischen Erkrankungen haben können. Gerade auch subtilere Formen der Bindungstraumatisierung wie emotionale Vernachlässigung und mangelnde Feinfühligkeit der Eltern können erhebliche negative Auswirkungen haben (▶ Kap. 4).

Die von John Bowlby (1907–1990) begründete *Bindungsforschung* und das Konzept der *Mentalisierung* sind durch neurobiologische Forschungen in den letzten Jahren in ihrer grundlegenden Bedeutung weitgehend bestätigt und ausdifferenziert worden. Rendon (2008) hält mit Blick auf die Bindungsforschung eine Annäherung zwischen Psychoanalyse und Neurobiologie nicht nur für wünschenswert, sondern geradezu für notwendig.

> Neuere Forschungen haben gezeigt, dass positive Bindungserfahrungen, emotionale Zuwendung und das Markieren, Spiegeln und Regulieren von Affekten des Kindes durch eine wichtige Bindungsperson epigenetische Veränderungen bewirken, die für eine gesunde psychische Entwicklung unabdingbar sind.

Gerade die Bindungsforschung in Kombination mit neurobiologischen Entdeckungen hat in den letzten zehn Jahren einen enormen Erkenntniszuwachs bewirkt (▶ Kap. 4). Diese Fortschritte geben heute Anlass zu einer Modifikation und Weiterentwicklung älterer psychoanalytischer Hypothesen. Moderne Konzepte zur lebensgeschichtlichen Entwicklung der Persönlichkeit, wie sie von Gerd Rudolf vertreten werden, tragen dem Erkenntnisfortschritt der Neurobiologie und der Bindungsforschung Rechnung. Die entwicklungspsychologische Theorie zur Genese struktureller Störungen von Gerd Rudolf (2013b) ist kompatibel mit aktuellen neurowissenschaftlichen Befunden. Erfreulich ist, dass wesentliche Fortschritte der Bindungsforschung und der Neurobiologie auch von primär verhaltenstherapeutischen Autoren wie Klaus Grawe rezipiert und in der Theoriebildung berücksichtigt werden. Es wäre wünschenswert, dass die Neurobiologie den bereits begonnenen Prozess der Annäherung verschiedener Therapieschulen begünstigt. Vielleicht leistet die Neurobiologie einer modernen integrativen Psychotherapie Vorschub, was sehr zu begrüßen wäre.

Neurowissenschaftliche Forschungen geben keineswegs Anlass zu einem neurobiologischen Fatalismus oder therapeutischen Nihilismus, wie vielfach befürchtet wird. Das Gehirn bleibt bis ins Erwachsenenalter plastisch, so dass Entwicklungsdefizite und sogar die Folgen von frühen Traumatisierungen auch später noch partiell korrigiert oder zumindest modifiziert werden können. Heute gibt es erste Studien, in denen der Nachweis dafür erbracht wurde, dass Psychotherapie über eine Veränderung der Genregulation wirkt und dadurch neuronale Funktionen und die Struktur des Gehirns nachhaltig verändert.

1.4 Möglicher Nutzen der Neurobiologie für die Psychotherapie

Freud (1999b, S. 65) hat die Sprengkraft der Neurobiologie bereits vor knapp 100 Jahren hellsichtig antizipiert, denn er hielt es für möglich, dass durch sie »unser ganzer künstlicher Bau von Hypothesen umgeblasen wird«. Die Neurobiologie hat in der Tat ein nicht zu unterschätzendes Potential im Hinblick auf eine grundlegende Revision ätiologischer und nosologischer Konzepte und Theorien. In der Zukunft lassen sich durch die Neurobiologie wahrscheinlich *Endophänotypen* definieren und neuartige Diagnosekategorien bilden, die für die Differentialindikation und für die Beurteilung der Prognose relevant sein werden.

Bestimmte biologische Parameter könnten die *Prädiktion* von Therapieeffekten und dadurch die *Differentialindikation* verbessern. In die Neurobiologie werden weitreichende Hoffnungen für die Zukunft der Psychotherapie gesetzt. Von der Neurobiologie erhofft man sich ein besseres Verständnis der Mechanismen psychotherapeutischer Interventionen, um dadurch bereits existierende Therapieverfahren optimieren zu können. Eine Zukunftsvision ist, dass sogar konzeptuell neuartige Ansätze entwickelt werden, die durch die Neurobiologie inspiriert sind. Das wäre eine echte *Neuropsychotherapie* nach der Definition Grawes. Allerdings ist eine konkrete Umsetzung neurowissenschaftlicher Erkenntnisse in neuartige Therapiekonzepte heute noch nicht wirklich greifbar. In Anlehnung an Horaz kann man sich durchaus fragen, ob der Berg kreißt, aber nur eine lächerliche Maus geboren wird (Schiepek et al. 2011b).[2] Jedenfalls ist eine Neuropsychotherapie, die diesen Namen verdient, heute eher noch eine Zukunftsvision als ein bereits existierendes

---

2 »Parturient montes, nascetur ridiculus mus [Kreißen werden die Berge, und geboren wird werden eine lächerliche Maus].« (Horaz, *Ars poetica*, Vers 139)

Konzept. Neurobiologische Methoden könnten eingesetzt werden, um den Erfolg einer psychotherapeutischen Intervention auch auf neurobiologischer Ebene darzustellen. So ließen sich Patienten mit einem persistierenden Risikoprofil detektieren, die zwar auf psychopathologischer Symptomebene remittiert sind, aber weiterhin noch neurobiologische Auffälligkeiten zeigen. Bei ihnen wäre eine längere Fortsetzung der Therapie über die Symptomremission hinaus ratsam, denn eine zu frühzeitige Beendigung der Behandlung könnte zu einem Rückfall führen.

Interessant und zukunftsträchtig sind Studien an Menschen, die zeigen, dass bestimmte Substanzen die Wirksamkeit einer Psychotherapie spezifisch verstärken können. Eine derartige *Augmentierung* einer Psychotherapie durch bestimmte Pharmaka wird als *psychobiologische Therapie (psychobiological therapy)* bezeichnet (Meyer-Lindenberg et al. 2011). Zu nennen ist beispielsweise die Kombination von Oxytocin-Nasenspray und Psychotherapie bei sozialer Angststörung. In der Psychotherapie könnte Oxytocin eingesetzt werden zur Förderung von Vertrauen, Bindung, Empathie und Interesse an sozialen Interaktionen. Mögliche Einsatzgebiete wären Depression, Autismus-Spektrum-Störungen, Borderline-Störung, schizoide Persönlichkeitsstörung, soziale Phobie, ängstlich-vermeidende Persönlichkeitsstörung, Schizophrenie und mangelnde Empathie und Feinfühligkeit bei Müttern mit Bindungsproblemen. Interessant ist auch, dass D-Cycloserin über eine Beeinflussung der glutamatergen Neurotransmission Lernvorgänge begünstigt und dadurch die Wirksamkeit von Expositionstherapien erhöht.

> Die moderne Epigenetik verändert nicht nur unser Verständnis von biographischen Einflussfaktoren, auch die Vorstellungen zur Wirkweise von Medikamenten müssen ergänzt und teilweise revidiert werden. Neuere Befunde zur Epigenetik haben gezeigt, dass Psychopharmaka nicht nur Auswirkungen auf Neurotransmittersysteme haben, sondern auch die Genregulation beeinflussen.

Die Wirkmechanismen von Antidepressiva sind also wesentlich komplexer als ursprünglich angenommen und erschöpfen sich keineswegs in einer simplen Wiederaufnahmehemmung von Serotonin, Dopamin oder Noradrenalin. Heute ist bekannt, dass Antidepressiva an verschiedenen neurobiologischen Systemen wirken. Zu nennen sind das Neurotrophin-System, die Neuroneogenese (Neubildung von Nervenzellen im Hippocampus) sowie neuroendokrinologische und neuroimmunologische Veränderungen. Dass Antidepressiva insbesondere bei schweren Depressionen wirken, steht außer Frage. Wie komplex Antidepressiva allerdings auf molekularer Ebene wirken, ist bis heute nur bruchstückhaft erforscht. Ein tieferes Verständnis neurobiologischer Zusammenhänge könnte neuartigen Behandlungsansätzen den Weg bahnen.

Bei einigen Patienten mit Affinität zu technischen Fortschritten und Innovationen könnten neurowissenschaftliche Ergebnisse die Therapieakzeptanz und die Motivation für eine Psychotherapie fördern. So könnten Patienten mit Skepsis und Vorbehalten gegenüber psychologischen Krankheitskonzepten eher den Weg in eine Psychotherapie finden.

Neurobiologische Konzepte zur Ätiologie und Pathogenese psychischer Erkrankungen könnten sowohl Patienten als auch deren Angehörige entlasten. Man erhofft sich eine bessere Akzeptanz und Toleranz von psychischen Erkrankungen in der Gesellschaft. Es wird angenommen, dass die Neurobiologie einen Beitrag zur *Destigmatisierung* und *Enttabuisierung* leisten könnte.

Der Nachweis, dass psychotherapeutische Interventionen Auswirkungen auf Gehirnprozesse haben, fördert die wissenschaftliche Legitimation und das Renommee der Psychotherapie (Henningsen 2009). Dies geht einher mit einer stärkeren Anerkennung der Psychotherapie als Wissenschaft und als effektive Behandlungsmethode. Dies bedeutet einen nicht zu unterschätzenden *Statusgewinn* für die Psychotherapie in der Gesellschaft und im Gesundheitswesen. Die verbesserte Reputation und der Prestigegewinn stärken die Position der Psychotherapie in der Gesundheitspolitik. Wahrscheinlich ist das allerdings ein Pyrrhussieg für die Psychotherapie. Denn eine solche Aufwertung der Psychotherapie durch die Neurobiologie ist insofern zwiespältig, als die vermeintliche Legitimation auf der impliziten Annahme basiert, dass die eigentlich gültige Erklärung der Wirkung von Psychotherapie auf neurobiologischer Ebene erfolgen muss und eine rein psychologische Erklärung *a priori* weniger wert wäre. Eine solche *implizite Validitätshierarchie* zugunsten der Neurowissenschaften ist nicht nur unangebracht, sondern beruht auf reduktionistischen Vorannahmen (Henningsen 1998).

Nach Walter und Müller (2011) ist eine *Neuropsychotherapie* wegen ihrer naturwissenschaftlichen Orientierung gegenüber den Prinzipien einer evidenzbasierten Medizin (EBM) grundsätzlich aufgeschlossen. Walter und Müller argumentieren für die Notwendigkeit einer stärkeren Evidenzbasierung in der Psychotherapie, da Alternativen zur EBM das Autoritätsprinzip oder das Marktprinzip seien. Walter und Müller (2011) sind der Ansicht, dass ein Verzicht auf Evidenzbasierung in der Psychotherapie ethisch nicht zu rechtfertigen sei.

Psychotherapeuten können durch neurobiologisches Wissen mehr Verständnis für den Patienten aufbringen. Die Neurobiologie könnte beim Therapeuten Empathie und Geduld fördern. Die Einsicht in neurobiologisch mitbedingte Defizite und Fähigkeitseinschränkungen kann den Psychotherapeuten vor Ungeduld, Frustration, Hilflosigkeit, Ärger, Enttäuschung, Entmutigung und negativen Reaktionen bewahren (Grawe 2004, S. 29 ff.). Aus der Einsicht in neuronal mitbedingte Fähigkeitseinschränkungen resultiert auch eine aktivere therapeutische Haltung. Der Therapeut muss die Initiative ergreifen und die Verantwortung für den Therapieprozess übernehmen. Daraus ergeben sich zentrale Therapieziele wie Ressourcenaktivierung, Unterbrechen von Grübeln, aktiver Aufbau positiver Aktivitäten und Förderung von positiven emotionalen Erfahrungen in und außerhalb der Therapiesituation.

1.5 Nachteile und Risiken des neurobiologischen Paradigmas für die Psychotherapie

Das neurobiologische Paradigma birgt auch Risiken für die Psychotherapie. Die Neurobiologie könnte zum dominierenden Erklärungsansatz psychischer Störungen avancieren. Das hätte zur Folge, dass individuelle und soziale Faktoren ausgeblendet würden. Wie es in der biologischen Psychiatrie bereits gängige Praxis ist, würden psychische Krankheiten auch in der Psychotherapie auf Gehirnkrankheiten reduziert. Eine Neurobiologisierung der Psychotherapie wäre eine unzulässige Simplifizierung. Die Subjektivität des Individuums und der verstehende Zugang kämen dabei zu kurz.

Patienten könnten sich als hirnorganisch krank abgestempelt fühlen (Stoffwechselstörung des Gehirns). Dadurch fühlen sie sich in ihrer Individualität nicht ausreichend gesehen und vom Therapeuten unverstanden. Wenn der Patient vom Therapeuten nur noch als *homo cerebralis* (Hagner 1997) oder als *homo neurobiologicus* (Roth 2003, S. 560) gesehen wird, bedingt das eine übermäßige Objektivierung und Biologisierung des Patienten, die negative Auswirkungen auf die therapeutische Haltung haben kann. Im Extremfall ist eine kalte, distanzierte und unempathische Haltung des Therapeuten zu befürchten. Walter und Müller (2011) weisen allerdings darauf hin, dass eine stärker objektivierende Haltung vielleicht sogar erstrebenswert sein kann, da in einer therapeutischen Beziehung die Balance zwischen Einfühlung und Distanz naturgemäß schwierig ist. Der Blick auf die Neurobiologie könnte nach Einschätzung von Walter und Müller (2011) die professionelle Grenzziehung erleichtern. Das wäre protektiv gegen Grenzüberschreitungen in der Therapie, die nicht selten sind. Sexueller, finanzieller und emotionaler (narzisstischer) Missbrauch stellt ein zentrales ethisches Problem in der Psychotherapie dar.

Einige Patienten könnte eine Technisierung und Vernaturwissenschaftlichung der Psychotherapie abschrecken. Hier ist zu bedenken, dass derartige Entwicklungen in der sogenannten Schulmedizin zu einer technisierten, stummen Medizin geführt haben. Die Folge davon ist, dass viele Patienten sich von ihren Ärzten nicht ausreichend gesehen und verstanden fühlen. Dies treibt Patienten in die Hände von teilweise dubiosen Anbietern. Allein in Deutschland werden jährlich 9 Milliarden Euro pro Jahr für Komplementär- und Alternativmedizin ausgegeben (Spielberg 2007).

Bei Patienten könnte eine Überbetonung neurobiologischer Faktoren bei der Pathogenese einen negativen Einfluss auf die Selbstwirksamkeitserwartungen haben. Dadurch könnten viele Patienten eine passiv-rezeptive Haltung einnehmen und vom Therapeuten als Experten erwarten, dass er direktiv und aktiv geeignete Interventionen durchführt, welche die neurobiologischen Defizite normalisieren.

Die Betonung neurobiologischer Aspekte kann mit dem Odium der Unheilbarkeit behaftet sein. Das könnte Resignation, Fatalismus und Pessimismus befördern. Es wäre allerdings auch ein positiver Einfluss auf die Motivation des Patienten denkbar. Bestimmte neurobiologisch mitbedingte Faktoren wie Impulsivität könnte man wie ein Handicap ansehen, das besonderer Bemühung und Übung bedarf. Nach diesem Modell muss man sich mehr als andere anstrengen, um ein biologisch bedingtes individuelles Defizit zu kompensieren.

> Im Wissenschaftsbetrieb führen übersteigerte Erwartungen an die Neurobiologie dazu, dass andere aussichtsreiche Forschungsgebiete vernachlässigt werden. Bildgebungsstudien beispielsweise absorbieren viele Steuergelder und Drittmittel, wobei der Erkenntnisgewinn vieler fMRT-Studien für ein vertieftes Verständnis von Netzwerken und neuronalen Prozessen oft gering ist. Aus Bildgebungsbefunden werden nicht selten zu weitgehende Schlussfolgerungen abgeleitet.

Es findet nicht selten eine simplifizierende Zuordnung komplexer Konstrukte wie Bindung und Liebe zu einzelnen aktivierten Hirnarealen statt. Das hat der Bildgebungsforschung den Vorwurf der *Neo-Phrenologie* eingebracht. Das Geld, das in Bildgebungsstudien gesteckt wird, fehlt für gute Psychotherapiestudien. Sehr gut konzipierte und wissenschaftlich aussagekräftige Psychotherapiestudien wären dringlicher und wichtiger als die Produktion von bunten Bildern und Artefakten.

1.5 Nachteile und Risiken des neurobiologischen Paradigmas für die Psychotherapie

Oft wird von Verfechtern der Neurobiologie das Argument vorgebracht, biologische Erklärungen könnten Betroffene und Angehörige insofern entlasten, als dadurch das Stigma der schuldhaften Verfehlung genommen würde. Wenn die Anorexia nervosa als »Hirnkrankheit« und »Krankheitsprozess im Hypothalamus« (Swaab 2013, S. 182 ff.) angesehen wird, müssen sich Eltern keine Gedanken über Schieflagen und toxische interpersonelle Prozesse im System Familie machen. Eine derartige Entlastung von Angehörigen ist allerdings problematisch, denn dadurch wird die Motivation zu wahrscheinlich dringend indizierten familientherapeutischen Interventionen unterminiert. Das Beispiel der Anorexie verdeutlicht die negativen Effekte einer unzulässigen und einseitigen Komplexitätsreduktion durch eine Überbetonung der Neurobiologie. Ähnlich ist es mit der Depression. Wenn eine Depression auf eine Stoffwechselstörung des Gehirns reduziert wird, kann man aufrechterhaltende Konstellationen wie Partner- oder Arbeitsplatzkonflikte und problematische prädisponierende Persönlichkeitsstile mühelos ausblenden und die Behandlung auf somatische Optionen wie Psychopharmaka, Elektrokonvulsionsbehandlung oder Tiefenhirnstimulation beschränken. Eine vordergründige Entlastung des Patienten durch die Übergewichtung der Neurobiologie wäre für den Behandler vielleicht bequem, da er sich nicht auf die interpersonelle Dynamik einlassen müsste und auch nicht dysfunktionale Einstellungs- und Verhaltensmuster des Patienten durch empathische Konfrontation angehen bräuchte. Allerdings wäre eine solche oberflächliche Entlastung langfristig für den Patienten und das Gesundheitssystem fatal. Die These, biologische Erklärungen würden zur Destigmatisierung und Enttabuisierung psychischer Störungen beitragen, ist nicht sehr überzeugend, denn biologisch bedingte Normabweichungen sind häufig ähnlich negativ konnotiert wie moralisches Fehlverhalten. Walter und Müller (2011) weisen auf die medizinhistorische Tatsache hin, dass im Gefolge der Säkularisierung moralische Devianz zunehmend als angeborene Krankheit uminterpretiert wird. Das lässt sich für den Suizid nachweisen, der ursprünglich als Sünde verurteilt, später aber medikalisiert und psychiatrisiert wurde. Nach Walter und Müller (2011, S. 648) »besteht eine historische Verbindung zwischen der Verdammungsmetapher der protestantischen, vor allem der calvinistischen Ethik und dem gegenwärtigen medizinischen Modell der Devianz. Beiden gemeinsam ist die Vorstellung einer angeborenen Prädestination zum Bösen bzw. einer angeborenen Prädisposition zur Krankheit«. Historisch besteht also eine Kontinuität zwischen der Zuschreibung von Schlechtigkeit (badness) und Krankheit (sickness). Beides ist negativ konnotiert. Nach Walter und Müller (2011) lösen sich die moralisierende Verurteilung und die Pathologisierung bestimmter Normabweichungen zyklisch ab. Daher ist zu befürchten, dass biologische Erklärungen die Stigmatisierung noch verstärken, indem sie psychisch Kranke als andersartig und daher als unberechenbar darstellen. Ein wichtiger Einflussfaktor für Stigmatisierung ist das fremdgefährdende Potential einer Erkrankung. Durch die Überbetonung neurobiologischer Faktoren kommt ein fatalistischer Zug ins Spiel, denn biologische Abweichungen werden nicht selten als irreversibel angesehen. Die Verbindung aus neurobiologischer Verankerung, Untherapierbarkeit und Gefährlichkeit ist fatal und begünstigt eine Stigmatisierung. Empirische Untersuchungen scheinen die These zu unterstützen, dass biologische Erklärungen eher stigmatisierend wirken und in der Bevölkerung den Wunsch nach sozialem Abstand entstehen lassen. Speerforck et al. (2014) führten eine repräsentative Untersuchung der deutschen Bevölkerung durch (n = 3.642). Erklärungen wie Stoffwechselstörung des Gehirns (chemical imbalance of the brain) und Gehirnerkrankung (brain disease) führten zu einem stärkeren Wunsch nach sozialer Distanz und schürten Ängste. Das konnte für die Depression und für die Schizophrenie gezeigt werden. Die Studie von Speerforck et al. (2014) bekräftigt die Annahme, dass neurobiologische und genetische Erklärungsmodelle eher stigmatisierend wirken und insofern schädlich sind. Zu einem ähnlichen Ergebnis kommen auch Angermeyer et al. (2014).

1.6 Auf dem Weg zu einer Encephalotherapie?

> Die Hochkonjunktur der Neurobiologie birgt die Gefahr einer übermäßigen Neurobiologisierung der Psychotherapie und macht den unreflektierten *neurobiologischen Reduktionismus* auch unter Psychotherapeuten salonfähig.

In der Psychiatrie hat der *Psychobiologismus* zu einer erschreckenden Simplifizierung der ätiologischen und pathogenetischen Konzepte geführt (Hoffmann 2016). Die meisten heutigen Psychiater haben sich auf den Primat des Somatischen vor dem Psychischen festgelegt. Dabei wird dieser heute allgegenwärtige biologische Reduktionismus in der Psychiatrie meist implizit und erstaunlich unreflektiert betrieben, ohne dass sich die Protagonisten mit den wissenschaftsphilosophischen Voraussetzungen und den sich daraus ergebenden Konsequenzen explizit auseinandersetzen (Henningsen und Kirmayer 2000).

Die Konsequenzen sind allerdings weitreichend, denn sie untergraben das Fundament der eigenen Disziplin. Der heute in der Psychiatrie ubiquitäre und naive biologistische Reduktionismus führt in letzter Konsequenz zu einer Elimination der nur subjektiv-introspektiv zugänglichen Ebene der Zuschreibung von Sinn und Bedeutung. Reduktionistische Konzeptionen der Psyche haben die Elimination ihres eigenen Gegenstandes zur Folge. Die psychische Phänomenebene ist nun einmal konstitutiv und essentiell an die psychologisch-hermeneutische Beschreibungssprache gebunden (Henningsen 1998). Der in der Psychiatrie grassierende biologistische Reduktionismus eliminiert also das ureigene Fundament des Faches, nämlich den nur aus der Perspektive der ersten Person zugänglichen Bereich des psychischen Erlebens und Verstehens (Henningsen und Kirmayer 2000). Wenn Psychiater, Psychotherapeuten und Psychosomatiker unbekümmert und einseitig eine überzogene Neurobiologisierung betreiben, gehen sie das Risiko der *Selbstabschaffung* ihrer eigenen Disziplin ein, die dadurch zu einer Subdisziplin der Neurobiologie wird (Henningsen 2003, 2009). Zu fordern ist gerade im Fach Psychiatrie und Psychotherapie eine Stärkung der introspektiven und der interpersonellen Beschreibungs- und Erklärungssprache und nicht deren Schwächung oder gar Eliminierung (Henningsen 1998). Henningsen (2003, S. 111) argumentiert überzeugend gegen die »gänzlich kontraintuitive Vorstellung, daß es langfristig keine wissenschaftlich akzeptierten psychosozialen Erklärungen menschlichen Erlebens und Handelns mehr geben soll«. Es steht nicht *a priori* fest, welche Ebene der Modell- und Hypothesenbildung für die Prädisposition einer Störung relevanter ist; dies kann nur empirisch geklärt werden (Henningsen 2000). Der neurobiologischen Ebene ist also nicht zwingend der Primat vor der psychologischen Ebene einzuräumen. Henningsen (1998, 2000, 2009) plädiert für ein nicht-reduktionistisches Rahmenkonzept, in welchem die eigenständige Bedeutung der psychologischen und der neurobiologischen Erklärungs- und

Beschreibungsebene gewahrt bleibt. Es ist wichtig, dass die psychologisch-hermeneutische Ebene ihre Eigenständigkeit bewahrt und nicht in unzulässiger Weise zu einem Epiphänomen neurobiologischer Vorgänge degradiert wird. Ein solches neurobiologisch informiertes und fundiertes Störungsmodell, das biographisch-individuelle und kontextbedingte psychosoziale Faktoren ebenso würdigt wie neurobiologische Aspekte, wäre ganz im Sinne der von Alexander Mitscherlich (1908–1982) angestrebten *geschichtlichen Biologie* (Henningsen 2000).

In seiner Arbeit über die Aphasien von 1891 vertritt der frühe Sigmund Freud (2015, S. 63) eine dezidiert antireduktionistische und antilokalisatorische Position: »Die Kette der physiologischen Vorgänge im Nervensystem steht ja wahrscheinlich nicht im Verhältniss [sic] der Causalität zu den psychischen Vorgängen. […] Das Psychische ist somit ein Parallelvorgang des Physiologischen […].« Freud plädiert für die Erforschung der psychologisch-hermeneutischen Ebene unabhängig von deren neurobiologischen Realisierung, ohne aber die Neurobiologie dabei zu ignorieren (Henningsen 1998). Freuds Auffassung ist auch heute noch insofern aktuell, als sie die künstliche Trennung zwischen neurobiologischer und psychischer Phänomenebene überwindet. Sinnvoll ist ein Erklärungsmodell, welches die Interaktionen einer Person mit der Umwelt sowohl aus der psychologisch-intentionalen als auch aus der neurobiologischen Perspektive beschreibt (Henningsen 1998).

> Mentale Vorgänge sind keineswegs ein bloßes *Epiphänomen* materieller Vorgänge. Es wäre eine unzulässige Simplifizierung und eine nicht haltbare Komplexitätsreduktion, das subjektive Erleben umstandslos als Epiphänomen materieller Prozesse aufzufassen. Die Perspektive der ersten Person, Intentionalität, hermeneutische Sinnkonstruktionen und der nur subjektiv erfahrbare Erlebnischarakter von Sinnesempfindungen (Qualia) lassen sich nicht auf neurobiologische Substrate reduzieren, ohne dass bei dieser Reduktion zentrale Aspekte geopfert würden.

Nach Emil Angehrn (2012) ist insbesondere die Sinndimension irreduzibel auf jede materialistisch-naturalistische Beschreibung. Es bleibt also immer eine *Erklärungslücke (explanatory gap)* bestehen, wie Jospeh Levine (1997) betont. Gegen die Naturalisierbarkeit von Qualia hat Frank Nagel (1997) in seinem berühmten Aufsatz *What is it like to be a bat?* überzeugend argumentiert, ähnlich auch Frank Jackson (1997) mit seinem klassischen Gedankenexperiment *What Mary didn't know*. Auch für Gerhard Roth (2003, S. 562) ist die »Irreduzibilität des subjektiven Erlebniszustandes« ein wichtiges Argument gegen einen neurobiologischen Reduktionismus. Die Perspektive der ersten Person (also die nur introspektiv zugängliche Phänomenebene) lässt sich nicht einfach auf neurobiologische Parameter (also auf die Perspektive der dritten Person) zurückführen. Bei einer Reduktion psychischer Phänomene auf materielle Ereignisse geht Wesentliches verloren. Man spricht daher vom *eliminativen Materialismus* (Sturma 2005). Reduktionistische materialistische Theorien begegnen in der neueren Philosophie des Geistes als *materialistische Geist-Gehirn-Identitätstheorie* oder als *Maschinen-Funktionalismus* (Kim 1998; Beckermann 2008). Eine starke Version des Naturalismus ist die *materialistische Identitätsthese* (Angehrn 2012). Nach dieser Theorie sind subjektiv erlebte Phänomene wie Gedanken und Gefühle in Wirklichkeit nichts anderes als neurobiologische Prozesse. Dies impliziert eine Reduktion des Psychischen auf die Neurobiologie. In extremer Konsequenz führt diese Auffassung zur Ersetzung der Person durch das Gehirn. Das Satzsubjekt ist dann nicht mehr die Person, sondern das Gehirn, das bewertet, sich entscheidet, wahrnimmt, empfindet. Eine derartige Substitution ist kontraintuitiv. Moralisches Fehlverhalten oder eine falsche Entscheidung schreibt man gewöhnlich Personen zu und nicht ihrem Gehirn. Für eine begangene Straftat wird eine Person zur Verantwortung gezogen, nicht ihr Gehirn. Eine schwächere Version des Naturalismus ist der *Funktionalismus* (Angehrn 2012). Die Funktionsweise des Gehirns wird meist mit Computer-Metaphern beschrieben. Demnach werden psychische Phänomene durch neurobiologische Prozesse hervorgebracht, wobei die Art der Hervorbringung enigmatisch bleibt. Geistigen Prozessen liegen nach funktionalistischer Auffassung neurobiologische Vorgänge auf kryptische Weise irgendwie zugrunde. Neurowissenschaftliche Beschreibungen sind allerdings unvollständig, denn die spezifische Qualität von Empfindungen und Emotionen (Qualia) und auch der intentionale Gehalt des Bewusstseinsakts werden durch funktionalistische Korrelationen nicht vollständig und adäquat erfasst (Angehrn 2012). Dadurch sind Rückführungsversuche psychischer Phänomene auf materielle Prozesse grundsätzlich fragwürdig. Es bleibt immer eine unüberbrückbare Erklärungslücke zwischen der Perspektive der ersten und der dritten Person bestehen. Es fehlt immer etwas Wesentliches, wenn die psychische Phänomenebene naturalistisch reduziert wird. Es gibt also einen nicht unerheblichen Bereich, der durch naturalistische Formulierungen nicht erfasst und beschrieben werden kann.

Derartige reduktionistische Ansätze sind daher problematisch und insgesamt wenig überzeugend. Plausibler erscheint die Annahme, dass es zwei Arten von Kausalrelationen gibt: einerseits eine *Verursachung vom Physikalischen zum Mentalen*, andererseits aber auch eine *Verursachung vom Mentalen zum Physikalischen* (Kim 1998). Die psychotropen Effekte von Psychopharmaka oder Drogen sind ein Beispiel für die erste Kausalrelation, also vom Materiellen zum Psychischen. Die inzwischen nachweisbaren neurobiologischen Effekte von psychotherapeutischen Interventionen sind ein Beispiel für die zweite Kausalrelation, also vom Psychischen zum Materiellen. Zwischen Geist (mind) und Gehirn gibt es eine *wechselseitige Interaktion*, die Glen Gabbard (2000, S. 117) auf den Punkt gebracht hat: »Mental phenomena arise from the brain, but subjective experience also affects the brain.« Frappierend ähnlich formulierte es bereits Nancy Andreasen (1997, S. 1586) wenige Jahre zuvor in einem vielbeachteten Aufsatz: »[...] mental phenomena arise from the brain, but mental experience also affects the brain«. Das Modell der *zirkulären Kausalität* nach Fuchs (2011) erscheint in diesem Kontext überzeugend (siehe auch Rüegg 2011). Fuchs argumentiert dafür, dass subjektive Sinnkonstruktionen, Bedeutungszuschreibungen und Intentionalität in neurobiologische Vorgänge transformiert werden. Das funktioniert aber auch in umgekehrter Richtung. Demnach haben psychotherapeutische Interventionen naturgemäß sowohl eine subjektiv-introspektive als auch eine neurobiologisch-materielle Dimension.

> Nach dem Modell der *zirkulären Kausalität* beeinflusst die subjektiv-introspektiv zugängliche Phänomenebene Struktur und Funktion des Gehirns. Demnach sind subjektive Erlebnisse nicht nur Epiphänomene von Gehirnzuständen, sondern mentale Ereignisse haben auch neurobiologische Effekte.

Psychische Krankheiten sind zweifellos *auch* Gehirnkrankheiten, aber neurobiologische Aspekte sind nur *ein* Teil in einem komplexen Bedingungsgefüge. Ein neurobiologischer Reduktionismus blendet psychosoziale Aspekte, aber auch die nur introspektiv zugängliche Phänomenebene und subjektive Sinnkonstruktionen aus und spielt deren Bedeutung für die Genese psychischer Erkrankungen herunter. »Psychiatrie als angewandte klinische Neurowissenschaft« – so lautet der

Untertitel des Neurobiologie-Buches *Ein-Blick ins Gehirn* von Dieter Braus (2014). Den Begriff *biologische Psychiatrie* dürften viele heutige Psychiater geradezu als Pleonasmus empfinden, denn was für eine Psychiatrie sollte es außer einer biologischen denn sonst noch geben? Inzwischen gibt es Professuren für *translationale Psychiatrie* und Zeitschriften mit dem Titel *Molecular Psychiatry*. Der ehemalige Direktor des Max-Planck-Instituts für Psychiatrie, Florian Holsboer, ist überzeugt, dass eine Depression »nichts anderes als gestörter Hirnstoffwechsel« sei (Süddeutsche Zeitung 30.5.2006, S. 16). Der niederländische Hirnforscher Dick Swaab bezeichnet eine Depression in seinem populärwissenschaftlichen Buch *Wir sind unser Gehirn* (2013, S. 157) umstandslos als »eine Entwicklungsstörung des Hypothalamus«. Ein so komplexes Krankheitsgeschehen wie die Anorexie mit intrapsychischer und interaktioneller Funktionalität fasst Swaab einseitig biologistisch auf: »Anorexia nervosa ist eine Hirnkrankheit« (Swaab 2013, S. 182) heißt es lapidar. Für Swaab ist die Anorexie nichts weiter als eine »Erkrankung des Hypothalamus« (Swaab 2013, S. 183).

Vor mehr als 100 Jahren warnte der Philosoph und Professor für Psychiatrie Karl Jaspers (1883–1969) vor derartigen *Hirnmythologien*. Er bezeichnete den Primat des Somatischen vor dem Psychischen als »somatische[s] Vorurteil«. Er sprach von »somatischen Konstruktionen«, die »phantastisch ausgefallen« seien und für die jede Grundlage fehle (Jaspers 1973, S. 15 f.). Auch Wilhelm Griesinger (1817–1868), der gemeinhin als Wegbereiter einer Gehirnpsychiatrie angesehen wird, vertrat keinen metaphysischen Materialismus. Auf dem Boden von erkenntniskritischen Einwänden hatte er eine bescheidenere Haltung und bezeichnete es als unbegreiflich, wie ein neuronaler Vorgang zu einem psychischen Phänomen transformiert werden kann. Griesinger war davon überzeugt, dass dieses Rätsel wohl ungelöst bleiben werde (Hoff 2012).

In den 150 Jahren nach Griesinger hat sich in weiten Teilen der akademischen Psychiatrie ein unreflektierter Materialismus etabliert. Gegen derartige materialistische und reduktionistische Auffassungen argumentiert überzeugend der Philosoph Thomas Nagel (2016).

Der neurobiologische Ansatz hat dazu geführt, dass der biologistische Reduktionismus auch in die Psychotherapieforschung Einzug gehalten hat. Klaus Grawe formuliert seine Thesen allerdings vorsichtiger und zurückhaltender als die erwähnten Neurobiologen; er verwendet zumindest den Konjunktiv: Bei einer Depression »könnte man […] durchaus von einer Organkrankheit sprechen« (Grawe 2004, S. 153). Die Molekularisierung und Biologisierung der Psychiatrie bezeichnet der Schweizer Psychiater Daniel Hell (2014) zutreffend als *Encephaliatrie*. Zu beklagen ist der Bedeutungsverlust des verstehenden Zugangs. Die Psychopathologie wurde degradiert. Früher war sie eine zentrale Disziplin innerhalb der Psychiatrie, heute ist sie zu einem deskriptiven Kriterienkatalog verkümmert. Sinnvolle und wegweisende psychodynamische Differenzierungen werden in modernen Klassifikationssystemen ignoriert und fallengelassen. Die Folge einer solchen Entdifferenzierung ist beispielsweise ein *Mixtum compositum* wie depressive Episode. Ein derartiges nosologisch heterogenes Sammelsurium ist unbefriedigend und stellt einen Verlust dar.

> Die Neurobiologisierung der Psychotherapie könnte dazu führen, dass der ganze Mensch aus dem Blick gerät und seine biographische Gewordenheit, die nur introspektiv zugängliche Subjektivität sowie psychosoziale, individuelle und interpersonelle Aspekte vernachlässigt werden. Es besteht die Gefahr, dass sich die Psychotherapie durch die Neurobiologie in eine Richtung bewegt, für die ich den Begriff *Encephalotherapie* vorschlage.

Im vorliegenden Buch soll keineswegs ein unzulässig fortschrittsoptimistisches Bild von der Neurobiologie gezeichnet werden, denn das wäre naiv. Die Neurowissenschaften sind *en vogue* und erfreuen sich einer guten Reputation. Daher nimmt man heute gerne Bezug auf neurowissenschaftliche Befunde, um dadurch psychologische Theorien auf eine prestigeträchtige und moderne Grundlage zu stellen. Oft stellt sich jedoch die Frage, ob der Rekurs auf die Neurobiologie nicht eher eine Art Garnitur darstellt, die dem Zeitgeist geschuldet ist. Bei der Entwicklung von Theorien auf neurobiologischer Basis spielt die subjektive Auswahl des jeweiligen Autors aus der kaum noch überschaubaren Flut von oft diskrepanten Einzelbefunden eine nicht zu unterschätzende Rolle. Das ist auch im vorliegenden Buch naturgemäß nicht anders. Grawes Buch *Neuropsychotherapie* enthält zweifellos eine Fülle von wertvollen und praxisrelevanten Anregungen für die psychotherapeutische Praxis. Allerdings ist die Frage durchaus berechtigt, ob es die Neurobiologie überhaupt braucht, um zu diesen Schlussfolgerungen zu kommen, wie der Titel des Buches suggeriert. Diese Frage ist zugegebenermaßen provokant. Die wesentlichen Aussagen und Leitregeln ließen sich auch ausschließlich auf der Grundlage von psychologischen Theorien und dem reichen praktischen Erfahrungsschatz des Autors als Therapeut und Psychotherapieforscher treffen (Schiepek et al. 2011b). Demnach käme man auch ohne neurobiologischen Schmuck aus, der als Fundament der Theorien ausgegeben wird. Wesentlich ist allerdings, dass die Kernaussagen Grawes nicht im Widerspruch zu neurobiologischen Fakten stehen. Das kann als wichtiger empirischer Prüfstein und als nachträglicher Beleg für die Plausibilität und die Richtigkeit der aus der Psychotherapieforschung gewonnenen psychologischen Konstrukte gewertet werden.

Die Neurowissenschaften haben Hochkonjunktur und produzieren daher einen »weltanschaulichen Überschuss« (Nida-Rümelin 2005, S. 161). Unser heutiges Menschenbild ist stark durch die Neurobiologie geprägt. Dies äußert sich in der vor einigen Jahren intensiv geführten Debatte über Willensfreiheit, Verantwortungs- und Schuldfähigkeit. Ganz ähnlich verhielt es sich mit anderen erfolgreichen Wissenschaftsdisziplinen in der Vergangenheit. Zu nennen ist der Universaldeterminismus des 18. Jahrhunderts auf dem Boden der Fortschritte der klassischen Physik. Auch Darwins Theorien produzierten einen weltanschaulichen Überschuss, der zum Sozialdarwinismus führte. Der Philosoph Julian Nida-Rümelin (2005) ist überzeugt, dass die Phase einer neurobiologisch inspirierten Weltanschauung wieder abflauen wird. Der wesentliche Grund für das Abklingen dieser Euphorie dürfte die Einsicht in die Komplexität des Gehirns und der Forschungsergebnisse sein.

> In zahlreichen Publikationen wird leider viel Unfug getrieben mit den Begriffen *Determinismus* und *Kausalität*. Oft liegt es an begrifflicher Konfusion und mangelnder philosophischer Reflexion, wenn beispielsweise aus elektrophysiologischen Messungen des Bereitschaftspotentials oder auf der Grundlage von fMRT-Studien die *Willensfreiheit* des Menschen und moralische Verantwortung grundlegend bestritten und steile Thesen aufgestellt werden.

Beispiele: Alle Handlungen des Menschen ließen sich kausal auf Gehirnvorgänge zurückführen. Alle Entscheidungen seien neurobiologisch determiniert. Ein berühmtes Beispiel für eine Überinterpretation neurowissenschaftlicher Befunde sind die Experimente von Benjamin Libet (1916–2007). Probanden sollten Fingerbewegungen willkürlich ausführen und den Zeitpunkt des Bewusstwerdens der Absicht registrieren. Libet et al. (1983) fanden, dass die Absicht

200 ms vor der Ausführung bewusst wird, dass aber schon etwas mehr als 300 ms vor dieser Bewusstwerdung ein Bereitschaftspotential mit elektrophysiologischen Methoden abgeleitet werden kann. Haggard und Eimer (1999) haben dieses Experiment mit einigen Modifikationen wiederholt. Diese Befunde wurden angeführt, um die Willensfreiheit zu bestreiten und einen *neurobiologischen Determinismus* zu behaupten. Der Philosoph Geert Keil (2007) hat überzeugend dafür argumentiert, dass derartige Befunde keineswegs eine deterministische Position implizieren. Die Befunde der Hirnforschung sind sogar mit einem fähigkeitsbasierten *Libertarismus* vereinbar (Keil 2007). Der Libertarismus geht vom Anderskönnen unter gegebenen Umständen aus. In einer Bildgebungsstudie fanden Soon et al. (2008), dass bis zu 10 s vor dem Bewusstwerden einer Entscheidung eine Aktivität im präfrontalen und parietalen Cortex messbar ist, welche die Entscheidung prädiziert. Es erscheint problematisch, hier von unbewussten Determinanten (»unconscious determinants«) zu sprechen, wie die Autoren es tun. Wahrscheinlich wurde mittels fMRT lediglich die Aktivität eines neuronalen Netzwerks gemessen, das bei der Vorbereitung und Prozessierung von Handlungen beteiligt ist. Eine strenge Definition von *determinieren* würde lauten: alternativlos festlegen. In der Hirnforschung und in der Genetik wird allerdings oft ein viel schwächerer Determinismusbegriff zugrunde gelegt. Keil (2007, S. 180) weist darauf hin, dass das »weiche Kausalidiom« in den empirischen Humanwissenschaften ubiquitär ist. Keil führt eine Reihe von »weichen« Kausalverben an, die Determinationsverhältnisse ausdrücken sollen, wobei die Art der Determination aber enigmatisch bleibt: bedingen, prägen, beeinflussen, induzieren, bestimmen, auslösen, führen zu. Ähnlich unbestimmt sind Substantive wie Faktoren, Einflüsse und Determinanten. Wichtig ist in diesem Zusammenhang der Hinweis, dass zeitgleiche *Korrelate* keine Ursachen sind. Es ist zu unterscheiden zwischen synchroner Realisierung und diachroner Determination. Häufig werden einzelnen Gehirnstrukturen weitreichende Vermögen, Eigenschaften und Handlungskompetenzen zugeschrieben, die sinnvollerweise aber nur von Personen ausgesagt werden können.

1.7 Welche Erkenntnisse der Neurobiologie sind für die Psychotherapie besonders relevant?

Die Vielzahl von neurobiologischen Details und die in den letzten Jahren geradezu explodierende Flut von Einzelbefunden erforderten im vorliegenden Buch eine Beschränkung auf wesentliche Linien, hypothetische Konzepte und zentrale Aspekte der aktuellen Forschung. Es besteht daher keinerlei Anspruch auf Vollständigkeit. Disparate Studienergebnisse werden absichtlich nicht buchhalterisch referiert. Die Darstellung der neurobiologischen Befunde in dem Buch orientiert sich dezidiert nicht an den Kapiteln der ICD oder des DSM, denn neurobiologische Phänomene halten sich auch nicht an diese von Menschen geschaffenen und letztlich auf Konventionen beruhenden und damit recht willkürlichen diagnostischen Einteilungen. Lapidar und provokant könnte man sagen: Gene und Neurotransmitter kennen diese Klassifikationen nicht und scheren sich nicht darum. Neurobiologisch betrachtet sind unsere heutigen deskriptiven Klassifikationssysteme wohl nicht viel mehr als Schall und Rauch, denn sie beschreiben keine natürlichen Krankheitsentitäten im Sinne Emil Kraepelins (1856–1926). Sie beruhen auf operationalisierten deskriptiven Kriterien, die sich derzeit (noch) ausschließlich an psychopathologischen Phänomenen orientieren. Die Auswahl aus der Fülle der neurobiologischen Literatur erfolgt in diesem Buch also ausdrücklich nicht gegliedert nach einzelnen ICD-Störungs-Kapiteln. Vielmehr geht es darum, übergeordnete Phänomene darzustellen, die heute schon ein einigermaßen plausibles Konzept ergeben.

> Die neurobiologische Forschung zeigt, dass frühkindliche Belastungen und Traumatisierungen durch Missbrauch und emotionale Vernachlässigung zu Entwicklungsdefiziten und zu funktionellen und strukturellen Veränderungen im Gehirn führen, die bei ganz unterschiedlichen Störungskategorien eine Rolle spielen und das Risiko für verschiedene Erkrankungen erhöhen. Die Neurobiologie lässt gerade solche Konzepte aussichtsreich erscheinen, die übergeordnete Phänomene bei verschiedenen Diagnosen betrachten und nicht an den heutigen, mehr oder weniger artifiziellen deskriptiven Diagnosekategorien kleben bleiben. Aus neurobiologischer Perspektive ist es vielversprechend, operationalisierbare Phänomene wie Impulskontrolle, Emotionsregulation oder Aggressionsneigung *transdiagnostisch* (über Diagnosegrenzen hinweg) zu untersuchen.

Wahrscheinlich gibt es eher ein neurobiologisches Korrelat zum Beispiel für mangelnde Impulskontrolle und andere strukturelle Defizite als für ein nosologisch so heterogenes Sammelsurium wie die depressive Episode. Die neurobiologische Denkweise weist naturgemäß eine Affinität zu solchen modernen Ansätzen auf, die operationalisierbare Konstrukte unabhängig von deskriptiven Diagnosesystemen untersuchen. Eine gestörte Impulskontrolle spielt sowohl bei der Borderline-Störung als auch bei der Sucht sowie bei anderen Störungen eine Rolle und hat wahrscheinlich ein gemeinsames neurobiologisches Fundament. Eine neurobiologisch fundierte Klassifikation psychischer Störungen könnte eine größere Nähe zu bestimmten psychodynamischen Konzepten aufweisen als zu unserer heutigen deskriptiven und auf bloßen Konventionen beruhenden Taxonomie. Heiße Kandidaten dürften strukturelle Defizite sein, die vermutlich neurobiologisch mitbedingt sind und die sich quer durch die aktuellen Diagnosegruppen ziehen. Henningsen (2000, S. 101) verweist auf eine quasi »natürliche« Beziehung zwischen psychischer Struktur und neuronaler Ebene, denn Interaktionen des Kindes mit seinen Bezugspersonen hinterlassen psychobiologische Spuren, die auf verschiedenen Erklärungsebenen beschreibbar sind. Die psychische Struktur kann man entwicklungsgeschichtlich als das Ergebnis von affektiv getönten Interaktionserfahrungen mit wichtigen Beziehungspersonen auffassen. Auf der Grundlage der *erfahrungs- und interaktionsabhängigen neuronalen Plastizität* (Henningsen 1998) führen diese frühen Interaktionserfahrungen über epigenetische Mechanismen zu neurobiologischen Veränderungen auf molekularer Ebene, die sich in der Funktion und Struktur des Gehirns niederschlagen. Frühkindliche Erfahrungen (vor Ausreifung des Hippocampus) werden im impliziten Gedächtnis neuronal verankert und bilden das *implizite Beziehungswissen* (Henningsen 2000). Auf neurobiologischer Ebene kann beispielsweise ein strukturelles Defizit wie mangelnde Impulskontrolle als Entwicklungsstörung und Dysfunktion des präfrontalen Cortex beschrieben werden. Die Internalisierung von Beziehungserfahrungen hat also neurobiologische Korrelate. Dadurch vereinigen sich die entwicklungsgeschichtliche biographisch-individuelle Perspektive und der neurobiologische Ansatz zu einem ganzheitlichen Konzept auf der Grundlage der erfahrungs- und interaktionsabhängigen Neuroplastizität (Henningsen 1998; Henningsen und Kirmayer 2000). Damit wäre die neurobiologische Herangehensweise prinzipiell anschlussfähig an das Konzept der strukturbezogenen Psychotherapie nach Rudolf (2013c), das zudem auch eine inhaltliche Nähe zu dem Konstrukt mangelnder Fertigkeiten (skills) aus der Verhaltenstherapie aufweist.

Die Auswahl aus der inzwischen schier unüberschaubaren neurowissenschaftlichen Datenflut ist naturgemäß immer subjektiv – selbstverständlich auch in diesem Buch. Wichtig erscheint mir beispielsweise aufzuzeigen, wie genetische Vulnerabilitäts- und Resilienzfaktoren mit frühkindlichen Belastungen interagieren (▶ Kap. 2). Für einen bedeutsamen Erkenntnisgewinn halte ich gerade die aktuellen epigenetischen Befunde (▶ Kap. 3), die eindrucksvoll zeigen, wie frühkindliche Belastungen, aber auch positive Bindungserfahrungen (▶ Kap. 4) dauerhaft die Genregulation beeinflussen und sich im Erwachsenenalter sowohl negativ als auch protektiv auswirken können. Derartige Themenkomplexe, die sich quer durch einzelne Störungsbilder ziehen, erscheinen mir wesentlich relevanter und gewinnbringender als beispielsweise die tabellarische Auflistung disparater Bildgebungsbefunde geordnet nach einzelnen ICD-Kapiteln. Die Auswahl der Krankheitsbilder erfolgte nach folgendem Kriterium: Es werden solche Störungen bevorzugt behandelt, die in der psychotherapeutischen Praxis besonders häufig vorkommen und zu denen es bereits einigermaßen aussagekräftige neurobiologische Befunde gibt. Im Kapitel zu den neurobiologischen Effekten von Psychotherapie (▶ Kap. 5) habe ich mich daher beschränkt auf Depression, Angststörungen und Traumafolgestörungen. Für zusammenfassende Darstellungen zu anderen Störungsbildern sei auf die einschlägige Literatur verwiesen (z. B. Schiepek 2011; Böker und Seifritz 2012; Juckel und Edel 2014).

Das Buch wendet sich in erster Linie an praktisch tätige Psychotherapeuten. Daher geht es schwerpunktmäßig um übergeordnete Modelle und um mögliche konkrete Schlussfolgerungen und Konsequenzen, die sich für die praktische therapeutische Arbeit aus den neurobiologischen Befunden ziehen und in die Praxis umsetzen lassen (▶ Kap. 6). Im Zentrum steht also die Frage, welchen Nutzen und Ertrag die Neurobiologie für die Psychotherapie heute schon haben kann. Bei der Auswahl aus der kaum noch überschaubaren und immer weiter explodierenden Flut von neurowissenschaftlichen Untersuchungen war die mögliche Praxisrelevanz das zentrale Auswahlkriterium. Zudem habe ich solche Netzwerkmodelle ausgewählt und bevorzugt dargestellt, die sich in besonderer Weise eignen, um grundlegende neurobiologische Wirkmechanismen psychotherapeutischer Interventionen aufzuzeigen. Konkret geht es um das Netzwerkmodell der Depression nach Mayberg und die darauf basierenden spekulativen Modellvorstellungen von DeRubeis et al. (2008) zur Wirkungsweise einer Psychotherapie im Unterschied zu Antidepressiva. Am Modell des Angstnetzwerks kann man aufzeigen, dass konditionierte Furchtreaktionen nicht einfach gelöscht werden; vielmehr wird das amygdaläre Furchtgedächtnis durch den präfrontalen Cortex inhibiert. Psychotherapie ist also immer ein komplexer Prozess des Um- und Neulernens, bei dem der präfrontale Cortex involviert ist.

2 Gen-Umwelt-Interaktion: die komplexe Interaktion zwischen genetischen Faktoren und biographischen Einflüssen

2.1 Umweltfaktoren beeinflussen das Depressionsrisiko stärker als die Genetik

Genetische Faktoren spielen bei vielen psychischen Störungen eine wichtige Rolle. Das gilt sogar für Krankheitsbilder, bei denen man früher eine rein externe Ätiologie angenommen hat. Die *Heritabilität* der posttraumatischen Belastungsstörung wird auf 30–35 % geschätzt (Domschke 2012; Krämer und Schnyder 2012). Im Folgenden wird die *Gen-Umwelt-Interaktion* beispielhaft an der Depression aufgezeigt. In grober Schätzung kann man sagen, dass 17 % der Bevölkerung in Nordamerika und Europa im Laufe ihres Lebens an einer Depression erkranken. Das Behandlungsergebnis ist oft unbefriedigend. Etwa die Hälfte der Patienten spricht nur unzureichend auf eine antidepressive Therapie an (Russo und Nestler 2013). Die Rückfallrate ist beachtlich. Vor etwa zwanzig Jahren setzte man noch große Hoffnungen in die genetische Forschung und erwartete von der Genetik bahnbrechende und richtungsweisende Entdeckungen. Diese hohen Erwartungen wurden durch die eher dürftigen Ergebnisse insgesamt gedämpft. Heute wird geschätzt, dass nur etwa 30–40 % des Depressionsrisikos genetisch bedingt sind (Heim und Binder 2012; Saveanu und Nemeroff 2012; Buchholz et al. 2013). Der genetische Einfluss ist damit bei der unipolaren Depression weit geringer als bei der Schizophrenie oder bei bipolaren Störungen. Die Diskordanzrate bei eineiigen Zwillingen ist bei der Depression hoch (Sun et al. 2013).

Der Hauptanteil der Vulnerabilität beruht also auf *Umweltfaktoren* (Vialou et al. 2013; Gröger et al. 2016). Bei Auslösung, Ausprägung und Verlauf psychischer Störungen sind neben genetischen Faktoren gerade Umwelteinflüsse von großer Bedeutung. Bei einer Kumulation von aversiven Kindheitserfahrungen erhöht sich das Depressionsrisiko um ein Vielfaches (Heim und Binder 2012). Auch erhöht sich das Risiko für einen Suizidversuch bei belastenden Erfahrungen in der Kindheit erheblich (Heim und Binder 2012). Frühkindliche traumatische Erfahrungen gehen mit einem geringeren Therapieerfolg, einer höheren Rückfallrate und einem chronischen Verlauf einher. Die Prognose wird durch frühkindliche Traumatisierung negativ beeinflusst.

Psychosozialer Stress prädisponiert nicht nur zu verschiedenen psychischen Störungen wie Depression, Angsterkrankungen, Abhängigkeitserkrankungen und Traumafolgestörungen, sondern hat weitreichende Auswirkungen auf den gesamten Organismus: Das *Immunsystem* wird beeinträchtigt, das Risiko für koronare Herzkrankheit und für bestimmte Krebsarten erhöht sich (Vialou et al. 2013). Für die Beeinträchtigung des Immunsystems bei der Depression gibt es inzwischen eine Reihe von Einzelbefunden: Proinflammatorische Cytokine wie Interleukin-6 (IL-6), Interleukin-1 (IL-1), Tumor-Nekrose-Faktor-alpha (TNF-alpha), Interferon-gamma (IFN-gamma) und C-reaktives Protein (CRP) sind bei der Depression erhöht (Saveanu und Nemeroff 2012). Diese Befunde weisen auf eine chronische Entzündung hin. So verwundert es nicht, dass depressive Patienten ein erhöhtes Risiko für Diabetes oder Herzerkrankungen haben, denn diese Krankheiten werden mit chronischer Entzündung und Immunaktivierung in Verbindung gebracht. Im Einklang mit diesen immunologischen Auffälligkeiten zeigen Entzündungshemmer auch antidepressive Effekte. Die überschießende Immunreaktion bei der Depression könnte auf frühkindliche Belastungsfaktoren zurückzuführen sein, denn Missbrauch und Vernachlässigung in der Kindheit bewirken eine chronische Aktivierung des Immunsystems. Depressive Männer mit frühkindlicher Belastung zeigten eine Überaktivierung des Immunsystems im Ruhezustand und eine überschießende Immunantwort unter Stressbedingungen (Pace et al. 2006). Eine andere Studie zeigte, dass Kindesmisshandlung noch zwanzig Jahre später mit einer erhöhten Konzentration des Stresshormons CRH (Corticotropin-Releasing-Hormon) assoziiert ist (Danese et al. 2007). Man geht heute davon aus, dass chronischer Stress eine anhaltende Aktivierung des Immunsystems bewirkt. Dies wiederum hat gravierende negative Auswirkungen auf neuroendokrine Regelkreise und Neurotransmittersysteme (Saveanu und Nemeroff 2012): Proinflammatorische Cytokine (IL-1, IL-6, TNF-alpha) erhöhen die Produktion von CRH, was zu einer Überaktivität der neuroendokrinen Stressachse führt. Außerdem wird die Immunaktivierung mit einer reduzierten serotonergen und dopaminergen Neurotransmission in Verbindung gebracht. Erhöhte proinflammatorische Cytokine gehen zudem mit einer verminderten Neuroneogenese im Hippocampus einher (Saveanu und Nemeroff 2012).

Vernachlässigung und Misshandlung sowie sexueller Missbrauch in der Kindheit erhöhen zudem das Risiko, die eigenen Kinder zu vernachlässigen oder zu misshandeln und zu missbrauchen (Vialou et al. 2013). Ein moderates Maß an Stress scheint allerdings für eine gesunde psychische Entwicklung und die Ausbildung von Resilienz unabdingbar zu sein. Wenn junge Ratten während der Stillphase täglich für nur 15 Minuten von der Mutter getrennt werden, löst das eine hormonelle Stressreaktion aus. Die wiederholt derart gestressten Ratten sind später weniger furchtsam in einer neuen Umgebung und zeigen eine geringere Stressreaktion als Tiere, die dem frühen milden Isolationsstress nicht ausgesetzt waren. Dieses Phänomen wird *Stress-Inokulation* (*stress inoculation*) genannt (Vialou et al. 2013). Stress-Inokulation ist eine Voraussetzung für die Entwicklung von Resilienz gegenüber Stressoren (Bock et al. 2014). Es braucht wahrscheinlich moderate psychosoziale Stressfaktoren, damit sich die Fähigkeit zur Affekt- und Frustrationstoleranz sowie eine adäquate Emotionsregulation und auch die Fähigkeit zur Konflikt- und Problembewältigung erst entwickeln können. Grawe ist überzeugt, dass es falsch wäre, Kinder von jeglichem Stress fernzuhalten, denn dann können sie keine Kompetenzen im Umgang mit Stress entwickeln und werden später stressanfälliger (Grawe 2004, S. 242 f.). In diesem Kontext kommt es aber auf die Dosis der Belastung und den Lebenskontext an.

> Bindung, emotionale Wärme und Zuwendung in der Kindheit und ein tragfähiges soziales Netz im späteren Leben scheinen wichtige *protektive Faktoren* zu sein, welche die Verarbeitung belastender Lebensereignisse und die Ausbildung von funktionalen und adaptiven Bewältigungsstrategien ermöglichen.

Interessant ist in diesem Zusammenhang der Befund, dass bei resilienten Individuen, die trotz frühkindlicher Belastungen gesund geblieben sind, die Reagibilität der neuroendokrinen Stressachse sogar reduziert ist (Heim und Binder 2012). Zusätzlich zu genetischen *Vulnerabilitäts- und Resilienzfaktoren* gibt es psychologische Faktoren, die sich protektiv auswirken oder günstige Bewältigungsstrategien begünstigen. Zu den psychologischen Resilienzfaktoren zählen positive Affektivität, Optimismus und Zuversicht, kognitive Flexibilität, die Fähigkeit zum Reframing, soziale Unterstützung, ein aktiver Copingstil, wenig Verleugnung und Vermeidung und ausreichende Kompetenzen zur Problembewältigung (Saveanu und Nemeroff 2012). Außerdem hat sich in einer aktuellen Studie die Selbstwirksamkeit als ein wesentlicher protektiver Faktor erwiesen, der eine genetische Risikokonstellation kompensieren kann (Schiele et al. 2016).

Pränatale Stressfaktoren können die Gehirnentwicklung nachhaltig beeinflussen. Das letzte Drittel der Schwangerschaft ist ein sensibles Zeitfenster für die Entwicklung des limbischen Systems und des Stresshormonsystems (Bock und Braun 2012): Nachkommen von gestressten Rattenmüttern sind später ängstlich und zeigen depressionsähnliche Verhaltensweisen. Außerdem weisen sie neuronale Fehlentwicklungen im limbischen System und im orbitofrontalen Cortex auf. Das ist beim Menschen ähnlich. Stress der Mutter während der Schwangerschaft erhöht beim Kind das Risiko für eine Reihe von psychischen Störungen wie affektive Erkrankungen, Angststörungen, Schizophrenie, ADHS und Autismus-Spektrum-Störungen (Schmitt et al. 2014). Nachkommen von Rattenmüttern, die in der Schwangerschaft Stress ausgesetzt waren, zeigen erhebliche Defizite in der sozialen Interaktion mit Artgenossen und weisen Veränderungen im Oxytocin-System auf (Lee et al. 2007).

Pränatale Einflussfaktoren können die Diathese für Angst, Depression und andere psychopathologische Auffälligkeiten erhöhen. Pränataler Stress sowie Depression und Angst der Mutter während der Schwangerschaft führen bei den Kindern zu einer ganzen Palette von psychopathologischen Auffälligkeiten. Zu nennen sind eine gestörte Emotionsregulation, erhöhte Impulsivität, ausgeprägte Ängstlichkeit, vermehrtes Schreien in neuer Umgebung und ein erhöhtes Depressionsrisiko (Monk et al. 2012). Stress der Mutter während der Schwangerschaft kann zu einer Dysregulation des Stresshormonsystems führen und eine verminderte Dichte der grauen Substanz im präfrontalen Cortex bewirken (Monk et al. 2012). Kinder von depressiven und gestressten Müttern mit erhöhten Cortisolwerten weisen schon im Mutterleib eine motorische Hyperaktivität auf (Monk et al. 2012).

Neuere Befunde weisen sogar darauf hin, dass Stressfaktoren unmittelbar vor der Konzeption bei den Nachkommen zu Veränderungen auf der Verhaltensebene und auf der neurobiologischen Ebene führen. Man spricht von *pregestational or preconception stress* (Gröger et al. 2016). In Tierexperimenten konnte eine transgenerationale Weitergabe dieser Stresserfahrungen vor der Schwangerschaft an die Nachfolgegeneration nachgewiesen werden.

> Neben pränatalen Einflüssen sind für die Entwicklung einer erworbenen Diathese für verschiedene psychische Störungen frühkindliche Belastungen, *Traumatisierungen* und *emotionale Deprivationserfahrungen* relevant, die unter dem Sammelbegriff *early life stress* zusammengefasst werden.

Hierzu zählen aversive Erfahrungen in der Kindheit und Jugend wie sexueller Missbrauch, körperliche Misshandlung, emotionaler Missbrauch, körperliche Vernachlässigung, emotionale Deprivation und Verlust der Eltern (Hornung und Heim 2014). Schädlich wirkt sich auch aus, wenn Kinder gewalttätige Auseinandersetzungen miterleben müssen. Ungünstig wirken sich außerdem problematische und emotionsarme Beziehungen zwischen den Eltern, mangelnde Feinfühligkeit, strenge oder inkonsistente Disziplinierungsmaßnahmen, mütterliche Überprotektion und eine kumulative Frustration des basalen kindlichen Bindungsbedürfnisses aus. Toxisch sind also nicht nur massive und dramatische Traumatisierungen wie körperliche Gewalt und sexueller Missbrauch.

> Stillere Traumaerfahrungen wie emotionale Deprivation oder ein diskontinuierliches/fragmentiertes Bindungsangebot der primären Beziehungsperson sind zwar verdeckter, wirken sich aber nicht weniger destruktiv auf die Entwicklung aus. Von außen betrachtet handelt es sich um subtile Formen der Traumatisierung, die aber profunde, lebenslange und sogar transgenerationale Auswirkungen haben können.

Sexueller Missbrauch ist wesentlich seltener als Vernachlässigung und körperliche Misshandlung. Aktuelle Daten aus Deutschland, die im Auftrag des Bundesministeriums für Forschung und Bildung erhoben wurden (n = 11.428), ergaben bei einer Schutzaltersgrenze von 14 Jahren die folgenden Prävalenzen für sexuellen Missbrauch in Kindheit und Jugend: Kindesmissbrauch mit Körperkontakt (bis hin zur Penetration) bei 5,0 % der Frauen und 1,0 % der Männer, Missbrauch ohne Körperkontakt (Exhibitionismus, Entblößen) bei 4,5 % der Frauen und 1,3 % der Männer (Jud et al. 2016). Demnach kann man bei etwa 10 % der Frauen von sexuellem Missbrauch ausgehen. Sexueller Missbrauch geht oft mit körperlicher Misshandlung einher. Schwere Formen von körperlicher Misshandlung kommen immerhin bei 10–15 % der Bevölkerung vor. Gravierende aversive Erfahrungen in der Kindheit sind alles andere als selten. Die Dunkelziffer ist hoch. Die meisten Fälle werden nicht dokumentiert. Nur die Spitze des Eisbergs wird bekannt. Erschreckend sind Zahlen aus den USA, wonach in mehr als 30 % der bestätigten Fälle von Missbrauch oder Misshandlung Säuglinge und Kleinkinder unter 3 Jahren betroffen sind (Heim und Binder 2012). Emotionaler Missbrauch und Vernachlässigung sind wesentlich häufiger als körperliche Misshandlung oder sexueller Missbrauch, aber schwerer zu erfassen und zu objektivieren. Frauen, die in ihrer Kindheit missbraucht wurden, haben gegenüber Frauen ohne Missbrauchsanamnese ein vierfach erhöhtes Risiko, eine Depression zu entwickeln. Frühkindliche Traumatisierung beeinflusst zudem den Verlauf einer Depression in negativer Weise. Depressive Patienten mit einer Traumatisierung in der Kindheit haben geringere Remissionsraten, eine längere Episodendauer, einen eher chronischen Verlauf und einen früheren Symptombeginn.

> Durch Traumatisierungen und emotionale Deprivationserfahrungen können während der peri- und postnatalen Gehirnentwicklung neuronale Netzwerke und Systeme geschädigt werden, die an der Emotionsregulation und an der Stressreaktivität beteiligt sind. Diese negativen Erfahrungen treffen auf ein plastisches und sich noch in der Entwicklung befindliches Nervensystem, das für derartige psychische Noxen in besonderer Weise anfällig ist. Dadurch kommt es zu persistierenden neurobiologischen Veränderungen, die bei späteren biographischen Belastungen maladaptive Reaktionen begünstigen und dadurch ein erhöhtes Dekompensations- und Krankheitsrisiko bedingen.

Eine Traumatisierung in der Kindheit hat gravierende und dauerhafte Effekte auf verschiedene neurobiologische Systeme. Belastende Lebensereignisse und Vernachlässigung führen zu funktionellen und strukturellen Veränderungen in einem stark vernetzten neuronalen System, das an der neuroendokrinen Regulation, an vegetativ-autonomen Funktionen und an der Affektregulation beteiligt ist. Traumatisierung führt nicht zu lokal begrenzten Veränderungen, sondern hat Auswirkungen auf verschiedene Strukturen, die miteinander verbunden sind. Diese neuronalen Veränderungen führen schließlich zu einer dauerhaft bestehenden erhöhten Vulnerabilität gegenüber Belastungen und Stresserfahrungen im späteren Leben. Traumatische Erlebnisse und Vernachlässigung in der Kindheit richten vielfältige Schäden in verschiedenen Systemen an. Beispielsweise kommt es zu einer Resistenz gegenüber Glucocorticoiden und damit zu einer beeinträchtigten negativen Feedback-Hemmung der neuroendokrinen Stressachse (Maccari et al. 2014). Außerdem sind Entzündungsparameter im Blut erhöht, das zentrale Stresshormon CRH ist ebenfalls erhöht (Heim und Binder 2012). Bei Frauen mit Missbrauch und Vernachlässigung in der Kindheit wurden niedrigere Oxytocin-Spiegel im Liquor gefunden, wobei der Effekt besonders bei emotionalem Missbrauch stark ausgeprägt war (Heim et al. 2009b). Durch Missbrauch und Vernachlässigung in der Kindheit kommt es zu strukturellen Veränderungen in corticalen und limbischen Gehirnregionen, die entscheidend an der Emotionsregulation beteiligt sind. Als charakteristische Folgen frühkindlicher Traumatisierung gelten ein kleinerer Hippocampus und ein kleinerer präfrontaler Cortex (orbitofrontaler Cortex und medialer präfrontaler Cortex) sowie ein erhöhtes Volumen der Amygdala. Darüber hinaus sind Entzündungsparameter und CRH erhöht, während Oxytocin erniedrigt ist (Bale et al. 2010; Heim und Binder 2012; Hornung und Heim 2014). Einige neurobiologische Abweichungen, die häufig bei depressiven Patienten gefunden werden, sind wahrscheinlich durch traumatische Erfahrungen in der Kindheit verursacht und nicht genetisch determiniert (Saveanu und Nemeroff 2012). Diese Veränderungen sind nicht angeboren, sondern auf belastende Lebensereignisse während einer vulnerablen Phase der Gehirnentwicklung zurückzuführen. Aufgrund von neueren bildgebenden Untersuchungen geht man von einer reduzierten frontalen Aktivität (Hypofrontalität) bei gleichzeitiger Hyperaktivität im limbischen System (insbesondere in der Amygdala) aus. Aufgrund dieser frühkindlich entstandenen Veränderungen kommt das komplexe Netzwerk der Emotionsverarbeitung bei späteren Belastungen an seine Grenzen. Deshalb sind die Möglichkeiten der Kompensation und Anpassung eingeschränkt, so dass es zur Symptombildung unter dem Druck belastender Lebensereignisse kommt.

2.2 Dysregulation der neuroendokrinen Stressachse nach Traumatisierung in der Kindheit

Traumatische Kindheitserfahrungen führen zu einer *Dysregulation des Stresshormonsystems*, was mit einem höheren Depressionsrisiko einhergeht. Wie die seit einigen Jahren insbesondere in den Medien und populärwissenschaftlich intensiv geführte Diskussion um den umstrittenen Begriff *Burn-out* zeigt, ist für die meisten Menschen der Zusammenhang zwischen übermäßigem und ungesundem Stress und depressiven Symptomen intuitiv naheliegend und überzeugend. Es wird häufig angenommen, dass gesteigerte Arbeitsanforderungen und eine zu hohe Arbeitsbelastung in einer globalisierten Welt krank machen können. In der neurobiologischen Depressionsforschung ist die neuroendokrine Stressachse in den Fokus des Forschungsinteresses gerückt. Man geht davon aus, dass neben Serotonin und anderen Neurotransmittern insbesondere das Stresshormonsystem grundlegende Bedeutung für die Pathogenese und den Verlauf einer Depression hat (Bosch und Wetter 2012).

Bei psychischem Stress werden zwei Systeme aktiviert. Das erste System ist das *sympatho-adrenomedulläre System* (sympathoadrenomedullary system). Stress aktiviert über limbisch-corticale Schleifen die Amygdala. Über den Hypothalamus kommt es dann zu einer Aktivierung des Sympathikus. Dadurch werden im Nebennierenmark Adrenalin und Noradrenalin ausgeschüttet, wodurch sich Herzfrequenz und Blutdruck erhöhen. Über die Sympathikusaktivierung kommt es zu somatischen Angstkorrelaten oder Angstäquivalenten. Die Sympathikusaktivierung läuft unbewusst und schnell ab. Das ist aus evolutionsbiologischer Sicht sinnvoll. Im Angesicht eines Raubtiers in freier Wildbahn ist es ein Überlebensvorteil, wenn unbewusste adaptive Mechanismen automatisiert und rasch ablaufen, die den Organismus sofort auf Kampf oder Flucht einstellen. Diese Vorgänge laufen ohne Beteiligung der Hirnrinde ab. Das ist aus biologischer Sicht gut so, denn ästhetische Betrachtungen über den grazilen Gang einer Raubkatze (im Anschluss an Rilke) wären in dieser Situation genauso hinderlich wie philosophische Reflexionen über die existentielle Geworfenheit des Menschen.

Das zweite Stresshormonsystem ist für die Pathophysiologie der Depression wesentlich wichtiger. Es wird ebenfalls unbewusst aktiviert. Seine Aktionen laufen unmerklich ab. Es handelt sich um das *Hypothalamus-Hypophysen-Nebennierenrinden-System*, das in diesem Buch mit *HPA-System* abgekürzt wird, da diese Bezeichnung in der internationalen Literatur am geläufigsten ist (▶ Abb. 1). HPA-System steht für *hypothalamic pituitary adrenocortical system*. Die HPA-Achse spielt bei der Pathogenese der Depression eine zentrale Rolle. Das HPA-System wird durch äußere Faktoren stimuliert. Die HPA-Achse terminiert sich bei Gesunden von selbst wieder. Die normale Beendigung der Stressantwort der HPA-Achse wird über negative Feedback-Mechanismen im Hypothalamus und im Hippocampus vermittelt. Gesteuert wird dieses System durch den *Hypothalamus*. Der Hypothalamus ist mit einem Volumen von nur $4\,cm^3$ eine kleine, aber äußerst wichtige Struktur im Gehirn. Psychische Stressoren aktivieren über limbisch-corticale Schleifen unter Einbeziehung der Amygdala und des Hippocampus den Hypothalamus. Im Nucleus paraventricularis des Hypothalamus wird *Corticotropin-Releasing-Hormon (CRH)* gebildet. CRH ist ein Peptid-Hormon, das erst 1982 isoliert wurde. Über neuronalen Transport wird CRH in die Eminentia mediana der Hypophyse (▶ Abb. 2) transportiert. Von dort gelangt CRH in das Pfortadersystem der Hypophyse. Im Hypophysenvorderlappen (Adenohypophyse) stimuliert es die Ausschüttung von *ACTH (Adrenocorticotropes Hormon)*. ACTH stimuliert in der Nebennierenrinde dann die Ausschüttung von *Glucocorticoiden*. Beim Menschen wird das Stresshormon *Cortisol* ins Blut ausgeschüttet, bei Nagetieren Corticosteron. Die Wirkungen von Cortisol werden über intrazelluläre *Glucocorticoid-Rezeptoren* vermittelt. Die Bindung von Cortisol an den entsprechenden Rezeptor führt zu einer Aktivierung verschiedener Gene. Insofern geschieht die Wirkung des Stresshormons über die Regulation der Genexpression. Cortisol löst eine Reihe von physiologischen Reaktionen aus, die unter Stressbedingungen adaptiv sind. Hierzu gehören metabolische Veränderungen, die der raschen Bereitstellung von Energieträgern dienen. Zudem haben Glucocorticoide immunologische Wirkungen. Beispielsweise wird die Produktion von Antikörpern gehemmt, wodurch die Infektabwehr vermindert wird. Die Stressreaktion begünstigt Verhaltensweisen, die in bedrohlichen Situationen günstig sein können: Kampf, Flucht, Angst, Erstarrung (fight, flight, fright, freeze).

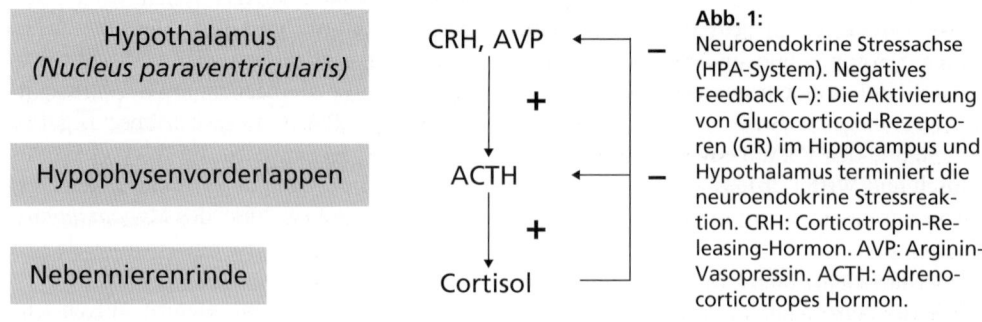

Abb. 1: Neuroendokrine Stressachse (HPA-System). Negatives Feedback (–): Die Aktivierung von Glucocorticoid-Rezeptoren (GR) im Hippocampus und Hypothalamus terminiert die neuroendokrine Stressreaktion. CRH: Corticotropin-Releasing-Hormon. AVP: Arginin-Vasopressin. ACTH: Adrenocorticotropes Hormon.

Es gibt einen *neuroendokrinen Regelkreis*: Cortisol bindet an den *Glucocorticoid-Rezeptor (GR)* im Hypothalamus und im Hippocampus. Indem Cortisol am GR bindet, wird die Stressreaktion über negatives Feedback beendet. Diese Herunterregulierung des HPA-Systems erfolgt über eine verminderte Synthese und Freisetzung von CRH im Nucleus paraventricularis im Hypothalamus (Anacker et al. 2014). Das HPA-System ist auf komplexe Weise mit anderen Neurotransmittersystemen verknüpft. CRH fungiert als Neuromodulator und findet sich fast überall im Gehirn. CRH-Neurone in der Amygdala projizieren zu den Raphekernen, die im Hirnstamm lokalisiert sind und die wesentliche Serotoninquelle des Gehirns darstellen. Umgekehrt gibt es Projektionen von den Raphekernen zu verschiedenen Hirnregionen, die CRH enthalten und Teil des neuroendokrinen Stress-Systems sind (Mann und Currier 2010). Auch das noradrenerge System wird durch CRH moduliert. Der Locus coeruleus im Hirnstamm enthält noradrenerge Neurone, die in corticale Areale projizieren. Dieser Kern wird durch CRH aktiviert (Bosch und Wetter 2012). Somit sind das HPA-System und das monoaminerge

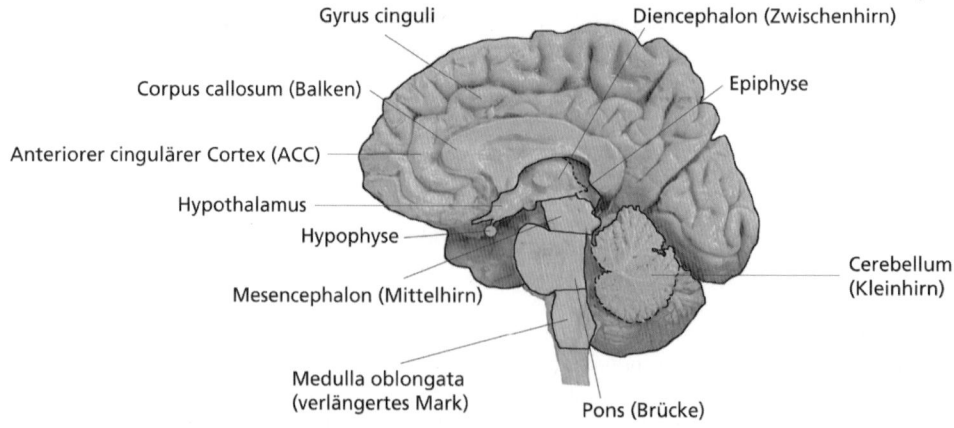

Abb. 2: Sagittalschnitt durch das Gehirn. Modifiziert nach Bösel (2006), S. 52, Abb. 5.3.

Transmittersystem funktionell eng miteinander verknüpft. An der Regulation der HPA-Achse sind verschiedene Neurotransmittersysteme beteiligt. Zu nennen ist GABA (Gamma-Aminobuttersäure), der wichtigste inhibitorische Transmitter, der anxiolytisch und sedierend wirkt. So geht der anxiolytische Effekt von Benzodiazepinen, die am GABA-Rezeptor binden, mit einer Herunterregulierung des CRH-Systems einher (Bosch und Wetter 2012). Opioide üben ebenfalls einen inhibitorischen Einfluss auf das HPA-System aus.

Bei der Depression kommt es bei bis zu 80 % der Betroffenen zu einer *überschießenden Aktivierung des HPA-Systems* (Radley et al. 2011). Ein häufiger Befund ist die *Hypercortisolämie*, die besonders stark ausgeprägt ist bei der melancholischen und psychotischen Depression (Anacker et al. 2014). Die Hypercortisolämie wird mit der stressinduzierten Atrophie und der Dysfunktion des Hippocampus bei der Depression in Verbindung gebracht (Radley et al. 2011). Chronischer Stress führt zu einer Degeneration und Atrophie des Hippocampus. Bei diesem Vorgang spielt der mit chronischem Stress verbundene Exzess von Glucocorticoiden eine wichtige Rolle, der neurotoxisch wirkt (Schmitt et al. 2014). Die Hippocampusatrophie bedingt die Störung des deklarativen Gedächtnisses bei der Depression. Außerdem wird angenommen, dass die Hypercortisolämie die hippocampale Neuroneogenese beeinträchtigt. Im Paradigma der gelernten Hilflosigkeit führt unausweichlicher Stress im Tierexperiment zu einer Hemmung der Neuroneogenese im Gyrus dentatus des Hippocampus (Schmitt et al. 2014). Die Volumenreduktion des Hippocampus bei der Depression ist wahrscheinlich zurückzuführen auf eine durch Cortisol bedingte Hemmung der Synthese des Neurotrophins BDNF (brain-derived neurotrophic factor). Die Hyperaktivität des HPA-Systems schädigt also den Hippocampus und ruft dadurch kognitive Störungen hervor. Das HPA-System und der Hippocampus sind funktionell eng miteinander gekoppelt. Der *Hippocampus* ist beteiligt an der *Top-down-Inhibition der HPA-Achse*. Über GR im Hippocampus wird die Aktivität des HPA-Systems terminiert. Neben dem Hippocamus sind noch weitere limbische Strukturen wie das Septum und der mediale präfrontale Cortex an diesem negativen Feedback-Mechanismus beteiligt. In Bildgebungsstudien wurde bei der Depression nicht nur eine Volumenreduktion im Hippocampus, sondern auch im medialen präfrontalen Cortex gefunden (Radley et al. 2011).

Der wichtigste endogene Regulator der HPA-Achse ist CRH. Man könnte CRH auch als das zentrale Stresshormon des Gehirns bezeichnen. CRH ist entscheidend an der Initiierung der Stressreaktion beteiligt. Von großer Bedeutung war die Entdeckung, dass CRH auch außerhalb des Hypothalamus im Gehirn vorkommt und als Neurotransmitter wirkt. Man findet extrahypothalamisches CRH im Cortex und im limbischen System. Hirngebiete mit einer hohen Expression von CRH sind außer dem Hypothalamus auch limbische Strukturen wie Amygdala, Cortex und das Septum pellucidum (Bosch und Wetter 2012). Bei depressiven Patienten wurden im postmortalen Hirngewebe erhöhte Konzentrationen von CRH und eine erhöhte Anzahl von CRH-exprimierenden Neuronen gefunden (Anacker et al. 2014). Die Stimulation von CRH1-Rezeptoren löst Angst aus und wird mit psychovegetativen Depressionssymptomen wie Appetit- und Libidominderung in Verbindung gebracht. Ein innovativer Ansatz in der Depressionsbehandlung könnten daher CRH1-Rezeptor-Antagonisten sein. Hier gibt es bereits seit vielen Jahren Forschungsbemühungen, allerdings konnte bisher noch kein entsprechendes Antidepressivum auf den Markt gebracht werden. Eine Aktivierung von CRH2-Rezeptoren hingegen hat eher anxiolytische, stressprotektive und -kupierende Effekte (Bosch und Wetter 2012).

Erhöhte CRH-Konzentrationen im Liquor sind assoziiert mit Kindesmisshandlung, belastenden Erfahrungen in der Kindheit und Vernachlässigung (Anacker et al. 2014). Heim et al. (2000) fanden eine Korrelation zwischen CRH-Konzentrationen im Liquor und der Schwere sowie der Dauer von körperlichem und sexuellem Missbrauch. Die erhöhten CRH-Spiegel könnten sekundär entstanden sein als Reaktion auf eine defizitäre GR-Funktion mit beeinträchtigter negativer Feedback-Hemmung (Anacker et al. 2014). Affen, die in ihrer frühen Lebensperiode Stressfaktoren ausgesetzt waren, weisen noch Jahre später erhöhte CRH-Konzentrationen im Liquor auf (Coplan et al. 1996). Diese Tiere sind ängstlicher und kommen mit neuen Umgebungsbedingungen und Trennungen von der Mutter schlechter zurecht. Außerdem zeigen sie im jungen Erwachsenenalter Auffälligkeiten im Sozialverhalten und eine Tendenz zur Unterwerfung. Der Stress bestand lediglich darin, dass die Mütter dieser Affen unter unvorhersehbaren Bedingungen Futter suchen mussten, was sich nachteilig auf die frühe Mutter-Kind-Dyade auswirkte. Coplan et al. (1996) interpretieren ihre Ergebnisse dahingehend, dass diese Befunde Freuds zentrale Grundannahme neurobiologisch untermauern: Frühkindliche Lebenserfahrungen haben gravierende Auswirkungen auf die Ausbildung psychopathologischer Auffälligkeiten im Erwachsenenalter. Frühkindliche Belastungen der Mutter-Kind-Dyade haben eine anhaltende neurobiologische Hyperreagibilität des Stresshormonsystems zur Folge. Die Autoren verweisen am Ende ihrer Publikation darauf, dass die neurobiologischen Effekte von Psychotherapie in der Mitte der 1990er Jahre nahezu unerforscht waren. Diese Befunde unterstreichen insbesondere die Wichtigkeit von verlässlichen und vorhersehbaren Umweltbedingungen und stehen im Einklang mit den von Klaus Grawe betonten Grundbedürfnissen nach Kontrolle und Konsistenz. Inkonsistente und erratische Umweltbedingungen stellen gravierende Belastungsfaktoren dar und haben dauerhafte neurobiologische Auswirkungen, wie die von Coplan et al. (1996) beschriebenen Befunde bei Affen eindrucksvoll belegen. Auch pränataler Stress hat Auswirkungen auf die Gehirnentwicklung. Insbesondere das limbische System (Hippocampus, Nucleus accumbens, Amygdala) ist betroffen (Booij et al. 2013). Bei Ratten führt die Trennung von der Mutter zu erhöhten CRH-Bindungsstellen im präfrontalen Cortex, im Hippocampus und im Hypothalamus (Lupien et al. 2009). Wiederholte unvorhersehbare Trennungen von der Mutter führen bei Affen zu erhöhten CRH-Konzentrationen im Liquor und zu Veränderungen im präfrontalen Cortex, in der Amygdala und im Hippocampus (Lupien et al. 2009).

Neben CRH spielt auch *Arginin-Vasopressin (AVP)* eine Rolle bei der *Aktivierung des Stresshormonsystems*. AVP reguliert als antidiuretisches Hormon (ADH) nicht nur die Wasserresorption im distalen Tubulus der Niere und hat vasokonstriktorische Effekte, vielmehr aktiviert AVP wie CRH die neuroendokrine Stressachse und ist ein wichtiger *funktioneller Gegenspieler zum Bindungshormon Oxytocin*. AVP wird wie CRH ebenfalls im Hypothalamus gebildet und bei psychischem Stress vermehrt ausgeschüttet. AVP aktiviert wie CRH das HPA-System. Niedrige zentrale Cortisol-Spiegel sind ein starker Stimulus für die AVP-Ausschüttung. AVP wirkt über zwei Rezeptoren: V1A und V1B. Die Blockade von V1B-Rezeptoren hat antidepressive und anxiolytische Effekte. Trotz seiner Relevanz für die Regulierung der HPA-Achse wurde das AVP-System bisher nur relativ wenig untersucht.

Einiges spricht dafür, dass die überschießende Aktivierung des HPA-Systems bei der Depression auf eine gestörte Feedback-Schleife zurückzuführen ist (Anacker et al. 2014). Vermutet wird eine beeinträchtigte GR-Funktion (Holsboer 2000). Eine geringere Sensitivität von GR könnte über eine gestörte Feedback-Regulation zu einer verstärkten hypothalamischen CRH-Ausschüttung führen. Die chronische Hyperaktivität des HPA-Systems könnte an einer gestörten oder verzögerten Beendigung der Stressreaktion liegen. Der Grund dafür könnte ein beeinträchtigter GR-vermittelter negativer Feedback-Mechanismus sein. Die Überaktivierung des HPA-Systems bei der Depression zeigt sich in erhöhten CRH- und AVP-Konzentrationen im Liquor und in erhöhten basalen Cortisol-Werten im Blut. Auch neuroendokrine Funktionstests fallen pathologisch aus. Kurz zusammengefasst kann man festhalten, dass im Dexamethason-Suppressions-Test (DST) eine unvollständige Suppression von Cortisol bei der Depression gefunden wird. Eine Non-Suppression im DST bei der Depression ist mit einem vierfach erhöhten Suizidrisiko assoziiert (Mann und Currier 2010). Auch im kombinierten Dexamethason-Supressions/CRH-Stimulations-Test (Dex/CRH-Test) zeigen 60–80 % der depressiven Patienten eine überschießende Ausschüttung von ACTH und Cortisol. Bei diesem Test wird das synthetische Glucocorticoid Dexamethason oral verabreicht. Dexamethason stimuliert hypothalamische Glucocorticoid-Rezeptoren, was zu einer Suppression des HPA-Systems führt. Diese Suppression ist bei Patienten mit Depression häufig unvollständig. Durch eine zusätzliche intravenöse Gabe von CRH wird die HPA-Achse maximal stimuliert, was bei Patienten mit Depression eine überschießende Ausschüttung von ACTH und Cortisol bewirkt (Bosch und Wetter 2012). Man nimmt an, dass AVP bei dieser verstärkten Cortisol-Ausschüttung im Dex/CRH-Test eine wichtige Rolle spielt (Bosch und Wetter 2012). Eine erfolgreiche antidepressive Behandlung normalisiert die pathologische Hyperaktivität des HPA-Systems. Diese Normalisierung erfolgt durch Erhöhung der GR-Expression, wodurch die negative Feedback-Inhibition des HPA-Systems über den GR verbessert wird (Anacker et al. 2014). Die Normalisierung des HPA-Systems scheint neurobiologisch wichtig für die Remission der depressiven Symptomatik zu sein. Eine fortbestehende Cortisol-Hypersekretion im Dex/CRH-Test geht trotz klinischer Remission mit einem erhöhten Rückfallrisiko einher (Zobel et al. 2001).

Interessant ist, dass sowohl *genetische Faktoren* als auch *biographische Belastungen* die Aktivität des HPA-Systems beeinflussen. Genetische Varianten beeinflussen die Stressregulation erheblich (Bosch und Wetter 2012). Bei Menschen mit gravierenden Traumata in der Kindheit wie Missbrauch, Misshandlung und Vernachlässigung wurden erhöhte CRH-Konzentrationen im Liquor (Lee et al. 2005) und eine überschießende Cortisol-Antwort im Dex/CRH-Test gefunden (Heim et al. 2008). Heim et al. (2000) wiesen nach, dass eine Traumatisierung in der Kindheit noch viele Jahre später massive Auswirkungen auf das Stresshormonsystem hat. Frauen, die in der Kindheit körperlich und/oder sexuell missbraucht wurden, zeigen als Erwachsene in einem standardisierten psychosozialen Stresstest (Vortrag halten, Kopfrechnen vor Publikum) eine gesteigerte Stressreaktion mit erhöhten Stresshormonen (ACTH, Cortisol).

> Diese Befunde belegen, dass frühkindliche Traumatisierung die Stressresistenz vermindert und dadurch das Depressionsrisiko erhöht. Sexueller und körperlicher Missbrauch in der Kindheit hat zudem dauerhafte Auswirkungen auf die Gehirnstruktur. Das Trauma brennt sich förmlich in die Struktur des Gehirns ein. Belastende Erfahrungen und Traumatisierungen in der Kindheit werden in Verbindung gebracht mit verminderten Volumina in verschiedenen Hirnregionen, die an der Prozessierung und der Regulation von Emotionen beteiligt sind.

Volumenreduktionen kommen in verschiedenen limbischen und corticalen Strukturen vor: Betroffen sind Insel, orbitofrontaler Cortex, medialer präfrontaler Cortex, anteriores Cingulum und Hippocampus (Hornung und Heim 2014). Außerdem wurden eine erhöhte Reaktivität der Amygdala und eine Dysfunktion der Basalganglien beschrieben (Hornung und Heim 2014). Besonders relevant für die Pathophysiologie der Depression erscheint das reduzierte Hippocampusvolumen. Vythilingam et al. (2002) untersuchten erwachsene Frauen mit Depression. Ein kleineres Volumen des Hippocampus zeigte sich nicht bei allen depressiven Frauen, sondern nur bei denen, die in ihrer Kindheit anhaltend und schwer körperlich und/oder sexuell missbraucht wurden. Das reduzierte Hippocampusvolumen ist also kein genetisch determiniertes neurobiologisches Korrelat der Depression, sondern auf den Missbrauch in der Kindheit zurückzuführen. Vermutlich führt der Missbrauch über eine exzessive Aktivierung des Stresshormonsystems zu einer Volumenverringerung des Hippocampus. Ein geschädigter Hippocampus wiederum versagt bei der Top-down-Inhibition des HPA-Systems, was zu einer pathologisch gesteigerten Aktivität der Stressachse führt. Frauen mit einer Anamnese von Missbrauch und/oder Vernachlässigung zeigen nicht nur erhöhte CRH-Konzentrationen im Liquor, eine überschießende Aktivität des Stresshormonsystems unter psychosozialen Stressbedingungen und ein reduziertes Hippocampusvolumen, sondern weisen noch weitere neurobiologische Auffälligkeiten auf. Charakteristisch sind verminderte Konzentrationen des Bindungshormons Oxytocin im Liquor und erhöhte Entzündungsparameter wie Interleukin 6 (Bale et al. 2010; Hornung und Heim 2014). Wahrscheinlich kommt es durch die Traumatisierung in der Kindheit zu einer Schädigung von neuronalen Netzwerken, die gebraucht werden, um belastende Lebensereignisse im Erwachsenenalter zu verarbeiten und zu bewältigen. Hier liegt also ein strukturelles Defizit im neurobiologischen Sinne vor. Die adaptiven Kapazitäten der neuronalen Netzwerk-Struktur sind überfordert, so dass es unter dem Druck eines biographischen Auslösers zur Dekompensation und zur Ausbildung einer psychischen Störung kommt.

2.3 Nicht Gene oder Umwelt, sondern Gen-Umwelt-Interaktion

Entscheidend für die Manifestation und den Verlauf einer psychischen Erkrankung ist insbesondere das *Zusammenspiel von Genen und Umwelt*. Bei psychischen Störungen spricht man nicht von Krankheitsgenen, sondern von *Risiko-, Vulnerabilitäts-, oder Suszeptibilitätsgenen* (Klein und Glaesmer 2012). Die genetische Prädisposition beruht auf einem komplexen Zusammenspiel mehrerer Gene. Die Erforschung genetischer Komponenten in den letzten Jahren war allerdings keineswegs so aufschlussreich wie ursprünglich erhofft (Buchholz et al. 2013). Es ist davon auszugehen, dass die Anfälligkeit für eine Depression auf die Kombination mehrerer Vulnerabilitätsgene zurückzuführen ist, wobei der Effekt der einzelnen Gene als gering einzustufen ist (Lohoff 2010).

> Bei den genetischen Untersuchungen lassen sich zwei prinzipiell verschiedene Ansätze unterscheiden: (a) *Hypothesengeleitet* werden Polymorphismen in *Kandidatengenen* gesucht. Hier geht es insbesondere um genetische Varianten des Serotonin-Systems, des Stresshormonsystems und des Neurotrophin-Systems (BDNF). (b) In den letzten Jahren wurden *genomweite Assoziationsstudien (GWAS)* durchgeführt. Diese *nicht-hypothesengeleiteten* Studien sind äußerst aufwendig, erfordern sehr hohe Fallzahlen und sind kostspielig. Vielversprechend sind sie deshalb, weil dadurch Gene entdeckt werden können, die man nicht *a priori* mit der Pathogenese einer bestimmten psychischen Störung in Verbindung gebracht hat. Insgesamt blieben allerdings die Resultate dieser methodisch sehr anspruchsvollen Untersuchungen bisher hinter den Erwartungen zurück und sind eher ernüchternd (Lohoff 2010; Bosch und Wetter 2012).

Es wurden sogenannte Mega-Analysen mit mehr als 9.000 Fällen (Depression) und mehr als 9.000 Kontrollen durchgeführt. Allerdings führte der immense Aufwand noch zu keinen bahnbrechend neuen Erkenntnissen. Derartige hypothesenfreie Ansätze haben aber prinzipiell das Potential, unsere heutigen Klassifikationssysteme zu revolutionieren, die auf rein deskriptiver Psychopathologie und Konsensentscheidungen beruhen und daher unbefriedigend sind. Wünschenswert wäre eine Neukonzeption der diagnostischen Entitäten, die Endophänotypen und genetische Faktoren stärker berücksichtigt. Interessant ist der Befund, dass für fünf Störungsbilder (unipolare Depression, bipolare Störung, Schizophrenie, Autismus-Spektrum-Störung, ADHS) in genomweiten Assoziationsstudien genetische Überlappungen zwischen den verschiedenen Diagnosegruppen gefunden wurden (Cross-Disorder Group of the Psychiatric Genomics Consortium 2013a). Verschiedene psychische Störungen haben also offensichtlich gemeinsame genetische Wurzeln. Bei der genetischen Suszeptibilität gibt es eine partielle Überlappung zwischen Schizophrenie und affektiven Störungen (Schmitt et al. 2014). Bestätigt die moderne Genetik etwa das alte Konzept der Einheitspsychose? Ein bestimmtes biologisches System (spannungsabhängige Calcium-Kanäle) ist beispielsweise an der Pathogenese heterogener psychischer Störungen beteiligt, wie genomweite Untersuchungen gezeigt haben (Cross-Disorder Group of the Psychiatric Genomics Consortium 2013b). Dies belegt eindrucksvoll, dass sich genetische Faktoren eben nicht an unsere deskriptiven psychopathologischen Diagnosesysteme halten, die artifiziell sind und keine biologisch distinkten Krankheitsentitäten definieren. In der Zukunft erscheint es für die neurobiologische und genetische Forschung wahrscheinlich erfolgversprechender, psychopathologische Phänomene (wie beispielsweise Impulsivität oder Anhedonie) nosologisch unspezifisch, also quer durch verschiedene phänotypische (rein psychopathologisch definierte) Diagnosegruppen hinweg zu untersuchen. Sinnvoller als die Untersuchung von Krankheitsphänotypen erscheint es, wenn man sogenannte *Endophänotypen* betrachtet. Auf der Grundlage von Endophänotypen ließe sich die psychiatrische Klassifikation auf ein neues und neurobiologisch untermauertes Fundament stellen. Endophänotypen werden auch intermediäre Phänotypen genannt. Ein Beispiel zeigt, dass der Begriff Endophänotyp etwas irreführend sein kann, da nicht immer nur angeborene Faktoren eine Rolle spielen, sondern gerade auch erworbene Einflüsse zu neurobiologischen Unterschieden führen können (Hornung und Heim 2014). In vielen Studien an depressiven Personen und Suizidtoten zeigte sich, dass es zahlreiche neurobiologische Auffälligkeiten bei denjenigen Individuen gibt, die in ihrer Kindheit traumatisiert wurden. Diese Veränderungen sind also spezifisch für psychosoziale Belastungen in der

Kindheit und stellen eben keine Korrelate der Depression dar. Zu diesen Veränderungen zählen morphologische, funktionelle und epigenetische Veränderungen, beispielsweise eine Dysregulation der Stresshormonachse, ein vermindertes Hippocampusvolumen, ein reduziertes Volumen des präfrontalen Cortex, eine erhöhte Reagibilität der Amygdala und ein verändertes Methylierungsmuster in verschiedenen Genabschnitten. Außerdem verändern frühkindliche Missbrauchs- und Gewalterfahrungen dauerhaft neurobiologisch vermittelte psychologische Prozesse wie Emotionsverarbeitung, Furchtkonditionierung und Antizipation von Belohnung.

> In diesem Kapitel geht es um die Gen-Umwelt-Interaktion am Beispiel der unipolaren Depression. Mit *Gen-Umwelt-Interaktion* ist die genetisch bedingte Empfänglichkeit für bestimmte Umwelteinflüsse gemeint. Heute ist bekannt, dass ein bestimmter Genotyp nur dann das Risiko für eine Depression erhöht, wenn zusätzlich noch Umweltfaktoren hinzukommen. Konstitutionelle genetische Faktoren manifestieren sich erst im Zusammenspiel mit bestimmten Umweltfaktoren, also biographischen Einflüssen (▶ Abb. 3).

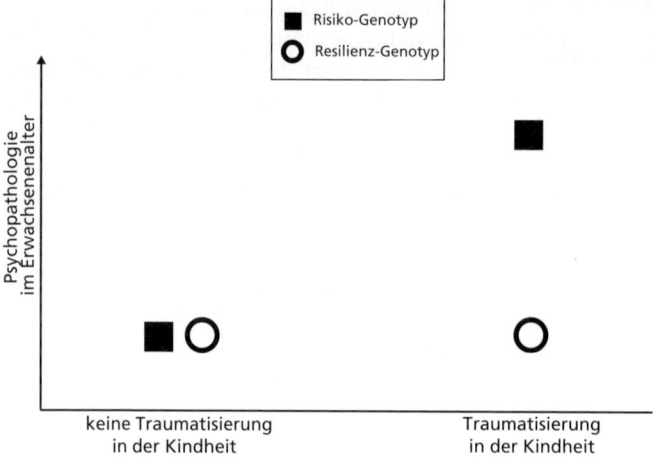

Abb. 3:
Allgemeines Prinzip einer Gen-Umwelt-Interaktion. Ein Risiko-Genotyp manifestiert sich auf Symptomebene im Erwachsenenalter nur dann, wenn in der Kindheit eine Traumatisierung erfolgte.

In der Sprache der Genetik meint man damit, dass der Effekt der Umwelt auf einen Phänotyp vom Genotyp abhängt (Klein und Glaesmer 2012). Am Beispiel der Depression bedeutet Gen-Umwelt-Interaktion, dass Individuen mit einer bestimmten genetischen Ausstattung vulnerabler für belastende Lebensereignisse sind als andere. Biographische Belastungen beeinträchtigen solche Individuen stärker, die ein genetisches Risiko aufweisen. Dieses *Diathese-Stress-Modell* avancierte in den letzten zwanzig Jahren zu dem am meisten verbreiteten neurobiologischen Modell der Depression (Booij et al. 2013). Heute wissen wir, dass bestimmte Genotypen das Risiko für eine psychische Erkrankung nur nach Traumatisierung in der Kindheit erhöhen. Der Genotyp hat also keinen Haupteffekt, sondern manifestiert sich nur bei entsprechendem Umwelteinfluss.

Von der Gen-Umwelt-Interaktion ist die *Gen-Umwelt-Korrelation* zu unterscheiden. Darunter versteht man, dass scheinbare Umwelteinflüsse genetisch vermittelt sind, weil Menschen aufgrund ihrer genetischen Veranlagung ihre Erfahrungen beeinflussen. Klein und Glaesmer (2012) unterscheiden drei Arten der Gen-Umwelt-Korrelation: passiv, evokativ/reaktiv und aktiv. (a) Von passiver Gen-Umwelt-Korrelation spricht man, wenn Kinder von ihren Eltern solche Umweltbedingungen bereitgestellt bekommen, die zu ihren genetischen Eigenschaften passen. Beispiel: Musikalische Eltern vererben an ihre Kinder die musikalische Begabung, gleichzeitig fördern sie aber auch das erblich bedingte musikalische Talent, indem sie die Entwicklung der musikalischen Fähigkeiten gezielt fördern. (b) Eine evokative (oder reaktive) Gen-Umwelt-Korrelation liegt dann vor, wenn Individuen aufgrund ihrer genetischen Ausstattung bestimmte Umweltreaktionen hervorrufen. Beispiel: Die musikalische Begabung eines Kindes wird in der Schule entdeckt und daraufhin gezielt gefördert. (c) Der aktive Typ ist besonders interessant: Individuen inszenieren bestimmte Umweltkonstellationen und Erfahrungen, die mit ihren genetischen Anlagen kompatibel sind. Personen wählen ihre Umwelt aus, verändern sie und konstruieren Erfahrungen in Übereinstimmung mit ihren genetischen Anlagen. Beispiel: Ein musikalisches Kind sucht sich musikalische Freunde. Gen-Umwelt-Korrelationen lassen sich durch Adoptionsstudien aufdecken. Erstaunlich ist, dass das Erziehungsverhalten der *Adoptiveltern* mit dem Ausmaß der Psychopathologie der *biologischen* Eltern korreliert (Klein und Glaesmer 2012). Adoptiveltern von Kindern psychisch belasteter Eltern zeigen mehr hartes und inkonsistentes Verhalten und weniger Zuwendung. Eine Erklärung dafür ist, dass das Verhalten der Kinder psychisch kranker biologischer Eltern genetisch beeinflusst ist. Diese Kinder zeigen häufiger feindseliges und antisoziales Verhalten, worauf die Adoptiveltern in ihrem Erziehungsverhalten reagieren (Klein und Glaesmer 2012). Wahrscheinlich lassen sich einige biographische Reinszenierungen und das bekannte Phänomen des Wiederholungszwangs auch als Gen-Umwelt-Korrelation verstehen.

Doch zurück zur Gen-Umwelt-Interaktion: Das komplexe Zusammenspiel zwischen genetischen Faktoren und biographischen Erlebnissen wird am Beispiel der Depression erläutert, da hierzu inzwischen eindrucksvolle, methodisch hochkarätige und aussagekräftige Untersuchungen durchgeführt wurden. Heute ist allgemein anerkannt, dass bei der unipolaren Depression genetische Faktoren von hoher Bedeutung sind. Allerdings ist der Anteil der Genetik am Erkrankungsrisiko geringer als etwa bei der bipolaren Störung oder der Schizophrenie. Bei eineiigen Zwillingen erkrankt in der Mehrheit der Fälle nur ein Zwilling an unipolarer Depression (Klein und Glaesmer 2012; Hegerl und Mergl 2014). Diese Tatsache verweist auf die Bedeutung von Umwelt-Faktoren und Gen-Umwelt-Interaktionen. Der genetische Einfluss ist bei der unipolaren Depression mit maximal 40 % nur moderat (Hornung und Heim 2014) und vergleichbar mit Typ-II-Diabetes. Die Heritabilität der Depression ist somit weit geringer zu veranschlagen als biographische Faktoren. Der weitaus größere Anteil an der Diathese ist demnach auf Umweltbedingungen zurückzuführen.

Während die biologische Psychiatrie bisher überwiegend nach endogenen Faktoren forschte und genetische Einflüsse lange Zeit als eher statisch betrachtete und für entscheidend bei der Krankheitsentstehung hielt, würdigt man heute mehr als früher die immense Bedeutung biographischer Faktoren. Insbesondere werden frühkindliche Einflussfaktoren nun angemessener gewürdigt. Die alte Unterscheidung zwischen endogener und reaktiver Depression ist aus guten Gründen schon lange obsolet. Die neurobiologische Forschung hat gezeigt, dass man von einer komplexen Gen-Umwelt-Interaktion ausgehen muss. Damit ist die genetisch bedingte *Vulnerabilität* (Empfänglichkeit) oder *Resilienz* (Widerstandskraft) gegenüber belastenden Umwelterfahrungen gemeint. Belastende oder traumatische Lebensereignisse beeinträchtigen insbesondere Individuen, die ein genetisches Risiko aufweisen. Hingegen wirken spezifische andere genetische Faktoren protektiv. 22 % der Kinder mit dokumentierter Anamnese von Missbrauch oder Vernachlässigung erwiesen sich als resilient (McGloin und Widom 2001). Die Resilienz ist sowohl auf psychosoziale wie auch genetische Faktoren zurückzuführen. Protektiv wirkt sich elterliche Zuwendung aus, aber auch soziale Unterstützung und die Qualität von späteren Bindungserfahrungen. Auch ist der Zeitpunkt des traumatischen Ereignisses von Bedeutung. Es gibt Anhaltspunkte dafür, dass es besonders sensible oder kritische Perioden in der Kindheit und Jugend gibt, in denen traumatische Erlebnisse sich besonders verheerend auf die weitere Entwicklung auswirken (Saveanu und Nemeroff 2012). Gerade die frühen Lebensjahre sind aus neurobiologischer Sicht eine besonders vulnerable Phase, weil die Traumatisierung hier auf noch reifende Funktionen trifft (Rudolf 2013b). Gerd Rudolf vergleicht diese phasenspezifische Vulnerabilität mit dem bekannten Phänomen, dass in der Embryonalentwicklung eine Noxe gerade jenes Organ oder funktionelle System besonders schädigt, das sich zu dieser Zeit in einer wichtigen Differenzierungsphase befindet. Einiges spricht dafür, dass besonders kritische Zeitfenster der Vulnerabilität existieren, in denen sich ein Trauma oder eine biographische Belastung besonders stark, destruktiv oder spezifisch auswirkt (Heim und Binder 2012). Das Gehirn ist phasenspezifisch unterschiedlich empfänglich für die destruktiven Effekte von negativen oder toxischen Erfahrungen. Für bestimmte Areale des limbischen Systems und des präfrontalen Cortex werden phasenspezifische Entwicklungszeitfenster postuliert, in denen diese Regionen in besonderer Weise bestimmte Erfahrungen benötigen, also »experience-expectant« sind (Bock und Braun 2012, S. 151). Das Konzept der *erfahrungsabhängigen Gehirnentwicklung (experience-expectant brain development)* mit vulnerablen Zeitfenstern erscheint aufgrund der heute vorliegenden Datenlage überzeugend (Bock et al. 2014). Beeinflusst von Umwelteinflüssen kommt es zu synaptischen Selektionsprozessen. In diesen vulnerablen Zeitfenstern braucht es für eine normale Entwicklung adäquate soziale, interpersonelle, emotionale und kognitive Erfahrungen. Die unterschiedliche phasenspezifische Vulnerabilität hängt von Reifungsprozessen in Gehirnregionen ab, die an der Emotionsverarbeitung beteiligt sind. Es kommt also entscheidend darauf an, in welchem Entwicklungsstadium sich spezifische Gehirnregionen und neuronale Netzwerke zum Zeitpunkt der Exposition gegenüber traumatisierenden Ereignissen gerade befinden. Besonders kritisch scheinen die ersten fünf Lebensjahre zu sein (Mueller et al. 2011; Hornung und Heim 2014). Heimkinder entwickeln sich besser und weisen weniger Verhaltensstörungen auf, wenn sie früh (in den ersten beiden Lebensjahren) adoptiert werden (Heim und Binder 2012). Eine späte Adoption geht mit einem erhöhten Amygdala-Volumen, vermehrter Ängstlichkeit und Defiziten bei der Emotionsregulation einher.

Die besondere ätiologische Bedeutung der ersten Lebensjahre ist neurobiologisch gesehen im Einklang mit der Tatsache, dass das menschliche Gehirn am schnellsten intrauterin und postnatal bis zum 4. Lebensjahr wächst (Braus 2014, S. 28). Ab der Geburt nimmt die Zahl der Synapsen noch exponentiell zu und fällt dann ab der Pubertät wieder ab. Einige Studien belegen, dass der Zeitpunkt einer Traumatisierung Einfluss hat auf die Art und auch die Schwere der späteren psychopathologischen Symptome (Heim und Binder 2012): Eine Traumatisierung vor dem 12. Lebensjahr erhöht das Risiko für eine Depression im Erwachsenenalter, während eine Traumatisierung nach dem 12. Lebensjahr eher das Risiko für eine posttraumatische Belastungsstörung erhöht.

Art und Ausmaß der neurobiologischen Schädigung durch ein Trauma hängt entscheidend davon ab, in welcher kritischen

Phase sich die Gehirnentwicklung befindet. Davon hängt die spezifische Vulnerabilität ab. Sexueller Missbrauch in der Kindheit (3–5 Jahre) führt zu einer Volumenreduktion des Hippocampus, während sexueller Missbrauch in einer späteren Entwicklungsphase (14–16 Jahre) stärker den präfrontalen Cortex schädigt (Heim und Binder 2012; Bock et al. 2014). Dies zeigt eindrucksvoll, dass es auf den Zeitpunkt der Noxe und auf die kritische Phase der Gehirnentwicklung ankommt. Dadurch erklärt sich die zeitliche und topographische Spezifität. In den ersten Lebensjahren entwickelt sich der Hippocampus. In der Adoleszenz ist die Reifung des Hippocampus abgeschlossen, während die Amygdala und der präfrontale Cortex in dieser vulnerablen Phase Reifungsprozesse durchlaufen (Bock et al. 2014). Zudem gibt es beachtliche geschlechtsspezifische Unterschiede. Derselbe Stressor zu einer bestimmten Zeit wirkt sich bei männlichen und weiblichen Individuen auf neurobiologischer Ebene diametral entgegengesetzt aus (Bock et al. 2014).

Im Hinblick auf die Gehirnentwicklung ist der Mensch ein Spätentwickler. Verglichen mit anderen Primaten findet beim Menschen eine stark verzögerte Gehirnentwicklung nach der Geburt statt (Spitzer 2012). Das Gehirn eines Neugeborenen wiegt etwa 350 g. Das Gehirngewicht vervierfacht sich im Laufe der weiteren Entwicklung. Beim Erwachsenen wiegt das Gehirn 1300–1400 g (Bösel 2006, S. 34; Spitzer 2012). Nach der Geburt kommt es zu einer starken Zunahme der Synapsendichte. Dieser Prozess der *Synapsenproliferation* erreicht in den ersten Lebensjahren ein Maximum (Bock und Braun 2012). Kinder zwischen 4 und 7 Jahren haben dreimal mehr Synapsen als ein Erwachsener. Gerade während der Pubertät kommt es zu erheblichen Umbauvorgängen im Gehirn. Die Pubertät stellt einen gravierenden Reorganisationsprozess des Gehirns dar. So wird ein Großteil der bereits existierenden synaptischen Verbindungen wieder entfernt. Diese *Synapseneliminierung* erfolgt nicht zufällig, sondern selektiv *(Synapsenselektion)* in Abhängigkeit von Umwelteinflüssen und zwischenmenschlichen Interaktionen. Dieses Phänomen wird *Pruning* (Ausschneiden) genannt (Braus 2014, S. 29 f.). Synapsenproliferation und selektive Synapseneliminierung sind also wesentliche Vorgänge in der postnatalen Gehirnentwicklung. Zusätzlich nimmt die Myelinisierung nach der Geburt noch erheblich zu. Die Myelinisierung des limbischen Systems und corticaler Regionen ist in der Adoleszenz und im frühen Erwachsenenalter noch nicht abgeschlossen. Teile des Frontallappens werden erst in der Pubertät funktionell mit dem restlichen Gehirn verbunden (Spitzer 2012). Diese Myelinisierung bildet vielleicht eine Komponente für die in dieser Zeit stattfindende emotionale Reifung (Heim und Binder 2012). Im präfrontalen Cortex, in dem die höchsten geistigen Fähigkeiten und Persönlichkeitseigenschaften repräsentiert sind, findet beim Menschen im Vergleich zu anderen Arten eine ausgeprägte postnatale Nachreifung statt (Spitzer 2012). Die postnatale Gehirnentwicklung weist eine zeitliche und regionale Spezifität auf (Heim und Binder 2012): Der größte Volumenzuwachs des Hippocampus erfolgt in der Kindheit, später kommt es in dieser Region zu einem stetigen Abbau. Der präfrontale Cortex hingegen entwickelt sich langsamer und im Vergleich zu anderen Lebewesen stark verzögert. Einen Höhepunkt zeigt die Entwicklung und Plastizität des Frontallappens zwischen 8 und 15 Jahren. In der Adoleszenz findet eine umfassende Reorganisation des Gehirns statt. Charakteristisch für die Adoleszenz ist eine Dysbalance zwischen präfrontaler Hemmung und Kontrolle einerseits und subcorticalen limbischen Strukturen andererseits. Das Belohnungssystem und das limbische System sind früher ausgereift als das Frontalhirn. Dieses Ungleichgewicht erklärt die emotionalen Charakteristika der Adoleszenz und das für diese Entwicklungsphase charakteristische Risikoverhalten (Konrad et al. 2013). Dieter Braus (2014, S. 28) fragt in diesem Zusammenhang provokant, ob es angesichts dieser neurobiologischen Tatsachen sinnvoll sein kann, das Führerscheinalter senken zu wollen. Die verzögerte Reifung des Frontalhirns erklärt die Tatsache, dass in Deutschland 62 % der Todesfälle im Alter von 15–20 Jahren auf Unfälle und Gewalt zurückzuführen sind. Häufig sind in dieser Altersklasse Motorradunfälle und andere Verkehrsunfälle, Fahren ohne Sicherheitsgurt, Fahren unter Alkoholeinfluss, Drogenkonsum, ungeschützte Sexualkontakte, Selbstverletzung und gewalttätige Auseinandersetzungen (Konrad et al. 2013).

Geschlechtsspezifische Unterschiede der Gehirnentwicklung könnten erklären, warum sich Traumata bei Männern und Frauen unterschiedlich neurobiologisch und psychopathologisch auswirken können. Beispielsweise wird das volle Volumen der Amygdala bei weiblichen Individuen schon in der Kindheit erreicht; zwischen 4 und 18 Jahren findet bei Mädchen und weiblichen Jugendlichen kein weiterer Volumenzuwachs mehr statt. Hingegen ist das Wachstum der Amygdala bei Jungen langsamer und anhaltender. Die vollständige Reifung des Gehirns ist beim Menschen erst ab dem 25. Lebensjahr erreicht. Bei keinem anderen Lebewesen dauert die vollständige Reifung und Differenzierung des Frontallappens mehr als 20 Jahre (Braus 2014, S. 35). In den ersten 20 Lebensjahren ist das Frontalhirn gravierenden Umbau- und Veränderungsprozessen unterworfen. Das Frontalhirn hemmt und kontrolliert untere limbische Zentren und ist wichtig für die Ausbildung von Wertvorstellungen und für moralisches Handeln, so dass Gerhard Roth (2012) im orbitofrontalen Cortex Freuds Über-Ich lokalisiert. Insbesondere die dopaminerge Innervation des präfrontalen Cortex verändert sich in der Pubertät dramatisch (Braus 2014, S. 30). Daher kann es kaum verwundern, dass Stresserfahrungen in der Adoleszenz besonders starke Effekte auf die Vulnerabilität des Frontalhirns haben (Braus 2014, S. 29). Während psychoanalytische Theorien die frühe Kindheit besonders betonen, werden Pubertät und Adoleszenz eher stiefmütterlich von der Psychoanalyse behandelt. Auf dem Weg vom Kind zum Erwachsenen müssen wir aber den *Rubikon der Adoleszenz* überschreiten (McCarthy 2013). In diese wichtige Phase, die von der psychodynamischen Theoriebildung vernachlässigt wird, fallen so zentrale Entwicklungsaufgaben wie die Festigung der Identität, die Verbesserung der sozialen Kompetenzen, Selbstkontrolle, Emotionsregulation durch kognitive Kontrolle, Beziehungsaufbau und wichtige Weichenstellungen für die Zukunft. Aus neurobiologischer Sicht ist die Adoleszenz eine entscheidende Phase der Gehirnreifung. Es ist sicher kein Zufall, dass die meisten psychischen Störungen sich um die Pubertät herum manifestieren. Dieses Phänomen hängt wahrscheinlich mit den gravierenden Umbauprozessen des Gehirns in dieser Phase zusammen. In meiner psychotherapeutischen Praxis erfahre ich erschreckend häufig von anhaltenden und massiven kumulativen traumatisierenden Erfahrungen wie Hänseln, Schikanieren und Ausgrenzung in dieser plastischen Entwicklungsphase, die heute *Mobbing* oder *Bullying* genannt werden. Derartige Erfahrungen im Alter von 10–16 Jahren sind, wie inzwischen empirisch belegt ist, mit einem erhöhten Risiko für Angsterkrankungen und Depressionen assoziiert (Copeland et al. 2013). Hier braucht es zur Prävention ausreichende Sensibilität, ein offenes Ohr, genügend Zeit und Engagement bei Eltern und Lehrern. Effektive Interventionsstrategien sind dringend nötig (Braus 2014).

2.4 Ein Meilenstein zur Gen-Umwelt-Interaktion: Genetische Varianten des Serotonintransportergens beeinflussen die Verarbeitung von belastenden Lebensereignissen

Neben Art, kumulativer Dosis und Zeitpunkt der Traumatisierung spielt die Interaktion zwischen Auslöser und Genom eine bedeutende Rolle. Als Meilenstein in der Erforschung der *Gen-Umwelt-Interaktion* bei der Depression gilt die Studie von Caspi et al. (2003). Den Forschern gelang der Nachweis, dass genetische Faktoren und widrige Umwelteinflüsse hinsichtlich des Depressionsrisikos miteinander interagieren. In ihrer vielbeachteten prospektiv-longitudinalen Studie untersuchten sie mehr als 1.000 Kinder von der Geburt bis zu ihrem 26. Lebensjahr. Dabei wurden einerseits kritische Lebensereignisse erfasst, andererseits untersuchten die Forscher genetische Varianten in der Promotor-Region des Serotonintransportergens. Der Serotonintransporter wird auch 5-Hydroxytryptamin-Transporter (5-HTT) genannt. Seine Hauptfunktion ist die Wiederaufnahme von Serotonin aus dem synaptischen Spalt in die Präsynapse (recycling). Der Serotonintransporter wird durch ein als SLC6A4 bezeichnetes Gen auf dem Chromosom 17 kodiert (Booij et al. 2013). Es existiert ein Längenpolymorphismus in der Promotor-Region des Serotonintransportergens, die als 5-HTTLPR (serotonin-transporter-linked polymorphic region) bezeichnet wird (Canli und Lesch 2007). Es existieren zwei genetische Varianten (▶ Abb. 4), eine kurze Version (s, short) und eine lange Variante (l, long). Das *s-Allel* gilt heute als *Vulnerabilitätsfaktor* für die Depression, denn Träger des s-Allels weisen in Abhängigkeit von belastenden Lebensereignissen stärker ausgeprägte depressive Symptome und auch mehr Suizidgedanken und Suizidversuche auf und haben zudem ein höheres Risiko für die Entwicklung einer Depression. Individuen mit der kurzen Variante (s-Allel) sind besonders vulnerabel gegenüber den depressogenen Effekten frühkindlicher Belastungen wie Kindesmissbrauch oder Vernachlässigung. Besonders vulnerabel sind Individuen mit zwei s-Allelen (s/s). *Protektiv* wirkt sich das längere Allel *(l-Allel)* aus. Der ungünstige Genotyp (s/s) kommt bei 20–25 % der weißhäutigen und bei 6–7 % der schwarzhäutigen Menschen vor (Ressler et al. 2010). Homozygote Personen mit zwei l-Allelen (l/l) haben das geringste Risiko, heterozygote Individuen (s/l) haben ein mittleres Risiko. Personen mit zwei l-Allelen (l/l) weisen eine höhere Resilienz gegenüber den depressogenen Effekten frühkindlicher Traumatisierung auf. Diese genetische Variante stellt also einen *Resilienzfaktor* dar. Man kann heute davon ausgehen, dass der Polymorphismus im Serotonintransportergen Einfluss darauf hat, mit welcher Wahrscheinlichkeit frühkindliche Belastungen im Erwachsenenalter zu einer Depression führen. Der zentrale Befund ist also, dass Träger des s-Allels besonders vulnerabel für belastende Lebensereignisse sind. Misshandlung in der Kindheit führen bei Trägern von mindestens einem s-Allel häufiger zu einer Depression im Erwachsenenalter. Das l-Allel wirkt sich hingegen protektiv aus. Der von Caspi et al. entdeckte Befund einer Gen-Umwelt-Interaktion konnte durch Kendler et al. (2005) repliziert werden. Diese Gen-Umwelt-Interaktion gilt inzwischen als robust und wurde metaanalytisch abgesichert, wobei 54 Studien einbezogen wurden (Karg et al. 2011). Diskrepante Befunde in anderen Studien, die diesen Zusammenhang nicht replizieren konnten, beruhen wahrscheinlich darauf, dass es auf den Zeitpunkt, die Art, die Schwere und die Dauer der Traumatisierung ankommt (Heim und Binder 2012). Außerdem scheint diese Gen-Umwelt-Interaktion insbesondere bei der chronischen Depression bedeutsam zu sein (Uher et al.

2011). Zusammenfassend ist davon auszugehen, dass hier eine valide Gen-Umwelt-Interaktion aufgedeckt wurde (Klein und Glaesmer 2012). Träger des s-Allels werden offensichtlich stärker durch belastende Lebensereignisse beeinträchtigt.

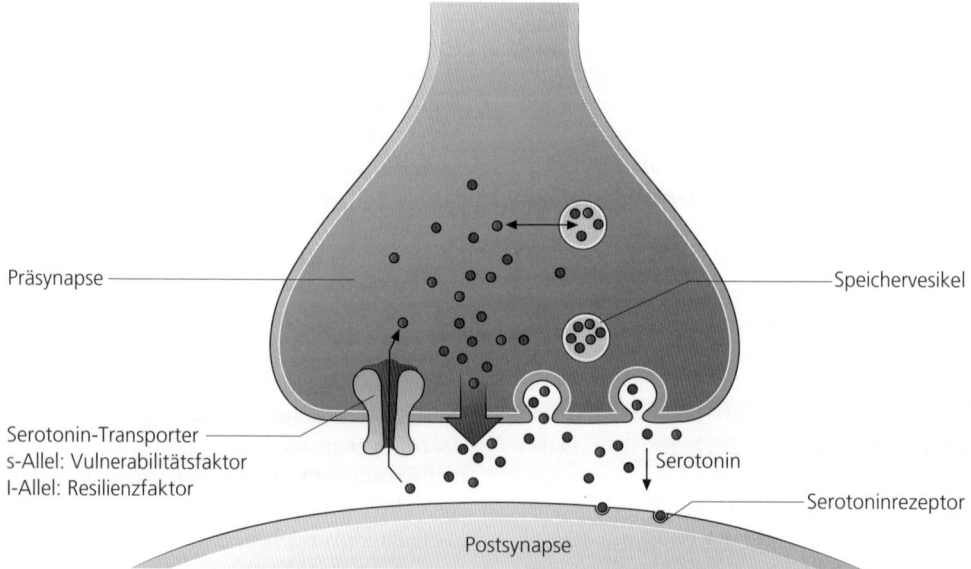

Abb. 4: Serotonin-Transporter-Polymorphismus. Genetische Varianten des Serotonin-Transporter-Gens beeinflussen die Verarbeitung von Traumatisierungen in der Kindheit. Das s-Allel ist ein Risiko-Genotyp. Das l-Allel ist ein genetischer Resilienzfaktor.

Nicht nur genetische Varianten, sondern auch psychosoziale Stressfaktoren in der frühen Lebensphase beeinflussen die Funktion des Serotonintransporters dauerhaft (Booij et al. 2013). Beispielsweise haben Rhesusaffen, die von ihren Müttern nach der Geburt ein hohes Maß an Zurückweisung erfahren haben, weniger Serotonintransporter, unabhängig vom 5-HTT-Genotyp (Kinnally et al. 2008). Wankerl et al. (2014) fanden weniger Serotonintransporter-mRNA (SERT-mRNA) in peripheren Blutzellen bei jungen Erwachsenen, deren Mütter pränatalem Stress ausgesetzt waren oder die selbst Kindesmisshandlung erlitten hatten. Besonders niedrige SERT-mRNA-Konzentrationen wiesen Individuen auf, die zusätzlich zu den aversiven Umwelteinflüssen (pränataler Stress der Mutter, Kindesmisshandlung) das Risikoallel des Serotonintransportergens (s-Allel) aufwiesen. Interessant ist der Befund, dass Stressoren oder Traumata, die sich erst kürzlich im Erwachsenenalter ereigneten, keinen Einfluss haben auf die SERT-mRNA-Konzentrationen. Dies weist auf ein vulnerables Zeitfenster in der frühen Gehirnentwicklung hin, in dem sich aversive prä- und postnatale Umweltfaktoren negativ auf die Expression des Serotonintransporters auswirken. In einer interessanten Studie fand Stephen Suomi (2003), dass bei Rhesusaffen das s-Allel nur dann mit erhöhter Impulsivität, Aggressivität und Neigung zu exzessivem Alkoholkonsum assoziiert war, wenn die Tiere zusätzlich unsicher gebunden waren. Affen mit demselben Risiko-Genotyp (s-Allel) entwickelten sich hingegen dann normal und zeigten keine Verhaltensauffälligkeiten, wenn sie in ihrer Kindheit eine sichere Bindung zu ihrer Mutter aufbauen konnten. Dies ist ein eindrucksvolles Beispiel für eine Gen-Umwelt-Interaktion, denn der Risiko-Genotyp manifestiert sich nur bei unsicherer Bindung, während sichere Bindungserfahrungen in der Kindheit protektiv sind und dazu führen, dass sich der Risiko-Genotyp nicht auf Verhaltensebene manifestiert.

Es gilt heute als bahnbrechende Entdeckung, dass Träger des s-Allels besonders vulnerabel sind für die depressogenen Effekte von Missbrauch und Vernachlässigung in der Kindheit. Wie hat man sich den Pathomechanismus vorzustellen? Die genetischen Varianten haben Einfluss darauf, wie der Serotonintransporter exprimiert wird. Bei Trägern des s-Allels wird der Serotonintransporter vermindert exprimiert, dadurch kommt es zu einem Mangel an Serotonintransportern (Booij et al. 2013). Die s-Variante geht also mit funktionellen Einschränkungen des Serotonintransporters einher. Auf den ersten Blick wirken diese Befunde vielleicht paradox (Buchholz et al. 2013), denn nach der hinlänglich bekannten Serotonin-Hypothese der Depression müsste eine Reduktion der Serotonintransporter mit höheren Serotoninkonzentrationen im synaptischen Spalt einhergehen. Folglich müsste dies einen antidepressiven Effekt haben. Die simple Vorstellung, eine höhere Serotoninkonzentration im synaptischen Spalt sei wesentlich für die antidepressive Wirkung, ist heute nicht mehr haltbar. Die Serotonin-Hypothese der Depression hat in dieser einfachen Variante ausgedient. Selektive Serotonin-Wiederaufnahme-Hemmer (SSRI), trizyklische und neuere Antidepressiva setzen zwar am Serotonintransporter an und hemmen die Wiederaufnahme von Serotonin in die Präsynapse. Das ist aber nach heutigem Forschungsstand wahrscheinlich nicht der entscheidende Mechanismus für die antidepressive Wirkung. Mehr als 30 % der Patienten sprechen nicht auf Serotonin-Noradrenalin-Wiederaufnahmehemmer oder MAO-Hemmer an. Insbesondere die Anhedonie wird mit einem dopaminergen Defizit in Zusammenhang gebracht. Bei der antidepressiven Wirkung sind epigenetische Mechanismen und die Beeinflussung anderer Systeme (HPA-System, Neurotrophine wie BDNF) involviert. Eine Reihe von Antidepressiva wirkt nicht über eine Beeinflussung des Serotonintransporters: Reboxetin, Bupropion, Trimipramin, Agomelatin. Es gibt sogar ein Medikament, das die Wiederaufnahme von Serotonin verstärkt: Tianeptin. Diese Substanz wirkt antidepressiv und ist in Deutschland als Antidepressivum zugelassen. Antidepressiva scheinen unabhängig vom Wirkmechanismus auf Neurotransmitterebene die Überaktivierung des Stresshormonsystems zu normalisieren (Nickel et al. 2003; Schüle et al. 2007; Bosch und Wetter 2012). Serotonin allein macht also nicht glücklich. Die Pathobiochemie der Depression ist komplexer. Das Konzept der Depression als Serotonin-Defizit ist zu dürftig. Neben dem serotonergen System sind bei der Depression noch andere Mechanismen involviert. Post-mortem- und PET-Studien weisen auf eine reduzierte dopaminerge Neurotransmission bei der Depression hin (Saveanu und Nemeroff 2012). Einige Antidepressiva wie MAO-Hemmer und Bupropion erhöhen auch die dopaminerge Neurotransmission. Eine Gen-Umwelt-Interaktion wurde auch für das dopaminerge System nachgewiesen. Bei männlichen Adoleszenten prädiziert eine Interaktion zwischen einem Polymorphismus im Dopamin-Rezeptorgen DAT1 und mütterlicher Zurückweisung das Risiko für Depression und Suizidgedanken (Haeffel et al. 2008).

Nicht alle Patienten mit Depression sprechen auf serotonerg wirksame Substanzen an. Heute weiß man, dass bei der Wirkung von Antidepressiva epigenetische Mechanismen eine wichtige Rolle spielen (Melas et al. 2012). Ein wesentlicher Teil der Wirkung könnte also auf einer Veränderung der Genregulation beruhen (Menke und Binder 2014). Bei der Depression spielen also neben Serotonin zweifellos noch andere Faktoren eine nicht unerhebliche Rolle.

Aufgrund der bisherigen Studien zur Gen-Umwelt-Interaktion steht außer Zweifel, dass Polymorphismen im Serotonintransportergen einen Einfluss darauf haben, auf welche Weise biographische Belastungen wie Missbrauch und Vernachlässigung in der Kindheit verarbeitet werden. Das s-Allel stellt einen Vulnerabilitätsfaktor dar, während das l-Allel protektiv wirkt und einen Resilienzfaktor darstellt. In Bildgebungsstudien wurde nachgewiesen, dass diese genetischen Varianten funktionell relevant sind. Bereits Kinder, die das s-Allel tragen, zeigen im Vergleich zu Trägern des l-Allels eine größere regionale Gehirnaktivierung, wenn sie traurige Filme sehen (Heim und Binder 2012). Diesen Befund kann man so interpretieren, dass genetisch bedingte Unterschiede in der serotonergen Neurotransmission Einfluss haben auf die Prozessierung von Emotionen unter Stressbedingungen. Dadurch könnte sich die Vulnerabilität für eine Reihe von psychischen Störungen erhöhen. Diese Gen-Umwelt-Interaktion dürfte besonders relevant sein, wenn belastende Ereignisse in Phasen der Gehirnentwicklung einwirken, die zu dieser Zeit eine erhöhte Plastizität aufweisen und von der serotonergen Neurotransmission abhängen (Heim und Binder 2012). Von besonderer Bedeutung für die Verarbeitung von Emotionen ist die Verbindung zwischen Amygdala und präfrontalem Cortex. Der 5-HTTLPR-Genotyp beeinflusst dieses funktionell wichtige System (Friedel et al. 2009). Menschen, die ein kurzes Allel aufweisen (s/s und s/l) zeigen in PET-Untersuchungen eine reduzierte Dichte von Serotonintransportern (Saveanu und Nemeroff 2012). Träger von mindestens einem s-Allel weisen eine größere Aktivität der Amygdala auf als homozygote Träger des l-Allels (Hariri et al. 2002; Booij et al. 2013). Das s-Allel ist also mit einer stärkeren Amygdala-Aktivierung bei emotionalen Stimuli assoziiert. Diese höhere funktionelle Aktivität geht strukturell mit einem verminderten Volumen der Amygdala einher (Kobiella et al. 2011). Es besteht also ein Zusammenhang zwischen dem s-Allel und strukturellen Hirnveränderungen (Hornung und Heim 2014). In einer anderen Bildgebungsstudie (Frodl et al. 2010) wurde der Einfluss des s-Allels auf die Gehirnentwicklung nachgewiesen: Patienten mit einer Depression, die Träger des s-Allels sind und emotionale Vernachlässigung in der Kindheit erlitten haben, zeigen ein geringeres Hippocampus-Volumen als Patienten mit nur einem Risikofaktor (nur emotionale Vernachlässigung oder s-Allel allein). Hingegen weisen Patienten mit frühkindlicher Deprivation und dem l-Allel einen größeren präfrontalen Cortex auf. Ein größerer präfrontaler Cortex wirkt sich günstig aus. Umgekehrt ist Hypofrontalität ein häufiger unspezifischer Befund bei verschiedenen psychischen Störungen wie Depression, Schizophrenie und Borderline-Störung. Alexander et al. (2012) fanden in einer fMRT-Untersuchung bei Männern mit dem s/s-Genotyp und belastenden Lebenserfahrungen in der Vorgeschichte eine bilaterale Aktivierung der Amygdala nach Präsentation von ängstlichen Gesichtern. Diese Gruppe wies nicht nur eine erhöhte Cortisol-Ausschüttung in Stress-Situationen auf, sondern zeigte auch eine gesteigerte funktionelle Verknüpfung zwischen der rechten Amygdala und dem Hypothalamus. Diese neuroanatomische Verbindung könnte die Brücke zwischen Amygdala-Hyperaktivität und der Dysregulation der neuroendokrinen Stressachse darstellen.

Somit besteht auch eine funktionelle Verbindung zwischen den 5-HTTLPR-Polymorphismen und dem Stresshormonsystem, die in mehreren Studien nachgewiesen wurde. Träger des s-Allels zeigen in Stress-Situationen eine erhöhte Aktivität des Stresshormonsystems. Sowohl bei Männern (Alexander et al. 2009) als auch bei Frauen (Gotlib et al. 2008) ist die Cortisol-Antwort im Blut in einem Stresstest bei Trägern des s-Allels erhöht. Sogar drei Tage alte Neugeborene, die das s-Allel geerbt haben, zeigen eine erhöhte Cortisol-Ausschüttung auf Schmerzreiz (Mueller et al. 2010). Dies zeigt, dass sich die erhöhte Reagibilität der Stressachse bei Trägern des s-Allels schon in einer sehr frühen Phase der Entwicklung manifestiert. Der s/s-Genotyp ist assoziiert mit erhöhten basalen Cortisol-Werten und einer vermehrten Cortisol-Ausschüttung unter psychosozialem Stress (O'Hara et al. 2007; Jabbi et al. 2007). Bei Trägern des s-Allels kommt es also zu stärkeren und anhaltenderen Cortisol-Antworten in Stress-Situationen. Interessant ist in diesem Zusammenhang die Studie von Way und Taylor (2010). Die Autoren untersuchten junge Erwachsene in einem standardisierten psychosozialen Stress-Paradigma (Trier Social Stress Test). Hierbei zeigten sich Unterschiede in der Cortisol-Ausschüttung in Abhängigkeit von der Reaktion des sozialen Umfeldes. Es machte einen hormonell messbaren Unterschied, ob das Publikum kritisch oder unterstützend war. Nur in dem kritischen sozialen Kontext zeigte sich eine Beziehung zwischen dem 5-HTTLPR-Polymorphismus und der Aktivität der HPA-Achse: Die höchste Cortisol-Antwort fand sich beim s/s-Genotyp dann, wenn das Publikum kritisch eingestellt war. Diese Befunde weisen darauf hin, dass Träger der genetischen Risikovariante besonders vulnerabel auf sozial bedrohliche Situationen reagieren, in denen Kritik, Ablehnung oder Demütigung zu erwarten sind (Way und Taylor 2010). Auch psychologisch weisen Individuen mit dem s-Allel depressionstypische Merkmale auf (Gibb et al. 2013): Sie zeigen vermehrte Aufmerksamkeit auf negative emotionale Stimuli; außerdem fokussieren und magnifizieren sie negative Aspekte. Zudem ist das s-Allel assoziiert mit Rumination und mit mehr habituellen negativen Attributionen und dysfunktionalen Einstellungen. Hingegen erweist sich das l-Allel auch psychologisch gesehen als protektiv. Individuen mit dem l-Allel lenken die Aufmerksamkeit stärker auf positive und weniger selektiv auf negative Stimuli. Dies konnte schon bei Kindern nachgewiesen werden (Thomason et al. 2010): Kinder mit dem s-Allel zeigten größere habituelle Aufmerksamkeit gegenüber ängstlichen und wütenden Gesichtern. Das Risikoallel (s) geht also mit einer Hypervigilanz gegenüber negativen emotionalen Stimuli einher und ist mit einer dysfunktionalen Aufmerksamkeitslenkung verknüpft.

Die pathophysiologischen Zusammenhänge, warum das s-Allel einen Risikofaktor für die Depression darstellt, sind heute also bereits teilweise erforscht. Wie diese Einzelbefunde aber genau miteinander zusammenhängen, ist noch nicht in allen Details geklärt. Bei den Pathomechanismen ist somit noch lange nicht das letzte Wort gesprochen. Man hat zwar heute schon einige Fragmente in der Hand, es fehlt aber noch das einigende Band. Jedoch gilt es als gesichert, dass das Depressionsrisiko dadurch beeinflusst wird, dass genetische Faktoren eine Rolle dabei spielen, wie traumatische Kindheitserfahrungen verarbeitet werden können. Inzwischen konnte empirisch abgesichert werden, dass Personen mit genetischer Risikokonstellation und Traumatisierung in der Kindheit von psychosozialen Interventionen profitieren (Kaufman et al. 2004): Die Forscher untersuchten 57 Kinder im Alter von 5–15 Jahren, die wegen Vernachlässigung oder Misshandlung aus ihrer Herkunftsfamilie genommen worden waren. Misshandlung und Vernachlässigung hing nur bei den Kindern mit zwei s-Allelen mit dem Auftreten depressiver Symptome zusammen. Regelmäßige Unterstützung durch wichtige Bezugspersonen reduzierte das Depressionsrisiko. Zur Hochrisikogruppe gehörten diejenigen Kinder, die Vernachlässigung oder Misshandlung erfahren hatten und zusätzlich den s/s-Genotyp aufwiesen. Gerade für diese Hochrisikogruppe war soziale Unterstützung entscheidend. Misshandelte Kinder mit dem s/s-Genotyp, die keine soziale Unterstützung erhielten, wiesen wesentlich mehr depressive Symptome auf als misshandelte Kinder mit dem s/s-Genotyp, die soziale Unterstützung erhielten. Schiele et al. (2016) konnten zeigen, dass die Interaktion zwischen genetischen Varianten des Serotonintransportergens und Traumatisierung in der Kindheit hinsichtlich der Entwicklung von Angstsymptomen durch Copingstrategien abgepuffert werden kann. Die Selbstwirksamkeit erwies sich in dieser Studie als ein entscheidender protektiver Faktor, der die Gen-Umwelt-Interaktion kompensieren kann. Die Autoren schlagen daher das Modell einer *Gen-Umwelt-Coping-Interaktion* vor.

2.5 Weitere genetische Risiko- und Resilienzfaktoren interagieren mit Kindheitstraumata

Besonders kritisch wird es, wenn mehrere genetische Risikofaktoren kombiniert bei derselben Person vorliegen, wenn also das s-Allel zusammen mit einem anderen Risiko-Allel vorkommt. Genetische Risikovarianten sind im Neurotrophin-System beschrieben. Heute weiß man, dass das Neurotrophin BDNF wichtig ist für die synaptische Plastizität und die Neuroneogenese. BDNF spielt eine Rolle bei der neuronalen Differenzierung, dem Auswachsen von Axonen, der Stärkung von synaptischen Verbindungen und dem Überleben von Nervenzellen (Mitchelmore und Gede 2014). Im Cortex und im limbischen System ist BDNF an Gedächtnisfunktionen und an Lernvorgängen beteiligt. BDNF spielt eine Rolle bei der Hippocampus-Atrophie bei der Depression. Stress und Glucocorticoide führen zur Downregulation von BDNF. Bei der Depression findet man eine verminderte Expression von BDNF-mRNA. Antidepressiva normalisieren diesen Mangel an BDNF, indem sie die Expression von BDNF steigern (Mitchelmore und Gede 2014). Ein Risiko-Polymorphismus im BDNF-Gen ist das *Met-Allel (Val66Met)*. Hier ist an einer bestimmten Stelle die Aminosäure Valin durch Methionin ausgetauscht. Träger dieser Genvariante zeigen eine verminderte Expression von BDNF, sind also anfälliger für eine Depression. Aguilera et al. (2009) beschrieben eine Interaktion zwischen diesem Polymorphismus und sexuellem Missbrauch hinsichtlich der Prädiktion einer Depression im Erwachsenenalter: Träger des Met-Allels (Met/Met oder Met/Val) mit sexuellem Missbrauch in der Anamnese haben ein höheres Depressionsrisiko als Personen mit dem Genotyp Val/Val. Bei Personen mit dem Met-Allel und belastenden Lebensereignissen wurde ein geringeres Hippocampusvolumen gefunden (Gatt et al. 2009; Hornung und Heim 2014). Der Met/Met-Genotyp ist mit einer besonders starken ACTH- und Cortisol-Ausschüttung in einem Funktionstest der Stresshormonachse (Dex/CRH-Test) assoziiert (Schüle et al. 2006). Träger des Met-Allels mit Zwangsstörung sprachen schlechter auf eine kognitive Verhaltenstherapie an (Fullana et al. 2012).

Ein besonders hohes Depressionsrisiko liegt aus naheliegenden Gründen dann vor, wenn eine Person gleich mehrere Risikoallele geerbt hat, wenn also neben dem s-Allel auch noch eine Risikovariante des BDNF-Gens wie das Met-Allel vorliegt. Aufgrund neuerer Studien gilt eine Interaktion zwischen dem BDNF-Val66Met-Polymorphismus und dem 5-HTTLPR-Polymorphismus hinsichtlich der Prädiktion des Depressionsrisikos nach kindlichen Traumaerfahrungen als gesichert (Hornung und Heim 2014). Misshandelte Kinder mit dem Met-Allel und dem s/s-Genotyp haben ein besonders hohes Depressionsrisiko (Grabe et al. 2012). Dies ist ein Beispiel für eine *Gen-Gen-Umwelt-Interaktion*. Kaufman et al. (2006) konnten zeigen, dass das

Risiko, eine Depression zu entwickeln, durch soziale Unterstützung auch dann reduziert werden kann, wenn neben dem s/s-Genotyp noch zusätzlich das Met-Allel vorliegt. Dieser Befund konnte von Wichers et al. (2008) bei erwachsenen weiblichen Zwillingen repliziert werden. Bei einer *kombinierten genetischen Risikokonstellation* (s-Allel und Met-Allel zusammen bei einer Person) wirkt also *soziale Unterstützung protektiv* und kann die genetische Risikokonstellation nachträglich abmildern. Gerade bei Hochrisikogruppen (genetische Risikokonstellation und Traumatisierung in der Kindheit) ist psychosoziale Unterstützung wegen der hohen Vulnerabilität besonders wichtig.

Es sind noch weitere Polymorphismen bekannt, die das Depressionsrisiko im Zusammenspiel mit belastenden Lebensereignissen beeinflussen. Das CRH1-Rezeptorgen (CRHR1) spielt eine Schlüsselrolle bei der Regulation der neuroendokrinen Stressachse. In extrahypothalamischen Regionen bewirkt CRH über Bindung an den CRH1-Rezeptor (CRHR1) Angst- und Depressionssymptome. Die Amygdala enthält eine hohe Zahl von CRHR1. Bradley et al. (2008) wiesen eine Interaktion zwischen Polymorphismen im CRH1-Rezeptorgen und traumatischen Kindheitserfahrungen auf die spätere Ausprägung von depressiven Symptomen nach (▶ Abb. 5). Die Autoren beschreiben protektive genetische Varianten, die Resilienzfaktoren darstellen. Individuen mit protektiven Varianten des CRH1-Rezeptorgens, die Traumatisierungen in der Kindheit erlebten, entwickelten weniger depressive Symptome als ebenfalls missbrauchte Individuen ohne den genetischen Schutz. In einer unabhängigen Stichprobe konnten Polanczyk et al. (2009) diese Interaktion zwischen genetischen Varianten des CRH1-Rezeptorgens und Kindesmisshandlung auf die Entwicklung depressiver Symptome im Erwachsenenalter replizieren. Das A-Allel erwies sich in der aufschlussreichen Studie von Tyrka et al. (2009) als protektiv; hingegen stellte das G-Allel einen Vulnerabilitätsfaktor dar. Individuen mit dem GG-Genotyp und Kindesmisshandlung zeigten eine erhöhte Cortisol-Antwort im Dex/CRH-Test. Personen, die das A-Allel (AA, AG) trugen und als Kind misshandelt wurden, waren geschützt; sie unterschieden sich neuroendokrinologisch nicht von Individuen ohne Misshandlungsanamnese. Interessanterweise hatte bei Personen ohne Kindesmisshandlung der CRHR1-Polymorphismus keinen Einfluss auf die Aktivität der HPA-Achse. Somit ist hier von einer spezifischen Gen-Umwelt-Interaktion auszugehen. Vorläufige Ergebnisse deuten darauf hin, dass der CRHR1-Risiko-Genotyp im Zusammenhang mit Traumatisierung mit erhöhten ACTH-Konzentrationen assoziiert ist (Heim und Binder 2012). Die Risikovariante könnte also zu einer erhöhten Aktivität der HPA-Achse nach früher Traumatisierung führen. Heim et al. (2009a) fanden ebenfalls eine protektive Wirkung des A-Allels nach Traumatisierung in der Kindheit auf die Entwicklung einer Depression, allerdings nur bei Männern und nicht bei Frauen. Hierbei handelt es sich aber nicht um einen geschlechtsspezifischen Unterschied, wie man bei oberflächlicher Betrachtung leicht annehmen könnte. Der Unterschied zwischen Männern und Frauen erklärt sich vielmehr dadurch, dass die Interaktion zwischen kindlicher Traumatisierung und CRHR1-Polymorphismen in dieser Studie spezifisch für körperliche Misshandlung war, nicht aber für sexuellen und emotionalen Missbrauch. In dieser Untersuchung waren Männer häufiger von körperlicher Misshandlung betroffen, während Frauen meist sexuell missbraucht wurden. Der protektive Effekt einer bestimmten genetischen Variante des CRHR1-Gens wirkt sich nur bei spezifischen Typen von Kindheitstrauma aus. Die Interaktion zwischen bestimmten CRHR1-Haplotypen und Trauma scheint spezifisch für körperliche Misshandlung zu sein und ist bei sexuellem Missbrauch nicht zu beobachten (Heim und Binder 2012). Grabe et al. (2010) beschreiben eine Interaktion zwischen weiteren Polymorphismen des CRHR1-Gens und körperlicher Misshandlung in der Kindheit im Hinblick auf das Depressionsrisiko im Erwachsenenalter. Ben-Efraim et al. (2011) fanden eine Interaktion zwischen CRHR1-Polymorphismen und belastenden Lebensereignissen hinsichtlich des Risikos für Suizidversuche. In zwei weiteren Studien wurde gefunden, dass CRHR1-Polymorphismen mit Polymorphismen des Serotonintransportergens (5-HTTLPR) hinsichtlich des Depressionsrisikos im Erwachsenenalter nach belastenden Kindheitserfahrungen interagieren (Cicchetti et al. 2011; Ressler et al. 2010). Kommen Risikovarianten des CRHR1-Gens kombiniert mit dem genetischen Vulnerabilitätsfaktor des Serotonintransportergens (s-Allel) vor, erhöht sich erwartungsgemäß das Depressionsrisiko im Erwachsenenalter bei Menschen mit frühkindlichen Belastungen. In diesen Studien wurde also eine *Gen-Gen-Umwelt-Interaktion (gene × gene × environment interaction)* nachgewiesen. Individuen mit Risiko-Allelen in beiden Genen (CRHR1 und 5-HTTLPR) entwickeln eine klinisch relevante Depression schon bei einem geringeren Ausmaß von Kindesmissbrauch im Vergleich zu Personen mit keinem oder nur einem der Risiko-Allele (Ressler et al. 2010). TCA ist beispielsweise ein protektiver Haplotyp des CRHR1-Gens. Dessen protektive Wirkung zeigte sich aber nur bei Individuen, die auch das günstige l-Allel aufweisen. Im Einklang damit verstärkt das s-Allel die negativen Auswirkungen von leichteren Formen des Kindesmissbrauchs nur dann, wenn gleichzeitig Risikovarianten des CRHR1-Gens vorliegen. Allerdings versagt der protektive Effekt der günstigen genetischen Varianten, wenn das Ausmaß der Kindesmisshandlung schwer genug ist. Wenn das Ausmaß der Traumatisierung eine gewisse Schwelle überschreitet, können auch die protektiven genetischen Varianten eine Depression nicht verhindern (Ressler et al. 2010). Zusammenfassend belegen diese Untersuchungen, dass genetische Varianten des CRH-Systems eine wesentliche Rolle bei der Interaktion zwischen belastenden Lebenserfahrungen und der Manifestation einer Depression spielen (Hornung und Heim 2014).

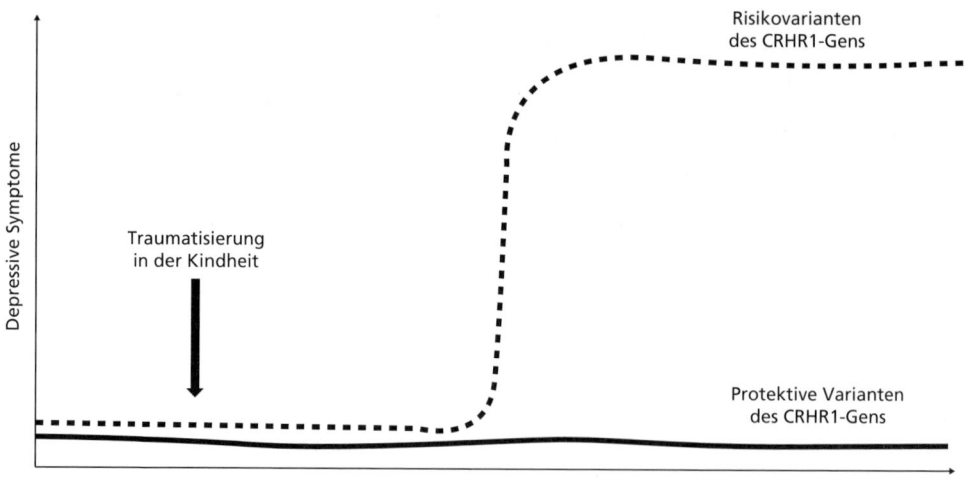

Abb. 5: Genetische Risiko- und Resilienz-Faktoren. Genetische Varianten des CRHR1-Gens haben Einfluss darauf, ob eine Traumatisierung in der Kindheit im Erwachsenenalter zu Krankheitssymptomen führt oder verarbeitet werden kann.

Wenn Cortisol an den intrazellulären Glucocorticoid-Rezeptor (GR) bindet, wird der Hormon-GR-Komplex aktiviert und in den Zellkern transloziert, wo er an regulatorische Genabschnitte bindet und dadurch die Transkription und die Proteinbiosynthese beeinflusst. Im Hippocampus sind GR beteiligt an der physiologischen negativen Feedback-Hemmung des HPA-Systems. Eine relative GR-Resistenz ist charakteristisch für die Depression (Hornung und Heim 2014). Dadurch kann es zu einer Disinhibition der zentralen CRH-Sekretion und infolgedessen zu einer Hyperaktivität des HPA-Systems kommen. Das *FK506-bindende Protein 51 (FKBP5)* ist an der Feinregulation der Sensitivität des GR beteiligt. FKBP5 ist ein Hilfsprotein für den GR. Für eine optimale Regulation des Stresshormonsystems benötigt der GR eine niedrige FKBP5-Aktivität. Ist FKBP5 hingegen erhöht, vermindert sich die Sensitivität des GR, was zu einer Dysregulation des HPA-Systems mit vermehrter Ausschüttung von CRH, AVP, ACTH und Cortisol führt. Eine höhere FKBP5-Expression führt zu einer GR-Resistenz; somit funktioniert das negative Feedback weniger gut, wodurch der Cortisol-Spiegel ansteigt. Eine FKBP5-Überaktivität ist also ungünstig und könnte das Risiko für eine Depression erhöhen. Entsprechend werden FKBP5-Antagonisten als mögliche neue Psychopharmaka untersucht, denn die Hemmung von FKBP5 wirkt anxiolytisch und erhöht die Fähigkeit, mit Stress konstruktiv umzugehen. Vom FKBP5-Gen existieren genetische Varianten. Bestimmte Polymorphismen sind mit einer prolongierten Cortisol-Erhöhung in einem standardisierten psychosozialen Stresstest assoziiert (Ising et al. 2008). Einiges spricht dafür, dass diejenigen Risiko-Polymorphismen des FKBP5-Gens, die mit frühem Trauma interagieren, über einen komplexen molekularen Mechanismus zu einer GR-Resistenz führen und somit über eine gestörte negative Feedback-Hemmung eine Hyperaktivität des HPA-Systems bedingen (Heim und Binder 2012). Bei Menschen mit frühem sexuellem und körperlichem Missbrauch beeinflussen genetische Varianten des FKBP5-Gens das Risiko für die Entwicklung einer Traumafolgestörung im Erwachsenenalter (Binder et al. 2008). Bestimmte Varianten des FKBP5-Gens stellen also Risiko- oder Vulnerabilitätsfaktoren dar. Eine ungünstige genetische Variante des FKBP5-Gens ist das T-Allel. Dieses Allel ist mit einer hohen Expression von FKBP5 assoziiert. Dies stört die negative Feedback-Hemmung der HPA-Achse und beeinträchtigt dadurch die physiologische Terminierung der Stresshormonantwort. Menschen mit zwei T-Allelen (TT), die in ihrer Kindheit körperliche Misshandlung oder schweren emotionalen und sexuellen Missbrauch erlitten haben, weisen ein höheres Depressionsrisiko im Erwachsenenalter auf als Träger des C-Allels (CC oder CT), die ebenfalls missbraucht wurden (Appel et al. 2011). Interessant ist, dass depressive Patienten mit dem TT-Genotyp besser auf Antidepressiva ansprechen als Träger des C-Allels (Binder et al. 2004). Der FKBP5-Genotyp beeinflusst zudem die Wirksamkeit einer psychotherapeutischen Expositionsbehandlung bei der PTBS: Träger des Risiko-Allels (T-Allel) zeigten 10 Monate nach Psychotherapie ein erhöhtes Rückfallrisiko im Vergleich zum CC-Genotyp (Wilker et al. 2014). Der protektive CC-Genotyp war in dieser Studie mit einer anhaltenden Verbesserung der PTBS-Symptomatik assoziiert. Beim protektiven CC-Genotyp hatte die Psychotherapie eine höhere Effektstärke. In einer weiteren Studie wurden 884 Personen zwischen 14 und 24 Jahren über 10 Jahre prospektiv untersucht. Hierbei zeigte sich eine Interaktion zwischen genetischen Risiko-Varianten des FKBP5-Gens und traumatischen Erlebnissen in Kindheit und Adoleszenz bei der Prädiktion der Erstmanifestation einer Depression (Zimmermann et al. 2011). Nach schwerer Traumatisierung in der Kindheit beeinflusst eine genetische Risikovariante des FKBP5-Gens das Risiko für einen Suizidversuch (Roy et al. 2010). Innerhalb der Gruppe mit schwerer Traumatisierung in der Kindheit wurde das Risiko für einen Suizidversuch von genetischen Varianten des FKBP5-Gens beeinflusst. Von den schwer Traumatisierten machten 51 % der homozygoten und 36 % der heterozygoten Träger des Risiko-Haplotyps einen Suizidversuch, hingegen nur 20 % derjenigen, die das Risikogen nicht aufwiesen. Insgesamt weisen diese Befunde darauf hin, dass das FKBP5-Gen an der Pathogenese von Depression und Suizidalität beteiligt ist, indem FKBP5 die Sensitivität des GR feinreguliert. Bestimmte Risikovarianten erhöhen das Risiko für Depression und Suizidversuch in Abhängigkeit von traumatischen Kindheitserfahrungen. Andere Varianten wirken hingegen protektiv, sind also Resilienzfaktoren.

2.6 Fazit für die Praxis

Die alte Streitfrage *nature oder nurture* erscheint angesichts der modernen Befunde zur Gen-Umwelt-Interaktion nicht sinnvoll. Genetische Faktoren interagieren mit belastenden Lebensereignissen in der frühen Kindheit. Ein bestimmter Genotyp hat oft keinen Haupteffekt auf das Erkrankungsrisiko für eine bestimmte psychische Störung. Der Genotyp manifestiert sich nur bei zusätzlichem Umwelteinfluss. Genetische Varianten führen dazu, dass traumatische Kindheitserfahrungen unterschiedlich verarbeitet werden, was das spätere Risiko für eine Reihe von psychischen Störungen beeinflusst. Man kann Vulnerabilitäts- und Resilienz-Genotypen unterscheiden. Minimale Veränderungen der Basensequenz (beispielsweise der Austausch von einzelnen Basenpaaren) können genügen, um gravierende biologische Effekte im Zusammenspiel mit Umweltfaktoren zu bewirken. Die Auswirkungen von bestimmten genetischen Polymorphismen sind teilweise geschlechtsspezifisch. Einige genetische Varianten wirken sich bei Frauen und Männern entgegengesetzt aus. Ein genetisches Risikoprofil kann durch psychosoziale Unterstützung teilweise kompensiert werden. Bei genetischen Risikokonstellationen erscheinen Präventionsstrategien aussichtsreich.

3 Epigenetik: Frühkindliche Erfahrungen beeinflussen die Genregulation

3.1 Frühkindliche Belastungen hinterlassen psychobiologische Narben

Der Anteil genetischer Faktoren am Depressionsrisiko wird heute auf etwa 30–40 % geschätzt (▶ Kap. 2). Zwei Drittel der Vulnerabilität sind auf biographische Einflüsse zurückzuführen. Den Hauptanteil an der Diathese machen Erlebnisse, Beziehungs- und Bindungserfahren aus. Insbesondere belastende kumulative Lebensereignisse oder Traumata in der frühen Kindheit stellen starke Risikofaktoren für die Entwicklung einer Depression dar (Bale et al. 2010; Anacker et al. 2014). Misshandelte Kinder haben ein erhöhtes Risiko für eine Reihe von psychischen Erkrankungen wie affektive Störungen, Angststörungen, Traumafolgestörungen, Substanzkonsumstörungen, Persönlichkeitsstörungen, somatoforme Störungen und Schizophrenie. Die Auswirkungen einer *frühkindlichen Traumatisierung* finden ihren Niederschlag im Gehirn und können über viele Jahre latent bleiben. In der Adoleszenz kommt es bei 80 % der missbrauchten Kinder zur Erstmanifestation einer schwerwiegenden psychiatrischen Erkrankung (Sullivan 2012). Kindesmisshandlung ist assoziiert mit einer Volumenreduktion des Hippocampus und einer Hyperaktivität der Amygdala und mit einem ungünstigen Verlauf der Erkrankung (Schmitt et al. 2014). Es ist anzunehmen, dass Traumatisierungen und Objektverluste in der frühen Kindheit (Trennung und Scheidung der Eltern, körperlicher, emotionaler und sexueller Missbrauch) zu Reifungsstörungen im »Depressionsnetzwerk« (▶ Kap. 5) führen (Böker und Grimm 2012, 324 f.). Daraus resultiert eine Dysbalance mit Hypoaktivität im dorsalen/lateralen Bereich bei gleichzeitiger Hyperaktivität in ventralen/medialen limbischen Strukturen.

> Das Spektrum belastender Lebensereignisse reicht von mangelnder *Feinfühligkeit* der Mutter und *emotionaler Deprivation* bis hin zur körperlicher *Vernachlässigung* oder *Misshandlung* und *sexuellem Missbrauch*. Heute geht man davon aus, dass sich anhaltende emotionale und körperliche Vernachlässigung, eine kalte Beziehung zwischen Eltern und Kindern, chronische Familienkonflikte und strenge sowie inkonsistente Disziplinierungsmaßnahmen ähnlich toxisch und destruktiv auf die psychische Entwicklung auswirken wie Missbrauchserfahrungen. Die Kumulation subtiler Formen der Beziehungstraumatisierung prädisponiert in vergleichbarem Ausmaß zu Depressionen und Angsterkrankungen wie Missbrauch (Anacker et al. 2014). Neben der Quantität der Zuwendung ist insbesondere auch die Qualität der Bindungserfahrung entscheidend.

Repetitive Mikrotraumatisierungen der frühen Bindungsbeziehung kommen vor, wenn die Mutter zwar real präsent ist, aber ein abnormes Verhalten zeigt (Korosi und Baram 2009). Die Gründe für vernachlässigendes mütterliches Verhalten können vielfältig sein. Neben äußeren Gründen wie ausgeprägte Armut oder Krieg gibt es Erkrankungen der Mutter wie eine Depression oder eine Beziehungsstörung sowie strukturelle Defizite auf dem Boden einer gestörten Persönlichkeitsentwicklung. Kumulative Frustrationen des Bindungsbedürfnisses durch wiederholte emotionale Deprivationserfahrungen sind zwar verdeckter als offene Gewalt oder Missbrauch, wirken sich aber ähnlich nachteilig auf die Gehirnentwicklung und auf die Reagibilität des Stresshormonsystems aus. Ein chronischer Stressfaktor in der frühen Kindheit stellt ein diskontinuierliches Bindungsangebot der Mutter dar. Dieses mütterliche Bindungsverhalten könnte man auch als erratisch oder fragmentiert bezeichnen (Korosi und Baram 2009). Besonders ungünstig wirken sich unvorhersehbares und inkonsistentes Verhalten sowie passagere Unterbrechungen der frühen Mutter-Kind-Beziehung aus. Eindrucksvoll ist das Stillface-Experiment von Edward Tronick. Dieses Video ist im Internet gut zugänglich. Dieses Experiment funktioniert auch mit Vätern, wie Richard Cohen kürzlich gezeigt hat. Auch dieses Video ist im Internet auffindbar (youtube).

Beim Menschen wurde nachgewiesen, dass Kinder von weniger feinfühligen Müttern eine erhöhte Ängstlichkeit, soziale Defizite und Auffälligkeiten im EEG aufweisen (Monk et al. 2012). Gravierende psychosoziale Belastungen und eine Depression der Mutter beeinträchtigen die frühe dyadische Beziehungsgestaltung zwischen Mutter und Kind. Bei Kindern von chronisch depressiven Müttern war bei der Einschulung im Alter von 6 Jahren die Wahrscheinlichkeit einer psychiatrischen Diagnose vierfach erhöht im Vergleich zu nicht-depressiven Müttern (Apter-Levy et al. 2013). 60 % der Kinder depressiver Mütter erfüllten bei der Einschulung die Kriterien für eine psychische Störung. Außerdem wiesen die Kinder depressiver Mütter geringere Oxytocin-Spiegel auf und waren weniger empathisch, wenn andere gestresst waren. Zudem engagierten sie sich weniger in sozialen Interaktionen (Apter-Levy et al. 2013). Gestresste und depressive Mütter zeigen weniger Feinfühligkeit und Responsivität; außerdem sind ihr emotionales Ausdrucksverhalten und ihre nonverbalen kommunikativen Kompetenzen beeinträchtigt. Als die beiden elterlichen Hauptaufgaben während der frühen Kindheit könnte man den Aufbau einer sicheren Bindungsbeziehung und die Förderung der Emotionsregulation ansehen. Diese wichtigen Anforderungen können depressive, gestresste und ängstliche Mütter nur unzureichend erfüllen. Die Folgen sind beim Kind nicht selten ein unsicheres Bindungsmuster und eine gestörte Affektregulation (Monk et al. 2012). Außerdem übernimmt das Kind in einem impliziten Funktionsmodus depressive Kognitionen, Einstellungen, Verhaltensweisen und die vorgelebte habituelle negative Affektivität. Ob man in diesem Kontext eher internalisierte Beziehungs-, Selbst- und Objektrepräsentanzen oder Lernen am Modell als Erklärungsmodelle heranzieht, ist eher eine Frage der theoretischen Präferenz und der Sozialisation in historisch gewachsenen und inzwischen überkommenen Therapieschulen; das mit verschiedenen Vokabeln beschriebene Phänomen dürfte dasselbe sein.

Im Tierexperiment wurde nachgewiesen, dass frühe Trennungen von der Mutter gravierende Auswirkungen auf die Entwicklung des Hippocampus haben, was zu kognitiven Einschränkungen und emotionalen Auffälligkeiten führt (McEwen et al. 2012). Wiederholte kurzzeitige Trennungen von der Mutter führen zu gestörten neuronalen Reifungsprozessen im limbischen System. Insbesondere zeigen diese Tiere eine erhöhte Ängstlichkeit unter Stressbedingungen. Andererseits sind positive Bindungs- und Beziehungserfahrungen in der Familie eine wesentliche Quelle für Resilienz gegenüber belastenden Lebenserfahrungen im späteren Leben. Mütterliche Zuwendung und Pflege stimuliert die Synaptogenese im Hippocampus und kann in dieser Hirnregion die Apoptose, den neuronalen Zelltod, vermindern (Bock und Braun 2012). Interessanterweise geht eine Behandlung mit Antidepressiva mit einer erhöhten hippocampalen Neuroneogenese einher. Diese Zellproliferation wirkt möglicherweise der depressionstypischen Hippocampusatrophie entgegen. Intensive mütterliche Pflege bewirkt bei den Nachkommen eine erhöhte GR-Expression im Hippocampus und eine reduzierte CRH-Expression im Hypothalamus (Korosi und Baram 2009). Durch beide Mechanismen wird das Stresshormonsystem herunterreguliert. Insbesondere die Reduktion der CRH-Expression im Hypothalamus (Nucleus paraventricularis) durch gute mütterliche Pflege scheint ein Schlüsselmechanismus bei der Programmierung der Stressantwort zu sein (Korosi und Baram 2009). Bei Degus (Octodon degus), einer Strauchrattenart, wurde nachgewiesen, dass wiederholte kurzzeitige Trennungen von der Mutter in der frühen postnatalen Phase die Entwicklung des serotonergen Systems über epigenetische Mechanismen beeinflusst (Jezierski et al. 2006).

3.2 Epigenetik: Bindeglied zwischen Biologie und Biographie

> Auf welchem molekularen Weg wirken sich traumatische Erfahrungen aus der frühen Kindheit nachteilig auf neuronale Funktionen aus? Wie hinterlassen andererseits positive Bindungserfahrungen dauerhafte Niederschläge? Eine Antwort auf diese interessanten Fragen liefert die moderne Epigenetik, die das *missing link* zwischen Biologie und Biographie darstellt. Bei der Interaktion zwischen genetischen Faktoren und biographischen Einflüssen spielen epigenetische Mechanismen eine wichtige Rolle.

Der Begriff *Epigenetik* setzt sich aus der griechischen Vorsilbe »epi« (auf, darauf, neben, dazu, außerdem) und Genetik zusammen. Er wurde 1942 erstmals von dem britischen Entwicklungsbiologen Conrad H. Waddington (1905–1975) benutzt. Gemeint sind Prozesse, die zur Gensequenz noch hinzukommen (Klein und Glaesmer 2012).

> Epigenetische Vorgänge beeinflussen die Genregulation. Es handelt sich um Vorgänge auf molekularer Ebene, welche die Aktivität von Genen regulieren, indem sie die Genexpression beeinflussen (Bale et al. 2010; Vialou et al. 2013). Dadurch wird gesteuert, wann und in welcher Menge ein Protein gebildet wird, das von einem bestimmten Gen codiert wird. Epigenetische Modifikationen regulieren also die Proteinbiosynthese. Eine sehr kurze *Definition von Epigenetik* könnte lauten: *Regulation der Transkription ohne Änderung der DNA-Sequenz* (Heim und Binder 2012).

Alle Körperzellen enthalten die identische genetische Information. Das Genom ist überall im Körper gleich. Unterschiedlich in spezialisierten Geweben ist allerdings das *Epigenom*. Das Genom legt die potentielle genetische Information fest, während das Epigenom darüber bestimmt, welche konkreten Gene aus diesem möglichen Repertoire von spezifischen Zellen zu einer bestimmten Zeit exprimiert werden (Booij et al. 2013). Diese epigenetischen Muster entstehen in der Embryonalentwicklung und sind Grundlage für die Differenzierung von Zellen, Geweben und Organen, die ein jeweils spezifisches Genexpressionsmuster aufweisen (Monk et al. 2012; Vialou et al. 2013). Die Genexpression ist zum Teil erblich bedingt und steht unter genetischer Kontrolle (Booij et al. 2013). Zusätzlich zu diesem angeborenen epigenetischen Programm, das während der Embryonalentwicklung abläuft, können epigenetische Modifikationen auch postnatal erfolgen und durch Umwelteinflüsse verursacht werden. Untersuchungen an eineiigen Zwillingen belegen, dass die Genexpression zu einem großen Teil durch Umwelteinflüsse moduliert wird (Booij et al. 2013).

Epigenetische Veränderungen können entweder vorübergehend oder zeitlich stabil sein. Einige epigenetische Modifikationen können sogar lebenslang persistieren (Vialou et al. 2013). DNA-Methylierung gilt als zeitlich relativ stabil, während Histonproteinmodifikationen eher als transient angesehen werden (Mitchelmore und Gede 2014). Auf diese wichtigen epigenetischen Mechanismen wird später noch ausführlicher eingegangen. An dieser Stelle geht es nur um die zeitliche Dynamik epigenetischer Veränderungen. Die Histonmodifikation ist ein dynamischer Vorgang. Man nimmt an, dass die Halbwertszeit von Histonacetylierung bei transkriptionell aktivem Chromatin im Bereich von Minuten liegt (Sun et al. 2013). Früher ging man davon aus, dass epigenetische Programmierung auf eine zeitlich eng begrenzte Periode in der frühen Embryonalentwicklung mit hoher Plastizität beschränkt sei (Monk et al. 2012). Heute ist man hingegen davon überzeugt, dass epigenetische Veränderungen während der gesamten Lebensspanne durch eine Reihe von Umwelteinflüssen erworben werden können. Das einmal entstandene Methylierungsmuster ist, wie wir heute wissen, nicht in Stein gemeißelt, sondern veränderbar, dynamisch, plastisch (Vialou et al. 2013). Nach der Geburt finden DNA-Methylierungen *de novo* statt. Dies scheint während des ganzen Lebens zu erfolgen. In der frühen postnatalen Entwicklung scheint es eine regelrechte Welle von De-novo-Methylierungen in Neuronen zu geben. Dies widerspricht der ursprünglichen Annahme, dass das Methylierungsmuster während der Zelldifferenzierung entsteht und danach permanent so bleibt. Gerade die in der sehr frühen Lebensphase stattfindenden DNA-Methylierungen könnten erklären, warum diese Phase ein besonders vulnerables Zeitfenster für erfahrungsabhängige Einflüsse darstellt. Möglicherweise ist die Dynamik des *Methyloms* wichtig für Flexibilität und neuronale Plastizität und bildet vielleicht eine wichtige Voraussetzung für die Fähigkeit zur Anpassung an wechselnde Umweltbedingungen (Baker-Andresen et al. 2013).

Vermutlich sind epigenetische Veränderungen innerhalb eines Individuums adaptiv. Wenn sich nach einem traumatischen Ereignis ein relativ stabiles *molekulares Gedächtnis* ausbildet, könnte die daraus resultierende veränderte Genexpression bei einem ähnlichen Ereignis zu einer besseren Reaktionsbereitschaft des Gehirns führen. Durch epigenetische Programmierung wäre der Organismus unmerklich für widrige psychosoziale Belastungen gewappnet. Einige Veränderungen können *transgenerational* weitergegeben werden. Die Weitergabe auf die nächste Generation ist aber heute kein obligater Bestandteil der Definition von Epigenetik. Heute nimmt man sogar an, dass die meisten epigenetischen Veränderungen nur intraindividuell Bestand haben, also innerhalb der jeweiligen Generation wieder gelöscht werden. Damit bleiben epigenetische Effekte in der Regel auf ein Individuum beschränkt, werden also meistens nicht transgenerational weitergegeben (Mitchelmore und Gede 2014). Die meisten epigenetischen Veränderungen werden in primordialen Stammzellen während der Gametogenese wieder gelöscht. Eine weitere wichtige Phase der Reprogrammierung findet unmittelbar nach der Befruchtung statt. In der frühen Embryogenese werden epigenetische Markierungen meist wieder entfernt, um die Totipotenz der Zellen in der frühen Embryonalentwicklung zu gewährleisten. Diese fundamentale epigenetische Reprogrammierung während der Gametogenese und der frühen Embryonalentwicklung führt dazu, dass die meisten epigenetischen Veränderungen wieder gelöscht werden. Diese Reprogrammierung schränkt die Möglichkeit einer epigenetisch vermittelten transgenerationalen Weitergabe von erworbenen Eigenschaften erheblich ein (Vialou et al. 2013).

Psychosozialer Stress induziert bei einem Individuum während der Lebensspanne *Chromatin-Modifikationen*, welche entscheidend zu Vulnerabilität oder Resilienz beitragen. Stress hinterlässt also molekulare Narben. Die Epigenetik liefert eine plausible Erklärung für das bekannte Phänomen, dass für die Erstmanifestation einer Depression oder einer anderen psychischen Erkrankung oft schwerwiegende Lebensereignisse notwendig sind, während bei späteren Krankheitsepisoden geringere Belastungen und weniger gravierende Auslöser ausreichen, damit sich die Diathese manifestiert.

Die *Genexpression* umfasst die Teilprozesse *Transkription* und *Translation*. Bei der Transkription wird die Information der DNA abgelesen. Dabei wird messenger-RNA (mRNA) gebildet, welche die Information der DNA in komplementärer Weise enthält. Bei der anschließenden Translation werden unter Beteiligung von Ribosomen anhand der in der mRNA gespeicherten Basensequenz Proteine gebildet (Proteinbiosynthese). Dabei wird die Basensequenz der mRNA in die Aminosäuresequenz des Proteins übersetzt. Durch epigenetische Mechanismen wird die Genregulation gesteuert, allerdings ohne die DNA-Sequenz zu verändern. Epigenetische Vorgänge haben somit Auswirkungen auf den Phänotyp, aber nicht auf den Genotyp. Einige epigenetische Veränderungen können vererbt werden. Insofern liefert die Epigenetik in einigen speziellen Fällen eine molekulare Erklärung für die transgenerationale Weitergabe von erworbenen Veränderungen und Eigenschaften. Durch epigenetische Mechanismen können frühkindliche Gen-Umwelt-Interaktionen langfristig gespeichert werden. Es entsteht eine Form von molekularem Gedächtnis (Klein und Glaesmer 2012). Veränderungen infolge frühkindlicher Erfahrungen können durch epigenetische Veränderungen für das Individuum langfristige Folgen haben und sogar an die Nachkommen weitergegeben werden.

> Interaktionen mit wichtigen Beziehungspersonen in der frühen Kindheit können über epigenetische Vorgänge die Genexpression beeinflussen. Dadurch können langfristige Änderungen in neuronalen Netzwerken und neuroendokrinen Systemen induziert werden. Auf diesem Weg können epigenetische Modifikationen intraindividuell stabile Eigenschaften wie erhöhte Stressreaktivität, Ängstlichkeit oder Depressivität erzeugen, die mit einem erhöhten Erkrankungsrisiko assoziiert sind. Diese frühkindlich erworbenen Eigenschaften können sogar über Generationengrenzen hinweg (transgenerational) weitergegeben werden.

Das junge Forschungsgebiet der Epigenetik ist in der Stammzellforschung und in der onkologischen Grundlagenforschung bereits etabliert, befindet sich aber in der psychiatrischen Forschung noch in einer recht frühen Phase (Buchholz et al. 2013). Die Epigenetik ist für die gegenseitige Befruchtung zwischen Psychotherapie und Neurobiologie besonders aussichtsreich und zukunftsträchtig, denn dieser junge Forschungszweig verbindet biographische Belastungsfaktoren mit dem biologischen Ansatz. Die Epigenetik bildet somit eine wichtige molekulare *Brücke zwischen Genetik und Umwelteinflüssen* (Monk et al. 2012). Die alte Debatte um *nature oder nurture* lässt sich heute nicht mehr in dieser dichotomen Zuspitzung halten, denn beide Einflussbereiche interagieren. Durch die Epigenetik nähern sich biologische und psychologische Erklärungsmodelle einander an (Paslakis et al. 2011). Die Epigenetik leistet somit einen wesentlichen Beitrag dazu, psychische Störungen und Symptombildungen als komplexes dynamisches Geschehen aufzufassen, bei dem genetische Vulnerabilitäts- und Resilienzfaktoren mit erworbenen Kompensations- und Dekompensationsmechanismen auf komplexe Weise interagieren. Neuere Forschung hat inzwischen eindrucksvoll bestätigt, dass frühkindliche Beziehungserfahrungen die Aktivierung oder Deaktivierung von Genen beeinflussen. Erfahrungen aus der frühen Biographie werden langfristig gespeichert und haben dauerhafte Auswirkungen auf die Genregulation. Es existiert ein molekulares Gedächtnis sowohl für positive Bindungserfahrungen als auch für Traumatisierungen. Die Epigenetik liefert ein molekulares Korrelat für die transgenerationale Weitergabe von traumatischen Erfahrungen. Erworbene Eigenschaften der Eltern können über epigenetische Mechanismen an die Kinder weitergegeben werden (Buchholz et al. 2013; Klein und Glaesmer 2012).

Die Epigenetik ist aber noch unter weiteren Aspekten interessant: Man geht heute davon aus, dass Antidepressiva und andere Psychopharmaka über epigenetische Veränderungen wirken, also die Genregulation beeinflussen (Menke und Binder 2014; Vialou et al. 2013). Durch Antidepressiva werden wahrscheinlich gerade solche Veränderungen der Genexpression induziert, die bei resilienten Individuen auf natürliche Weise vorkommen (Bale et al. 2010; Russo und Nestler 2013). Bei vulnerablen Personen lösen Antidepressiva also günstige epigenetische Veränderungen aus, die bei robusteren Naturen zur Grundausstattung gehören. Das Medikament normalisiert also eine molekular bedingte Disposition. Dies ist eine plausible Erklärung dafür, dass die Gabe eines Antidepressivums bei einem Gesunden nicht euphorisierend wirkt. Daher ist das Missbrauchsrisiko gering. Ein Antidepressivum eignet sich nicht als Droge oder Enhancer. Die epigenetischen Befunde verändern momentan fundamental unsere Sicht auf die Wirkungsweise von Antidepressiva. Die Epigenetik könnte Phänomene molekular entschlüsseln, die sich durch reine Neurotransmitter-Modelle nicht erklären lassen. Beispiel: Die antidepressiven Effekte entwickeln sich graduell über einen Zeitraum von mehreren Wochen, bleiben aber auch nach einer Erhaltungstherapie über die Symptomremission hinaus stabil. Sowohl die langsam einsetzende und graduelle Entfaltung der Wirksamkeit als auch die Persistenz der Wirkung nach Absetzen der Medikation könnte auf epigenetischen Veränderungen beruhen (Vialou et al. 2013). Einiges spricht dafür, dass die Hemmung der Wiederaufnahme von Monoaminen (Serotonin, Dopamin, Noradrenalin) durch Antidepressiva vielleicht nicht mehr als nur ein Epiphänomen ist. Der eigentliche Wirkmechanismus ist wesentlich komplexer, bis heute aber nur partiell erforscht und fragmentarisch bekannt. Als wesentlich für die Wirksamkeit ist festzuhalten, dass Antidepressiva adaptive epigenetische Veränderungen induzieren, die bei resilienteren Individuen auf natürliche Weise vorkommen. Für die Entwicklung neuartiger Antidepressiva könnte man dies gezielt nutzen, indem man nach Substanzen Ausschau hält, die natürliche Resilienzfaktoren nachahmen (Vialou et al. 2013).

Es gibt bereits erste Befunde, die zeigen, dass auch Psychotherapie über epigenetische Mechanismen wirkt, also die Genregulation beeinflusst (Stahl 2012). Zudem wird angenommen, dass sich die Effekte einer Psychotherapie durch Pharmaka augmentieren lassen, die epigenetische Prozesse modulieren (Gavin et al. 2011). Sehr interessant ist eine tierexperimentelle Studie, die belegt, dass bei Mäusen die Extinktion konditionierter Furcht mit einer Histonmodifikation im BDNF-Gen im präfrontalen Cortex einhergeht (Bredy et al. 2007). Die Extinktion konditionierter Furcht war assoziiert mit einer vermehrten Histonacetylierung. Der Histon-Deacetylase-Inhibitor Valproinsäure potenzierte die Furchtextinktion. Diese Studie zeigt eindrucksvoll, dass am Verlernen von Furcht epigenetische Mechanismen beteiligt sind. Beim Menschen geht eine wirksame kognitive Verhaltenstherapie mit epigenetischen Veränderungen im Serotonintransportergen einher (Roberts et al. 2014). Wahrscheinlich wirkt eine verhaltenstherapeutische Expositionsbehandlung über epigenetische Mechanismen (Stahl 2012). In eine ähnliche Richtung weisen auch Befunde bei der posttraumatischen Belastungsstörung (PTBS): Yehuda et al. (2013) fanden, dass die Methylierung des GR-Gens (NR3C1) vor der Behandlung das Ansprechen auf eine Expositionstherapie prädiziert. Zudem geht eine erfolgreiche traumafokussierte Psychotherapie mit einer Abnahme der Methylierung des FKBP5-Gens einher. In dieser Studie (Yehuda et al. 2013) war das Ansprechen auf Psychotherapie mit einer Zunahme der Expression des FKBP5-Gens verbunden. Bei Patienten mit Panikstörung wurde vor der Therapie eine Hypomethylierung des Monoaminoxidase-A-Gens (MAOA-Gens) gefunden (Ziegler et al. 2016). In dieser Studie bestand eine negative Korrelation zwischen der Schwere der Panikstörung und dem Methylierungsgrad des MAOA-Gens. Eine erfolgreiche kognitive Verhaltenstherapie bewirkte, dass die Methylierung des MAOA-Gens auf Werte der gesunden Kontrollen anstieg. Interessanterweise führte eine nicht erfolgreiche Psychotherapie sogar zu einem weiteren Abfall des Methylierungsgrades des MAOA-Gens.

Epigenetische Vorgänge scheinen eine Schlüsselrolle bei der erfahrungsabhängigen Plastizität des Gehirns während des gesamten Lebens zu spielen. Durch epigenetische Mechanismen wird erfahrungsabhängig die Genexpression in verschiedenen funktionellen Systemen auf stabile Weise modifiziert. Dadurch ändert sich die neuronale Funktion. Epigenetische Modifikationen spielen eine Rolle bei Lernvorgängen und Gedächtnis, mütterlichem und sozialem Verhalten. Außerdem sind sie an der Pathophysiologie verschiedener Störungen beteiligt. Epigenetische Veränderungen könnten den anhaltenden maladaptiven Einstellungs- und Verhaltensmustern psychischer Störungen zugrunde liegen. Außerdem könnten sie die erhebliche interindividuelle Variabilität im Hinblick auf Vulnerabilität oder Resilienz gegenüber belastenden Lebensereignissen zumindest teilweise erklären. Wahrscheinlich ist die bei vielen psychischen Erkrankungen zu findende hohe Diskordanzrate bei eineiigen Zwillingen sowie die geschlechtsspezifisch unterschiedliche Suszeptibilität auf epigenetische Faktoren zurückzuführen (Vialou et al. 2013). Die Epigenetik eröffnet neuartige Zugänge, um interindividuelle Dispositionen und die Ätiologie psychischer Störungen aufzuklären. Trotz der erstaunlichen Möglichkeiten der Epigenetik ist eine angemessene Zurückhaltung heute durchaus angebracht, denn viele Einzelbefunde sind noch als vorläufig zu werten. Die kausale Relevanz der gefundenen Veränderungen ist heute vielfach noch unklar.

Im Kapitel zur Gen-Umwelt-Interaktion (▶ Kap. 2) wurde neuere empirische Evidenz dafür zusammengestellt, dass die alte Unterteilung zwischen endogener, reaktiver und neurotischer Depression aus guten Gründen längst nicht mehr haltbar ist und zurecht aufgegeben wurde. Der entscheidende Grund hierfür aus neurobiologischer Sicht ist, dass genetische Faktoren mit biographischen Erfahrungen interagieren. Bei oberflächlicher Betrachtung erscheint es paradox: Durch die Neurobiologie rücken nun gerade Umwelteinflüsse und biographische Faktoren stärker in den Fokus des wissenschaftlichen Interesses. Plausibel erscheint ein *Three-Hit-Modell* (Daskalakis et al. 2013) für die Ätiologie der Depression (▶ Abb. 6). Dieses Modell dürfte auch für andere stressbedingte psychische Störungen relevant sein (Bock et al. 2014). Heute gilt es als gesichert, dass die Kombination aus einer genetisch verankerten Vulnerabilität und traumatischen Kindheitserfahrungen die Prädisposition für affektive Störungen bildet (Bosch und Wetter 2012). Die Prädisposition manifestiert sich dann unter dem Druck eines aktuellen Auslösers. Genetische Vulnerabilitäts- oder Risikofaktoren sind in diesem Modell der erste Schlag (hit). Das Kapitel zur Gen-Umwelt-Interaktion hat deutlich gemacht, dass genetische Resilienz- und Vulnerabilitätsfaktoren beeinflussen, wie belastende Lebensereignisse verarbeitet werden. Epigenetische Vulnerabilitätsfaktoren aufgrund kindlicher Belastungen sind der zweite Schlag in dem Three-Hit-Modell. Frühkindliche Erfahrungen, die im impliziten Gedächtnis gespeichert werden und nicht verbalisierbar sind, werden über epigenetische Mechanismen im molekularen Gedächtnis gespeichert. Eine sichere Bindung, Affektspiegelung und emotionale Wärme wirken sich protektiv aus. Feinfühlige Eltern mit der Fähigkeit zur Mentalisierung schützen vor einer Depression und anderen psychischen Erkrankungen. Heute ist bekannt, dass positive Bindungserfahrungen, emotionale Zuwendung und Fürsorge epigenetisch gespeichert werden, was einen lebenslangen Schutz darstellen kann. Resilienz aufgrund positiver Bindungserfahrungen in der Kindheit wird molekular verankert. Andererseits hinterlassen belastende Erfahrungen wie Vernachlässigung, Misshandlung und kindliche Traumatisierung psychobiologische Narben. Die neurobiologische Prädisposition setzt sich also aus zwei Komponenten zusammen: aus genetischen Faktoren und aus peri- und postnatalen Umwelteinflüssen, die über epigenetische Mechanismen wirken. Die neurobiologisch verankerte Vulnerabilität kann jahrzehntelang latent bleiben. Belastende Lebensereignisse im Erwachsenenalter versetzen einem entsprechend disponierten Menschen den dritten und symptomauslösenden Schlag. Auf dem Boden der genetisch und epigenetisch begründeten Suszeptibilität setzt ein Auslöser im Erwachsenenalter dann eine Kaskade von neurobiologischen Veränderungen in Gang. Dadurch kann es zu einer Störung der Hirnfunktion kommen, die mit einer Depression einhergeht oder ursächlich dafür ist.

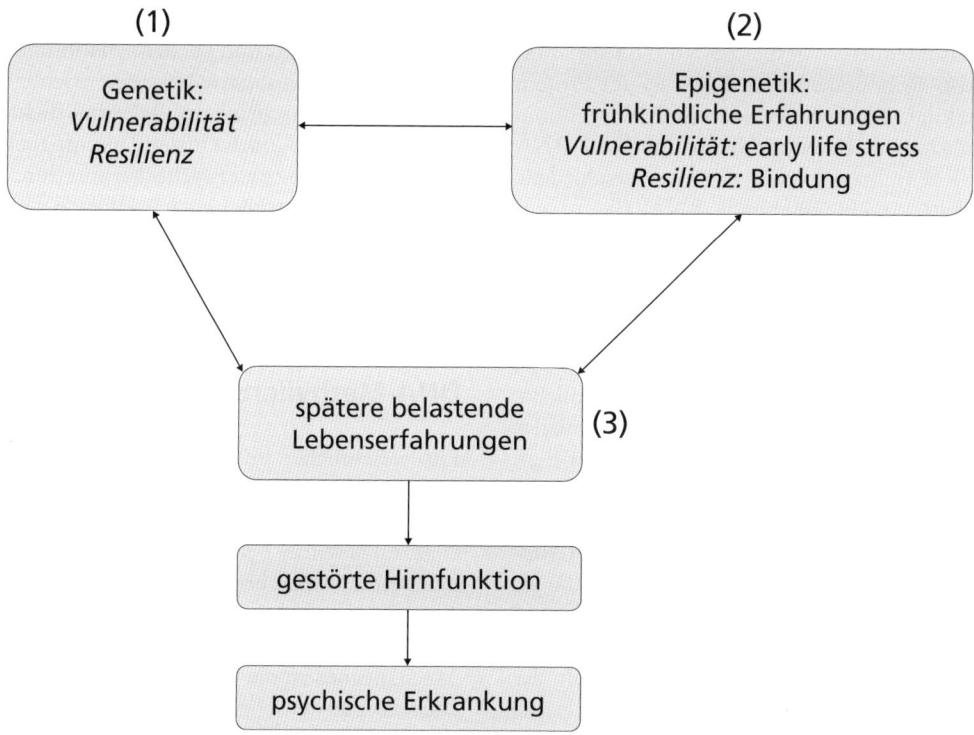

Abb. 6: Three-Hit-Modell. Nach dem Three-Hit-Modell interagieren bei der Manifestation einer psychischen Störung: (1) genetische Vulnerabilitäts- und Resilienzfaktoren, (2) epigenetische Effekte in der frühen Kindheit und (3) spätere belastende Lebensereignisse.

3.3 Traumata in der Kindheit verändern die Genregulation über epigenetische Mechanismen

Inzwischen wurde bis in die molekulare Ebene hinein eindrucksvoll erforscht, wie frühkindliche Erfahrungen dauerhafte epigenetische Veränderungen bewirken. Emotionale Zuwendung und Fürsorge werden im molekularen Gedächtnis gespeichert. Aber auch Vernachlässigung und Bindungstraumatisierung hinterlassen molekulare Narben (molecular scars) im Epigenom (Bock et al. 2014; Turecki et al. 2014). Bevor auf Einzelheiten eingegangen wird, soll kurz ein Überblick über die wichtigsten Grundlagen gegeben werden. Drei wichtige *epigenetische Mechanismen* sind DNA-Methylierung, posttranslationale Modifikation von Histonproteinen und nicht-codierende RNA (Buchholz et al. 2013). Im Folgenden gehe ich hauptsächlich auf die beiden ersten Mechanismen ein, da diese im Bereich Psychotherapie und Psychiatrie bisher einigermaßen erforscht wurden. Zu nicht-codierender RNA (ncRNA) gibt es derzeit noch recht wenig Befunde mit unmittelbarer Relevanz für die Psychotherapie. Nicht-codierend bedeutet, dass keine Translation der in der Basensequenz gespeicherten Information von nicht-codierender RNA in ein Protein erfolgt. Zu nicht-codierender RNA gehören ribosomale RNA (rRNA) und transfer-RNA (tRNA). Inzwischen kennt man verschiedene weitere nicht-codierende RNA, die an der Genregulation beteiligt ist. Nicht-codierende RNA kann die Genexpression auf verschiedenen Ebenen beeinflussen (Vialou et al. 2013). Beispielsweise kann die Chromatin-Struktur von spezifischen Genen verändert werden, außerdem kann das RNA-Splicing und die Stabilität der mRNA modifiziert werden. Nicht-codierende RNA kann man einteilen in lange nicht-codierende RNAS (lncRNAs) und kleine nicht-codierende RNAs (sncRNAs). Zur letztgenannten Gruppe gehört *Micro-RNA (microRNA)*, die als posttranskriptionaler Regulator fungiert und eine Rolle bei der neuronalen Plastizität spielt (Vialou et al. 2013). Die Regulation der Genexpression durch microRNA kann durch Stummschalten des Chromatins, Beeinflussung der mRNA und eine Repression der Translation erfolgen (Booij et al. 2013). Das Abschalten von Genen (gene silencing) durch nicht-codierende RNA kann sowohl transkriptional als auch posttranskriptional erfolgen (Buchholz et al. 2013). Die chronische Verabreichung von Fluoxetin erhöht beispielsweise eine bestimmte microRNA, wodurch es zu einer verminderten Expression des Serotonintransporters kommt (Vialou et al. 2013). Bisher liegen zu nicht-codierender RNA noch keine aussagekräftigen Befunde vor, die aktuell für die Psychotherapie eine Relevanz haben. Hommers et al. (2015) haben Studien zu microRNAs bei psychischen Störungen in einer Übersichtsarbeit referiert. Erst 1993 wurden microRNAs entdeckt. Sie führen nach klassischer Auffassung zu einer Herunterregulation der Genexpression. Etwa 60 % der menschlichen Gene werden durch microRNAs reguliert. Schätzungsweise wird ein einzelnes Gen durch 20 verschiedene microRNAs reguliert. Bei der Entwicklung des Nervensystems und bei der synaptischen Plastizität spielen microRNAs eine wichtige Rolle. Die wahrscheinliche Relevanz nicht-codierender RNA dürfte in der Zukunft auch für die Psychiatrie und Psychotherapie durch entsprechende Forschung nachgewiesen werden. Es handelt sich um ein noch sehr junges Forschungsgebiet in der molekularen psychiatrischen Forschung.

DNA-Methylierung

Ein wesentlicher epigenetischer Mechanismus ist die *DNA-Methylierung* (Paslakis et al. 2011; Booij et al. 2013). Dieser Mechanismus wurde bei Säugetieren bereits zur gleichen Zeit beschrieben, als die DNA als Träger der genetischen Information entdeckt wurde (Menke und Binder 2014). Dieser Mechanismus ist die bisher am besten untersuchte epigenetische Modifikation in der Depressionsforschung. Bei der DNA-Methylierung wird eine Methylgruppe an Cytosin angehängt. Dadurch wird zwar die chemische Struktur der DNA verändert, aber nicht die Basensequenz. Die Methylierungen finden an Cytosin-Basen statt, denen unmittelbar eine Guanosin-Base folgt (Cytosin-Guanosin-Dinukleotide). Cluster von Cytosin-Guanosin-Dinukleotiden werden als CpG-Inseln (CpG islands) bezeichnet (Paslakis et al. 2011; Buchholz et al. 2013; Mitchelmore und Gede 2014). CpG-Inseln kommen vermehrt in Genpromotorregionen vor, welche die Genexpression regulieren. Katalysiert wird die Methylierung durch DNA-Methyl-Transferasen (DNMT). Die wichtigsten sind DNMT1, DNMT3a und DNMT3b (Menke und Binder 2014). DNMT1 ist verantwortlich für die Aufrechterhaltung des Methylierungsmusters während der DNA-Replikation, DNMT3a und DNMT3b bewirken die De-novo-Methylierung von bisher unmethylierter doppelsträngiger DNA (Vialou et al. 2013).

Im Tiermodell führt chronischer psychosozialer Stress (chronic social defeat stress) zu einer Induktion von DNMTs im Nucleus accumbens (Vialou et al. 2013). Eine Überexpression von DNMT3a im Nucleus accumbens wirkt sich im Tiermodell »depressogen« und maladaptiv aus. Appliziert man DNMT-Inhibitoren direkt in den Nucleus accumbens, werden die durch chronischen Stress hervorgerufenen dysfunktionalen Verhaltensmuster normalisiert (Vialou et al. 2013). DNMTs führen zu einer Repression der Gentranskription. Daher nimmt man an, dass die Hochregulation von DNMTs im mesolimbischen Belohnungssystem die Expression von Genen bewirkt, die für Belohnung und motivationales Verhalten wichtig sind.

Die Methylierung von Cytosin hat zur Folge, dass Transkriptionsfaktoren schlechter an regulatorische Genabschnitte binden können (▶ Abb. 7). Die Auswirkungen hängen davon ab, um welche Art von regulatorischen Genelementen es sich handelt. Im Fall eines Promotors oder Enhancers kommt es zu einer Reduktion der Transkription. Klassischerweise führt also die Methylierung eines Promotors zu einer Reduktion der Genexpression (Paslakis et al. 2011), also zum Ab- oder Stummschalten des entsprechenden Genabschnitts. Diese *Repression der Transkription* wird *gene silencing* genannt. Methylierte CpG-Inseln sind also meist mit stummen DNA-Abschnitten assoziiert (Vialou et al. 2013; Mitchelmore und Gede 2014). Handelt es sich allerdings um die Bindungsstelle für einen Repressor, bewirkt die DNA-Methylierung das Gegenteil, also eine Erhöhung der Transkriptionsrate (Booij et al. 2013; Menke und Binder 2014). Es gibt noch einen indirekten Mechanismus, wie die Methylierung eines Promotors die Genexpression supprimieren kann. Hier sind Proteine beteiligt, welche die Transkription unterdrücken. Ein solches Protein ist beispielsweise das Methyl-CpG-bindende Protein 2 (MeCP2). MeCP2 bindet spezifisch an methylierte DNA und rekrutiert Histon-Deacetylasen (HDAC), was zu einer Repression der Transkription führt (Mitchelmore und Gede 2014). Histon-Deacetylasen führen zu einem kondensierten Zustand des Chromatins (Heterochromatin), der die Genexpression blockiert. Über die Beeinflussung der Genexpression auf direktem und indirektem Weg hat die DNA-Methylierung also letztlich Auswirkungen auf die Proteinbiosynthese; in der Regel kommt es zu einer Suppression der Genexpression (gene silencing). Wenn der Promotor methyliert ist, führt dies in der Regel also zum Abschalten der Genexpression (Booij et al. 2013; Vialou et al. 2013). Die Methylgruppen können auch wieder entfernt werden. Die Methylierung ist also ein potentiell reversibler Vorgang. Diesen aktiven Vorgang bezeichnet man als Demethylierung.

Das Muster der DNA-Methylierung entsteht während der intrauterinen Entwicklung durch eine dynamische Abfolge von Methylierung und Demethylierung. Es leuchtet unmittelbar ein, dass diese in der perinatalen Periode stattfindenden Vorgänge vulnerabel für Umwelteinflüsse sind. Kinder von Müttern, die in Holland während des Winters 1944 Hunger ausgesetzt waren, weisen ein erhöhtes Risiko für psychische Störungen auf. Erfolgte die Hungerphase im ersten Trimenon, war das Risiko für Schizophrenie erhöht, während eine Hungerepisode im zweiten oder dritten Trimenon das Risiko für affektive Störungen erhöhte (Monk et al. 2012). Diätetische Faktoren während der Schwangerschaft haben Auswirkungen auf die epigenetische Programmierung und die Gehirnentwicklung, wie man heute weiß (Bale et al 2010). Die Restriktion von Nahrungsbestandteilen wie Folsäure oder Vitamin B12 während der Gestation beeinflusst das Muster der DNA-Methylierung. Individuen, die in der Perinatalzeit Hunger ausgesetzt waren, weisen noch 60 Jahre später veränderte DNA-Methylierungsmuster auf (Booij et al. 2013). Es ist bekannt, dass Unterernährung der Mutter im zweiten und dritten Trimenon der Schwangerschaft das

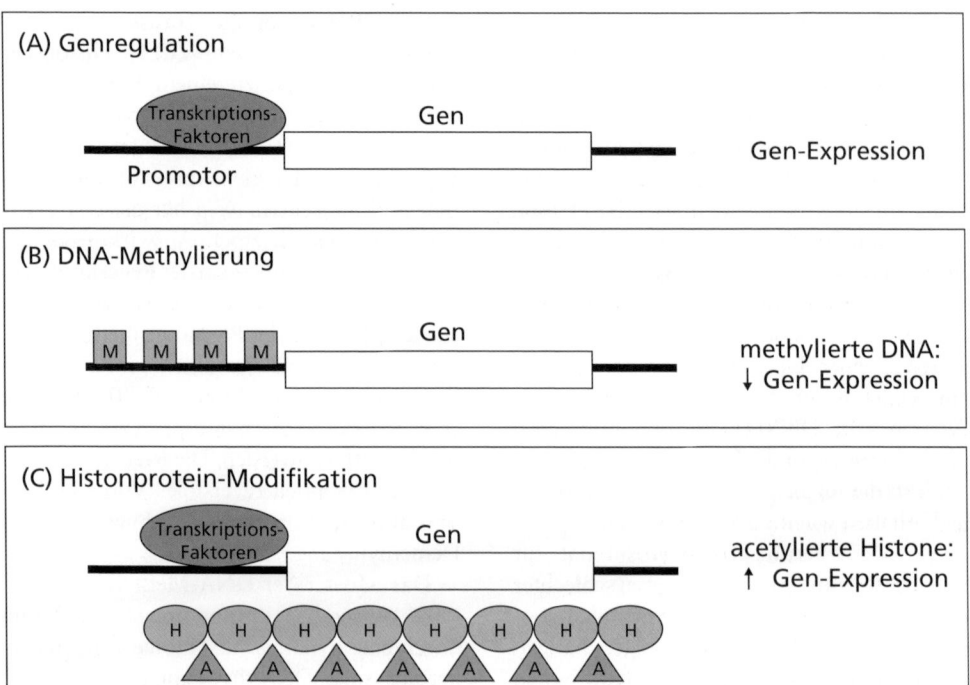

Abb. 7: Epigenetische Mechanismen. (A) An den Promotor binden Transkriptionsfaktoren, welche die Gen-Expression regulieren. (B) Die Methylierung des Promotors bewirkt die Stummschaltung des Gens. (C) Die Acetylierung von Histonproteinen führt zu einer vermehrten Gen-Expression. Modifiziert nach Monk et al. (2012).

Depressionsrisiko bei den Kindern erhöht (Bale et al. 2010). Auch das Risiko für die Entwicklung einer Schizophrenie erhöht sich, wenn die Mutter während der Schwangerschaft Hunger leiden muss (Bale et al. 2010), insbesondere im ersten Trimenon (Monk et al. 2012). Die Einnahme von Folsäure während der Schwangerschaft hat Auswirkungen auf die DNA-Methylierung (Menke und Binder 2014). Neben einem Mangel an Nahrungsbestandteilen könnte das erhöhte Risiko für psychopathologische Auffälligkeiten bei einer massiven Hungerepisode der Mutter während der Schwangerschaft auch mit einer damit einhergehenden erhöhten Ausschüttung von Stresshormonen in Zusammenhang gebracht werden (Monk et al. 2012). Es gilt als wahrscheinlich, dass Stress der Mutter während der Schwangerschaft epigenetische Effekte auf die Genexpression in der Placenta hat. Ein Schlüsselenzym ist 11β-Hydroxysteroid-Dehydrogenase 2 (11β-HSD2). Dieses Enzym inaktiviert in der Placenta mütterliche Stresshormone und schützt dadurch den Fötus vor einer Überschwemmung mit Glucocorticoiden. Beim Menschen führt erhöhte Ängstlichkeit der Mutter während der Schwangerschaft zu einer verminderten Expression des 11β-HSD2-Gens (Monk et al. 2012). Dadurch funktioniert die Inaktivierung der mütterlichen Stresshormone in der Placenta nur unzureichend, so dass der Fötus einer erhöhten Konzentration von Glucocorticoiden ausgesetzt ist. Reduzierte 11β-HSD2-mRNA-Konzentrationen sind assoziiert mit einer Retardierung des intrauterinen Wachstums und einer Häufung von Frühgeburten.

Bei Ratten führt Stress während der Schwangerschaft zu einer verminderten Expression dieses Gens, was wahrscheinlich auf eine Hypermethylierung zurückzuführen ist (Monk et al. 2012). Epigenetische Modifikationen von Placenta-Genen dürften einen wesentlichen Mechanismus darstellen, der erklärt, wie pränataler Stress der Mutter die Entwicklung des Kindes beeinflusst.

Das Methylierungsmuster ist nach der Geburt nicht statisch, sondern plastisch und modifizierbar. Die DNA-Methylierung ist ein molekularer Mechanismus, über den Gene und frühkindliche Erfahrungen miteinander interagieren (Booij et al. 2013). Bei Rhesusaffen wirkt sich mütterliches Verhalten auf das Methylierungsmuster im präfrontalen Cortex aus (Provençal et al. 2012). Eine Reihe von Studien belegt den Zusammenhang zwischen frühkindlicher Traumatisierung und der DNA-Methylierung in Kandidatengenen, die mit der Pathogenese der Depression in Verbindung gebracht werden. Diese Forschungsergebnisse sind deshalb besonders interessant, weil sie zeigen, wie frühkindliche Erfahrungen dauerhafte Auswirkungen auf die postnatale Gehirnentwicklung haben und dadurch die Emotionsregulierung nachhaltig beeinflussen. Die hypothesengeleitete Forschung zur DNA-Methylierung bei der Depression fokussierte bisher im Wesentlichen auf drei Systeme mit den entsprechenden Kandidatengenen: das HPA-System (Glucocorticoid-Rezeptorgen, CRH-Gen, AVP-Gen), das serotonerge System (Serotonintransportergen) und das Neurotrophin-System (BDNF-Gen). Mütterliche Zuwendung hat allerdings weitreichende epigenetische Effekte auf verschiedene Gene und unterschiedliche Gehirnregionen (McGowan et al. 2011). Frühkindliche Bindungserfahrungen haben breitgefächerte Effekte auf das Epigenom, wobei die Transkription von mehreren hundert Genen beeinflusst wird (Vialou et al. 2013). Die funktionellen Folgen dieser epigenetischen Veränderungen versteht man heute erst zu einem kleinen Teil. Zudem ist davon auszugehen, dass die heute bekannten epigenetischen Veränderungen nur die Spitze des Eisbergs darstellen.

Wie funktioniert es neurobiologisch, dass traumatische Kindheitserfahrungen anhaltende Auswirkungen auf die Regulation des Stresshormonsystems bis ins Erwachsenenalter hinein haben? Eine Antwort auf diese interessante Frage liefert die moderne Epigenetik. Eine zentrale Rolle spielt das Stresshormonsystem. Wie wir im Kapitel zur Gen-Umwelt-Interaktion (▶ Kap. 2) gesehen haben, gibt es mittlerweile eine Fülle von empirischen Belegen dafür, dass das Stresshormonsystem bei der Pathogenese der Depression eine nicht unwesentliche Rolle spielt. Aversive Kindheitserfahrungen haben anhaltende negative Effekte auf die Regulation des Stresshormonsystems. Frühkindliche Belastungen führen zu einer überschießenden Stressantwort. Daher können selbst moderate Stressoren im Erwachsenenalter bei diesen Individuen eine Depression auslösen (Anacker et al. 2014).

> Heute kann man sogar bis hinunter auf die molekulare Ebene verstehen, wie belastende Lebensereignisse psychobiologische Narben hinterlassen. Frühkindliche Erfahrungen führen zur dauerhaften epigenetischen Modifikation des Stresshormonsystems. Neuere Forschungen haben auf beeindruckende Weise gezeigt, dass Traumata molekulare Veränderungen in der DNA hinterlassen, wodurch die Genregulation dauerhaft verändert wird.

Ein Meilenstein war die Untersuchung von McGowan et al. (2009). Die Autoren untersuchten das postmortale Hirngewebe von Suizidtoten. Personen, die in der Kindheit sexuell oder körperlich missbraucht worden waren, wiesen epigenetische Veränderungen auf, die bei der Kontrollgruppe (Suizidtote ohne Traumatisierung in der Kindheit) nicht nachweisbar waren. Diese Befunde sind also kein Korrelat für Suizid oder Depression, sondern spezifisch für Traumatisierung in der Kindheit. Depressive Suizidtote ohne Misshandlung in der Kindheit weisen das pathologische Methylierungsmuster nicht auf. Die Subgruppe mit Traumatisierung in der Kindheit zeigt erhöhte Methylierungen in der DNA des Gens NR3C1 im Hippocampus. NR3C1 liefert den Bauplan für den *Glucocorticoid-Rezeptor (GR)*, der für die negative Feedback-Hemmung des HPA-Systems eine zentrale Rolle spielt. Der Physiologe Johann Caspar Rüegg (2011, S. 49) hat NR3C1 griffig als »Anti-Stress-Gen« bezeichnet. Eine vermehrte Methylierung blockiert dieses Gen. Dadurch wird weniger GR im Hippocampus gebildet, so dass die Feedback-Schleife defekt ist. Ist das GR-Gen methyliert, funktioniert die physiologische Regulation des HPA-Systems nicht mehr adäquat, so dass die HPA-Achse nicht regulär heruntergefahren werden kann. Durch die unzureichende Terminierung des HPA-Systems kommt es zu einer überschießenden Stressreaktion. Dadurch ist die »Stressbremse« gleichsam »lahmgelegt«, wie es Rüegg (2011, S. 49) einprägsam formuliert hat. Der Zusammenhang zwischen einer Hypermethylierung des NR3C1-Gens und frühkindlichen Stresserfahrungen wurde inzwischen sowohl im Tierexperiment als auch beim Menschen mehrfach repliziert und gilt als robuster Befund (Turecki und Meaney 2016).

Die Methylierung des NR3C1-Promotors kann man heute auch *in vivo* in der DNA aus peripherem Gewebe nachweisen, etwa aus Blut- oder Epithelzellen. Die meisten epigenetischen Veränderungen sind wahrscheinlich gewebespezifisch, allerdings scheint es eine Überlappung zu geben (Menke und Binder 2014). Daher wird das Methylierungsmuster von DNA, die aus Blutzellen gewonnen wurde, gerne als peripherer Marker für epigenetische Veränderungen im Gehirn angesehen (Booij et al. 2013). Allerdings sind Extrapolationen von peripheren Zellen auf Neurone im Gehirn grundsätzlich problematisch und sollten stets mit großer Vorsicht und Zurückhaltung erfolgen, da man nicht immer von einer Übereinstimmung ausgehen kann (Menke und Binder 2014). Ein Blick in ein Lehrbuch der Embryologie ist hier hilfreich: Blutzellen sind Derivate des Mesoderms, während Gehirnzellen sich aus dem Ektoderm entwickeln. Ein Beispiel für Parallelität ist die durch frühkindliche Traumatisierung hervorgerufene DNA-Hypermethylierung in der Promotorregion des GR-Gens NR3C1, die sowohl im Gehirn als auch in peripheren Blutzellen nachweisbar ist (Menke und Binder 2014). Patienten mit Depression und Borderline-Störung weisen eine erhöhte Methylierung am NR3C1-Promotor in Abhängigkeit von der Art und Anzahl der Missbrauchsfälle auf (Perroud et al. 2011). Die NR3C1-Methylierung gilt inzwischen als peripherer Marker für den Schweregrad erfahrenen Missbrauchs. Tyrka et al. (2015) fanden bei Kindern im Alter von 3 bis 5 Jahren, die in den letzten 6 Monaten misshandelt worden waren, eine vermehrte Methylierung des GR-Gens. Bei der posttraumatischen Belastungsstörung ist eine höhere Methylierung im NR3C1-Gen vor Behandlungsbeginn mit einem erfolgreichen Ergebnis der Psychotherapie (Expositionstherapie) assoziiert (Yehuda et al. 2013). Die epigenetische Programmierung des GR-Gens findet nicht nur nach der Geburt statt, sondern bereits während der Schwangerschaft: Kinder, die im letzten Trimenon einer depressiven Stimmung der Mutter ausgesetzt waren, zeigen eine erhöhte Stressreaktion (hohe Cortisol-Ausschüttung), die über eine erhöhte Methylierung des NR3C1-Promotors vermittelt wurde (Oberlander et al. 2008). Eine pränatale Depression der Mutter prädizierte die Methylierung des NR3C1-Gens bei männlichen Kindern im Alter von 2 Monaten (Braithwaite et al. 2015). Kinder von Müttern, die während der Schwangerschaft Gewalterfahrungen in der Partnerschaft ausgesetzt waren, weisen eine erhöhte

NR3C1-Methylierung auf (Radtke et al. 2011). Angst und Depression der Mutter in der Schwangerschaft beeinflussen beim Neugeborenen den Methylierungsstatus des NR3C1-Gens (Hompes et al 2013; Braithwaite et al. 2015).

Die NR3C1-Methylierung kommt nicht nur bei Menschen vor. Es scheint ein alter und evolutionsbiologisch bewährter epigenetischer Mechanismus zu sein, der auch bei Nagetieren vorkommt. Die Arbeitsgruppe um Michael Meaney leistete Pionierarbeit auf dem Gebiet der epigenetischen Kontrolle der HPA-Achse (Weaver et al. 2004): Das Verhalten der Rattenmütter beeinflusst die Aktivität der HPA-Achse über epigenetische Mechanismen. Rattenmütter weisen große interindividuelle Unterschiede hinsichtlich des Pflegeverhaltens auf. Qualität und Intensität des Pflegeverhaltens sind stabil über mehrere Würfe (Anacker et al. 2014). Fürsorgliche Rattenmütter halten sich besonders viel bei ihren Jungen auf, lecken (licking) und säubern (grooming) sie intensiv und bieten ihnen eine gute Säugeposition. Vernachlässigende »Raben-Rattenmütter« hingegen stellen wenig körperlichen Kontakt zu ihren Jungen her, lecken und säubern sie weniger und nehmen eine ungünstige Säugeposition ein (Klein und Glaesmer 2012). Nachkommen von fürsorglichen Rattenmüttern zeigen als ausgewachsene Ratten bei Konfrontation mit einem Stressor eine nur moderate Stressreaktion. Diese Tiere, die in den ersten Lebenswochen viel mütterliche Zuwendung und Pflege erfahren haben, zeigen geringe CRH-Konzentrationen im Hypothalamus und ausreichende GR-Konzentrationen im Hippocampus (Korosi und Baram 2009). Außerdem ist bei diesen Tieren der Hippocampus besser in Schuss als bei vernachlässigten Tieren, sowohl morphologisch als auch funktionell, was sich in besseren kognitiven Leistungen und einer gesteigerten Lernfähigkeit niederschlägt (Korosi und Baram 2009). Vernachlässigte Ratten hingegen zeigen eine überschießende und prolongierte Aktivierung des Stresshormonsystems und eine anhaltende Dysfunktion des Hippocampus (Korosi und Baram 2009; Anacker et al. 2014). Auf molekularer Ebene weisen vernachlässigte Tiere erhöhte CRH-Konzentrationen im Hypothalamus und eine reduzierte Dichte von GR auf (Korosi und Baram 2009). Um diese nachhaltigen ungünstigen Effekte zu erzielen, genügen bereits wiederholte Trennungen der Tiere in der ersten Lebensphase von der Mutter.

Die molekularen Abläufe der unterschiedlichen Regulation des Stresshormonsystems sind heute bereits gut erforscht (▶ Abb. 8). Hier spielt die Epigenetik eine zentrale Rolle. Durch das mütterliche Pflegeverhalten wird die Genexpression programmiert und dadurch die Stressreaktivität bis ins Erwachsenenalter hinein beeinflusst (Klein und Glaesmer 2012; Anacker et al. 2014). Nachkommen von fürsorglichen Rattenmüttern zeigen eine erhöhte Expression des GR im Hippocampus. Durch GR ist die physiologische negative Rückkopplung gewährleistet, wodurch die Stressreaktion heruntergefahren werden kann. Dadurch kann die Aktivität der HPA-Achse früher, schneller und effektiver terminiert werden. Eine ausreichende Expression des GR ist aber nur dann möglich, wenn das GR-Gen abgelesen werden kann. Da Methylgruppen das Ablesen des Gens blockieren und das Gen dadurch stummschalten, muss es demethyliert werden. Demethyliert wird das GR-Gen durch ausreichende mütterliche Pflege in der frühen Kindheit. Erst durch das Ablegen der »Methylhülle« wird das GR-Gen »ausgepackt« und ist frei ablesbar (Rüegg 2011, S. 50). Bei den Nachkommen, die wenig Pflege durch die Mutter erfahren, findet diese Demethylierung nicht statt. Durch die nicht entfernten Methylgruppen bleibt das GR-Gen blockiert. Daher kann die Transkription des GR-Gens nur in geringem Ausmaß erfolgen. Bei Rattenföten liegt noch keine Methylierung des GR-Gens im Hippocampus vor (Klein und Glaesmer 2012). Erst am Tag nach der

Geburt weisen Ratten die Methylierung auf, und zwar unabhängig vom Pflegeverhalten ihrer Mutter (Vialou et al. 2013). Die für die weitere Entwicklung maßgeblichen Unterschiede entstehen in der frühen Kindheit im sozialen Kontext. Bei Ratten ist die erste Woche nach der Geburt das kritische Zeitfenster, in dem die Weichen für die Regulation der HPA-Achse gestellt werden (Anacker et al. 2014). Zuwendung oder Vernachlässigung in dieser frühen postnatalen Phase legen fest, wie das Stresshormonsystem der ausgewachsenen Tiere in belastenden Situationen reagiert. Entscheidend ist hierbei die »Beziehungsqualität« in der frühen »Bindung« zur Mutter. Die Methylierung des GR-Gens verschwindet erst durch ausreichende mütterliche Pflege nach der Geburt. Vernachlässigte Ratten behalten hingegen ihre »Methylhülle«, die das Ablesen des GR-Gens blockiert (▶ Abb. 8). Mütterliche Zuwendung beeinflusst die DNA-Methyltransferase DNMT1 im Hippocampus. Vernachlässigte Tiere weisen eine erhöhte Konzentration von DNMT1-mRNA auf (Monk et al. 2012). Nachkommen von vernachlässigenden Rattenmüttern haben dadurch zu wenig GR im Hippocampus. Dadurch ist bei dem vernachlässigten Nachwuchs die negative Rückkopplung defizitär. Bei den vernachlässigten Rattenjungen ist die »Stressbremse« also dadurch »lahmgelegt«, dass die bei der Geburt normalerweise vorhandenen Methylgruppen nicht entfernt werden. Die Entfernung der Methylgruppen erfolgt nur, wenn die Ratten nach der Geburt von ihrer Mutter ausreichend gepflegt werden und taktile Stimulation erhalten. Vernachlässigte weibliche Ratten sind später selbst inkompetent pflegende Mütter (Champagne und Meaney 2007). Dieses Tiermodell zeigt eindrucksvoll, wie über epigenetische Mechanismen negative Bindungserfahrungen und Vernachlässigung transgenerational weitergegeben werden (Franklin et al. 2010; Paslakis et al. 2011). Taktile Stimulation durch häufiges Berühren und Lecken der Nachkommen bewirkt also eine Demethylierung von NR3C1. Dadurch erhöht sich die hippocampale GR-mRNA-Konzentration, die »Stressbremse« kann also funktionieren. Bei diesem Vorgang sind noch weitere Komponenten beteiligt; die molekularen Abläufe sind kompliziert: Es kommt zur Freisetzung von Serotonin, das an 5-HT7-Rezeptoren bindet. Außerdem ist ein Transkriptionsfaktor (NGFI-A, nerve growth factor-inducible factor-A) beteiligt (Anacker et al. 2014), der NR3C1 im Hippocampus aktiviert, also die Expression des GR erhöht. Dies ist nur möglich, wenn NR3C1 demethyliert ist.

Sehr interessant sind die Kreuzaufzuchtsversuche (cross-fostering) von Weaver et al. (2004): Wenn die nach der Geburt von ihrer eigenen Mutter vernachlässigten Ratten kurze Zeit später von einer fürsorglichen »Adoptiv-Rattenmutter« gut bemuttert werden, wird die übermäßige Methylierung des NR3C1-Promotors entfernt. Wenn hingegen Nachkommen von fürsorglichen Rattenmüttern nach der Geburt von vernachlässigenden Rattenmüttern aufgezogen werden, zeigen sie ausgeprägte Stressreaktionen (Paslakis et al. 2011). Dies beweist, dass nicht Vererbung, sondern die Qualität der Beziehung zwischen Kind und Mutter (respektive Ersatzmutter) die DNA-Methylierung beeinflusst. Mütterliche Fürsorge bewirkt also epigenetische Veränderungen, die stabil sind und zu lang wirksamen Veränderungen der Genexpression führen. Ausreichende mütterliche Fürsorge ist die Voraussetzung dafür, dass das Stresshormonsystem nicht dauerhaft überreguliert ist, sondern wieder situationsadäquat heruntergefahren werden kann. Nachkommen von fürsorglichen Rattenmüttern zeigen weniger depressionsähnliches Verhalten im Tiermodell (Anacker et al. 2014). Die Nachkommen von fürsorglichen Müttern sind neugieriger und »gechillter«. Sie trauen sich mehr, explorieren mutiger eine neue Umgebung, haben mehr Appetit und zeigen weniger stressinduzierte gelernte Hilflosigkeit. Bei diesen Tieren

3.3 Traumata in der Kindheit verändern die Genregulation über epigenetische Mechanismen

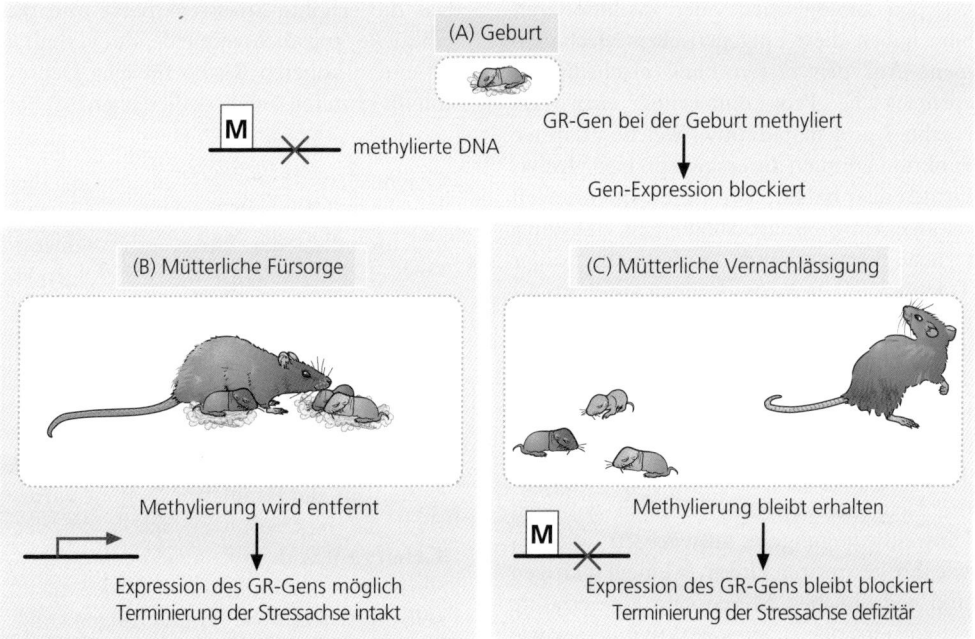

Abb. 8: Epigenetik von mütterlicher Fürsorge und Vernachlässigung. (A) Bei der Geburt ist das Glucocorticoid-Rezeptor-Gen (GR-Gen, NR3C1) methyliert und dadurch blockiert. (B) Fürsorgliches mütterliches Verhalten führt zur Entfernung der Methylgruppen. Das GR-Gen wird exprimiert. Die Stressachse kann regelrecht terminiert werden. Gut bemutterte weibliche Nachkommen entwickeln sich zu fürsorglichen Müttern. (C) Bei Vernachlässigung durch die Mutter bleibt die Methylierung des GR-Gens erhalten. Das GR-Gen ist weiterhin blockiert. Die Terminierung der Stressachse ist gestört. Vernachlässigte weibliche Nachkommen entwickeln sich zu vernachlässigenden Müttern. Modifiziert nach Vialou et al. (2013).

funktioniert die physiologische Feedback-Inhibition der HPA-Achse besser. Sie haben höhere Konzentrationen von GR-mRNA im Hippocampus, geringere Konzentrationen von CRH-mRNA im Hypothalamus und geringere ACTH- und Glucocorticoid-Ausschüttungen (Anacker et al. 2014). Nachkommen von vernachlässigenden Rattenmüttern tendieren zu gelernter Hilflosigkeit in entsprechenden Tests (Anacker et al. 2014). Weibliche Ratten, die von ihrer Mutter unzureichend gepflegt wurden, werden ihren eigenen Nachwuchs auch wieder vernachlässigen. Durch mangelnde Zuwendung werden also verminderte Stressresistenz, Ängstlichkeit und depressionsähnliche Verhaltensweisen epigenetisch von einer Generation auf die nächste »vererbt« (Rüegg 2011, S. 50).

> Repetitive negative frühe Lebenserfahrungen wie Vernachlässigung oder Misshandlung erhöhen dauerhaft die Stressreaktivität, indem Schlüsselgene, die an der Regulation der HPA-Achse beteiligt sind, epigenetisch verändert werden. Die dadurch veränderte Genexpression macht die in ihrer Kindheit traumatisierten oder schlecht bemutterten Individuen vulnerabel für Stressoren im späteren Leben. Eine erhöhte Stressreaktivität wirkt sich langfristig negativ auf die körperliche und psychische Gesundheit aus.

Welchen biologischen oder evolutionären Sinn haben diese epigenetischen Mechanismen? Auf den ersten Blick erscheint die epigenetische Programmierung eher von Nachteil und maladaptiv. Welche adaptive Funktion könnten die epigenetischen Mechanismen also haben? Bei Tieren beeinflussen widrige Umgebungsbedingungen das mütterliche Pflegeverhalten. Stress während der Trächtigkeit hat Auswirkungen auf das mütterliche Pflegeverhalten. Gestresste Rattenmütter kümmern sich schlechter um ihre Jungen. Die epigenetisch vermittelte erhöhte Stressreaktivität der Nachkommen könnte adaptiv für das Überleben sein (Booij et al. 2013), denn es ist davon auszugehen, dass die Neugeborenen unter ähnlich widrigen Umweltbedingungen aufwachsen müssen wie ihre gestressten Eltern. In einem widrigen und bedrohlichen Milieu sind eine erhöhte neuroendokrine Stressreaktivität sowie Ängstlichkeit und Wachsamkeit essentiell für das Überleben. Frühkindlich vernachlässigte Ratten zeigen zwar eine überschießende Stressantwort, jedoch weisen sie mehr Ressourcen und Überlebensvorteile unter widrigen Umweltbedingungen auf. Beispielsweise ist bei ihnen das Kontextlernen unter Stressbedingungen besser (Vialou et al. 2013). Die epigenetischen Veränderungen, die durch mütterliche Vernachlässigung induziert werden, haben also wahrscheinlich insofern eine adaptive Funktion, als sie das Individuum gut darauf vorbereiten, in einem aversiven Umfeld zu überleben, ohne dass eigene gefährliche Lernerfahrungen hierzu nötig wären. Beim Menschen ist das grundsätzlich ähnlich. Bei männlichen Jugendlichen, die in ärmlichen Stadtteilen mit hoher Kriminalität aufwachsen, erweist sich eine erhöhte Stressreaktivität als günstig (Klein und Glaesmer 2012). Schüchterne und furchtsame Jugendliche sind erfolgreich darin, gefährliche interpersonelle Spannungen in der bedrohlichen Umgebung zu umgehen. Das gehemmte Verhalten erweist sich insofern als protektiver Faktor. Die Kehrseite der Medaille ist jedoch, dass die erhöhte Stressreaktivität und das habituelle ängstlich-vermeidende Verhalten mit einem höheren Risiko für eine Depression im späteren Leben einhergehen.

> Die moderne Epigenetik unterstützt die provokante Vorstellung, dass erworbene Eigenschaften der Eltern aufgrund von Umwelteinflüssen an die nachfolgende Generation weitergegeben werden können. Dies könnte einen Überlebensvorteil darstellen, denn dadurch könnte die Anpassung an veränderte Umweltbedingungen schneller erfolgen als durch natürliche Selektion. Ein weiterer Überlebensvorteil für die Population besteht darin, dass die Nachkommen schon bei der Geburt auf widrige Umweltbedingungen vorbereitet sind. Sie müssen also nicht selbst erst adaptive Veränderungen etablieren, sondern bringen diese bereits mit auf die Welt. Die Anpassung an die ungünstige Umwelt wurde ihnen gleichsam in die Wiege gelegt. Das ist biologisch sinnvoll, denn in der frühen postnatalen Phase sind Lernvorgänge noch gar nicht möglich, da das Nervensystem noch nicht ausgereift ist. Adaptive Veränderungen der Eltern, die durch Umwelteinflüsse entstanden sind, können also auf epigenetischem Weg transgenerational weitergegeben werden.

Eine solche *nicht-genetische Vererbung erworbener Eigenschaften* erinnert an die Theorien von Jean-Baptiste Lamarck (1744–1829), dem Schöpfer des Wortes »Biologie«. Diese Theorien hat Lamarck vor mehr als 200 Jahren in seinem Buch *Philosophie zoologique* (1809) expliziert. Die mit dem Begriff *Neo-Lamarckismus* bezeichnete Lehre von der Vererbung von erworbenen Eigenschaften erfährt durch die moderne Epigenetik eine gewisse Renaissance. Die jüngsten Fortschritte der Epigenetik haben das Interesse an der nicht-genetischen transgenerationalen Weitergabe von erworbenen Eigenschaften wiederbelebt.

Frühkindlicher Stress geht mit einer epigenetisch vermittelten erhöhten Alarmbereitschaft einher. Im Tiermodell werden frühkindliche Traumatisierungen dadurch simuliert, dass Tiere nach der Geburt wiederholt von ihren Müttern getrennt werden. Dies führt zu anhaltenden depressions- und angstähnlichen Verhaltensänderungen und zu einer Dysregulation des HPA-Systems mit erhöhten Glucocorticoid-Konzentrationen im Blut. Tiere mit frühkindlicher »Bindungstraumatisierung« zeigen eine erhöhte Stressreagibilität und reagieren auf Stressoren im späteren Leben überschießend (Vialou et al. 2013). Die erhöhte Aktivität des HPA-Systems in einem belastenden Milieu ist vermutlich adaptiv und für das Überleben wichtig. Auf mehreren Ebenen der HPA-Achse wird sichergestellt, dass dieser überlebenswichtige Mechanismus auch wirklich funktioniert. Nicht nur der GR wird epigenetisch verändert, sondern auch CRH und AVP, die Steuerhormone der neuroendokrinen Stressachse. CRH und AVP fungieren als die beiden zentralen Top-down-Stimulatoren des HPA-Systems. Beide Neuropeptide kurbeln das neuroendokrine Stresshormonsystem an. Im Tiermodell führt frühkindlicher Stress, hervorgerufen durch Trennung der Nachkommen von der Mutter, zu depressionsähnlichen Verhaltensweisen und zu einer langfristig erhöhten Produktion von AVP im Nucleus paraventricularis des Hypothalamus. Dadurch kommt es zu einer erhöhten Aktivität der HPA-Achse mit vermehrter Ausschüttung des Stresshormons Corticosteron. Dieses Glucocorticoid kommt bei Nagetieren vor und entspricht dem Cortisol beim Menschen. Diese erhöhte Glucocorticoid-Ausschüttung ist zurückzuführen auf eine Hypomethylierung im Promotor (Enhancer) des AVP-Gens (Murgatroyd et al. 2009; Murgatroyd und Spengler 2011). Durch diese Hypomethylierung kann MeCP2 schlechter binden (Booij et al. 2013). Diese epigenetische Programmierung der AVP-Expression in parvozellulären Neuronen des Nucleus paraventricularis führt zu einer erhöhten AVP-Synthese im Hypothalamus und zu einer gesteigerten HPA-Aktivierung bei Stress (Anacker et al. 2014). Diese lebenslang persistierende Überaktivität des HPA-Systems wurde lediglich dadurch hervorgerufen, dass die Mäuse in ihren ersten zehn Lebenstagen täglich drei Stunden von ihrer Mutter getrennt worden waren.

Ganz ähnlich ist auch eine Hypomethylierung des Promotors des CRH-Gens bei Nachkommen von Mäusemüttern festzustellen, die während der Schwangerschaft gestresst wurden (Mueller und Bale 2008). Ausgewachsene männliche Ratten, die in der frühen Schwangerschaft Stress ausgesetzt waren, weisen eine verminderte DNA-Methylierung des CRH-Gens und eine erhöhte Methylierung des GR-Gens (NR3C1) im Hypothalamus auf (Monk et al. 2012). Diese epigenetischen Veränderungen bewirken eine erhöhte CRH-Expression und eine verminderte GR-Expression. Beide Veränderungen gehen mit einer Hyperreaktivität des HPA-Systems einher. Offensichtlich ist die frühe Schwangerschaft eine vulnerable Periode, in der Stresserfahrungen der Mutter eine erhöhte Ausschüttung von Glucocorticoiden bewirken, welche die Placenta passieren und epigenetische Veränderungen *in utero* bewirken. Insbesondere die frühe Embryonalentwicklung scheint eine kritische Periode zu sein, in der durch epigenetische Programmierung wichtige Weichen für die spätere Entwicklung gestellt werden (Bale et al. 2010). Es gilt heute als erwiesen, dass pränatale und frühkindliche Traumatisierungen zu persistierenden epigenetischen Veränderungen im Stresshormonsystem führen, wodurch sich das Depressionsrisiko erhöht. Frühkindliche traumatische Erlebnisse führen zu bleibenden intraindividuellen epigenetischen Veränderungen. Die überschießende Stressreagibilität und damit die Vulnerabilität für Depression wird über epigenetische Mechanismen auch transgenerational weitergegeben (Paslakis et al. 2011). Die epigenetische Regulation der HPA-Achse geht sogar bis auf die Ebene der Hypophyse herunter. Wenn Mäuse kurz nach der Geburt von der Mutter getrennt werden, kommt es zu einer anhaltenden Hypomethylierung des Proopiomelanocortin-Gens (Pomc-Gens). Aus diesem Pro-Hormon wird ACTH gebildet. Die Hypomethylierung des Pomc-Gens bewirkt eine erhöhte Ausschüttung von ACTH in der Adenohypophyse (Anacker et al. 2014).

> Zusammengefasst zeigen diese Befunde, dass mütterliche Zuwendung oder Vernachlässigung über epigenetische Mechanismen die Genexpression auf verschiedenen Ebenen des HPA-Systems programmiert. Mütterliche Vernachlässigung induziert eine Hyperaktivität der HPA-Achse, während Zuwendung und intensives Pflegeverhalten bewirkt, dass die Stressantwort in Belastungssituationen nur moderat ausfällt und rasch wieder herunterreguliert werden kann.

Die epigenetische Regulation des CRH-Gens findet auch im Erwachsenenalter statt. Im Tiermodell führt chronischer »psychosozialer« Stress (social defeat stress) zu depressionsähnlichen Verhaltensmustern und zu einer Hochregulation von CRH bei vulnerablen, nicht aber bei resilienten Tieren (Vialou et al. 2013). Die vermehrte Expression des CRH-Gens geht einher mit einer verminderten Methylierung des Promotors des CRH-Gens. Bei den gestressten Mäusen kann die vermehrte DNA-Methylierung im Promotorbereich durch Behandlung mit dem Antidepressivum Imipramin wieder rückgängig gemacht werden, was die Konzentration von CRH-mRNA senkt (Vialou et al. 2013). Weibliche Ratten, die chronischem mildem Stress ausgesetzt sind, zeigen eine vermehrte Methylierung des CRH-Promotors im Nucleus paraventricularis, was stressprotektiv ist (Vialou et al. 2013). Zusammenfassend führt eine »Bindungstraumatisierung« im Tierexperiment, aber auch chronischer sozialer Stress im Erwachsenenalter, zu einer Hypomethylierung regulatorischer Abschnitte des AVP- und CRH-Gens. Dadurch erhöhen sich die Expression und Ausschüttung dieser beiden Neuropeptide. Die Folge ist eine Hyperaktivität der HPA-Achse, die mit Depression und Angst in Verbindung gebracht wird.

Der epigenetische Mechanismus der DNA-Methylierung kommt nicht nur bei der HPA-Achse, sondern auch in anderen neurobiologischen Systemen vor. Bei depressiven Patienten wurde ein höherer Methylierungsgrad im Promotor des Serotonintransportergens (SLC6A4) gefunden (Kang et al. 2013). Diese Hypermethylierung war assoziiert mit biographischen Belastungen in der Kindheit, einem ungünstigen Verlauf und einem schlechten Ansprechen auf die Therapie. Die kurze Variante des Serotonintransporters (s/s-Genotyp) geht mit einer verminderten Expression des Serotonintransporters einher, wodurch sich das Depressionsrisiko erhöht (▶ Kap. 2). Wenn zu dieser genetisch bedingten Suszeptibilität noch ungünstige epigenetische Veränderungen hinzukommen, wird es besonders heikel. Beispielsweise erhöht sich das Depressionsrisiko, wenn bei Trägern des s/s-Allels zusätzlich noch eine Methylierung des Promotors des Serotonintransportergens erfolgt (Buchholz et al. 2013). Eine Methylierung des Serotonintransportergens beeinträchtigt die Expression des Serotonintransporters und ist mit Kindesmisshandlung und einem schlechteren klinischen Erscheinungsbild der depressiven Symptomatik assoziiert. Bei Personen mit traumatischen Erfahrungen oder Verlusterlebnissen kommt es zu einer Veränderung des Methylierungsmusters des Serotonintransportergens. Die vermehrte Methylierung auf dem l-Allel stört dessen protektive Wirkung. Dadurch erhöht sich das Risiko für negative Folgen wie Ungelöstheit des Traumas oder

Verlustes (van Ijzendoorn et al. 2010). Das s-Allel wirkt sich nur dann ungünstig aus, wenn es einen niedrigen Methylierungsgrad aufweist. Diese Befunde zeigen, dass die genetisch bedingte Vulnerabilität durch belastende Lebenserfahrungen über epigenetische Vorgänge beeinflusst wird.

Epigenetische Veränderungen sind auch im Neurotrophin-System beschrieben worden. Bei der Depression spielen neben der monoaminergen Neurotransmission (Serotonin, Noradrenalin, Dopamin) und dem HPA-System auch Neurotrophine wie BDNF (brain-derived neurotrophic factor) eine bedeutende Rolle. Neurotrophine sind wichtig für das Wachstum und das Überleben von Nervenzellen im Gehirn. BDNF schützt bestehende Synapsen und ist sowohl an der Gehirnentwicklung als auch an der adulten Neuroneogenese beteiligt. Für die synaptische Plastizität, insbesondere des Hippocampus, wird es als Schlüsselmolekül angesehen (McEwen et al. 2012; Mitchelmore und Gede 2014). Bei der Depression ist von einer eingeschränkten neuronalen Plastizität auszugehen. Die Depression geht mit einer verminderten Expression von BDNF einher, die sich durch Antidepressiva normalisieren lässt (Bus et al. 2015; Molendijk et al. 2014). Bei Suizidtoten wurden im präfrontalen Cortex und im Hippocampus verminderte Konzentrationen von BDNF-mRNA und von BDNF nachgewiesen (Dwivedi et al. 2003). Im postmortalen Hirngewebe von Suizidtoten wurde eine erhöhte DNA-Methylierung im Promotor des BDNF-Gens nachgewiesen, die mit verminderten BDNF-mRNA-Konzentrationen assoziiert ist (Keller et al. 2010). Misshandlung durch die Mutter lässt sich tierexperimentell simulieren, indem man die Umgebungsbedingungen des Nests ungemütlich gestaltet. Dies löst bei den laktierenden Müttern Stress und aggressives Verhalten gegenüber dem Nachwuchs aus. Die gestressten Mütter treten auf die Jungen, putzen sie auf aggressive Weise und packen sie an den Gliedmaßen, um sie zu transportieren (Monk et al. 2012). Unter widrigen Umweltbedingungen werden die Nachkommen weniger fürsorglich und aggressiver behandelt. Im präfrontalen Cortex von Jungen, die vernachlässigt und aggressiv behandelt wurden, zeigte sich eine Herunterregulierung der BDNF-Expression. Frühkindlich misshandelte Ratten weisen im Erwachsenenalter eine erhöhte Methylierung im BDNF-Promotor im präfrontalen Cortex sowie in der Amygdala und im Hippocampus auf (Roth et al. 2009; Boersma et al. 2014). Diese Hypermethylierung wirkt sich repressiv auf die Genexpression aus. Diese erworbenen epigenetischen Veränderungen im BDNF-Promotor sind auch bei den Nachkommen von vernachlässigten und misshandelten Tieren nachweisbar. Diese Tiere neigen später dazu, ihre eigenen Nachkommen zu misshandeln (Roth et al. 2009). Dies wäre eine epigenetische Erklärung für die multigenerationale Weitergabe von »Missbrauch« (Monk et al. 2012). Die erworbenen epigenetischen Veränderungen werden also transgenerational von den Weibchen auf die Nachkommen der ersten Generation weitergegeben. Epigenetische Veränderungen können also nicht nur lebenslang bei einem Individuum persistieren, erworbene Veränderungen können auf die nachfolgende Generation weitergegeben werden (Paslakis et al. 2011).

Weibliche Tiere, die von ihrer Mutter wenig Zuwendung und Pflege erfahren haben, zeigen als Mütter ebenfalls Defizite bei der Aufzucht ihrer Jungen. Mütterliches Pflegeverhalten wird über die mütterliche Linie auf die Nachfolgegeneration weitergegeben und steht unter hormoneller Kontrolle durch Östrogen und Oxytocin. Eine wichtige Rolle beim mütterlichen Pflegeverhalten spielt das Bindungshormon Oxytocin im medialen präoptischen Areal (MPOA), das durch Östrogen beeinflusst wird. Bei weiblichen Nachkommen von vernachlässigenden Müttern findet man eine verminderte Expression eines bestimmten Östrogenrezeptors (Östrogenrezeptor Alpha) aufgrund einer vermehrten Methylierung des Promotors des entsprechenden Gens (Vialou et al. 2013). Durch den Mangel an Östrogenrezeptoren kann Östrogen nicht in ausreichendem Ausmaß die Expression von Oxytocin-Rezeptoren im Hypothalamus (MPOA) aktivieren. Dadurch wirkt Oxytocin nicht, wodurch diese Tiere als Mütter selbst wieder zur Vernachlässigung ihrer Jungen tendieren (Vialou et al. 2013). Diese epigenetische Regulation der Expression von Östrogenrezeptoren im Hypothalamus entsteht in der ersten postnatalen Woche und wird beibehalten bis ins Erwachsenenalter. Im Unterschied dazu weisen weibliche Nachkommen von guten Müttern eine verminderte Methylierung des Promotors des Östrogen-Rezeptorgens auf, was zu einer erhöhten Expression des Östrogenrezeptors führt. Diese weiblichen Nachkommen haben also eine normale Sensitivität gegenüber Östrogen auf Rezeptorebene. Da Östrogen die Expression von Oxytocinrezeptoren beeinflusst, funktioniert bei ihnen das Bindungshormon regelrecht, wodurch sie selbst als Mütter ihre Nachkommen besser pflegen. Interessant ist, dass spätere Änderungen des sozialen Umfelds diese epigenetische Programmierung wieder aufheben kann (Vialou et al. 2013). Es ist also davon auszugehen, dass epigenetische Veränderungen während des ganzen Lebens plastisch und veränderbar sind.

Auch ein »Trauma« bei erwachsenen Ratten führt zu einer erhöhten Methylierung des BDNF-Promotors und zu einer verminderten Expression von BDNF im Hippocampus (Roth et al. 2011; Vialou et al. 2013). Bei Suizidtoten wurde im postmortalen Hirngewebe ein höherer Methylierungsgrad des BDNF-Promotors nachgewiesen (Keller et al. 2010). Bei Patienten mit Borderline-Störung zeigte sich eine höhere Methylierung des BDNF-Gens in Abhängigkeit von traumatischen Kindheitserfahrungen (Perroud et al. 2013). Je stärker die Traumatisierung in der Kindheit war, desto mehr Methylierung des BDNF-Gens wurde gefunden. Interessant war, dass durch eine erfolgreiche dialektisch-behaviorale Therapie (DBT) die pathologisch erhöhte Methylierung reduziert werden konnte, während bei Non-Respondern das erhöhte Methylierungsmuster erhalten blieb (Mitchelmore und Gede 2014).

Im Tiermodell kommt es unter Stressbedingungen zu einer Repression von BDNF im Hippocampus, die mit der Pathophysiologie der Depression wahrscheinlich zusammenhängt (Vialou et al. 2013). Die Repression von BDNF im Hippocampus wird durch Antidepressiva wieder normalisiert. Neugeborene Ratten, die in der ersten Lebenswoche von gestressten Müttern aufgezogen werden, zeigen eine Hypermethylierung in regulatorischen Regionen des BDNF-Gens im präfrontalen Cortex, die mit einer verminderten BDNF-Expression einhergeht (Vialou et al. 2013). Frühkindliche Erfahrungen beeinflussen also die Vulnerabilität gegenüber Stress im späteren Leben. Epigenetische Veränderungen in Abhängigkeit von Erfahrungen wirken sich in unterschiedlichen Gehirnregionen teilweise diametral entgegengesetzt aus. Während es im Hippocampus und im präfrontalen Cortex über epigenetische Mechanismen zu einer Repression von BDNF kommt, passiert im Belohnungssystem genau das Gegenteil. Zum mesolimbischen Belohnungssystem gehören dopaminerge Neurone in der Area tegmentalis ventralis (ventral tegmental area, VTA), die in den Nucleus accumbens projizieren, der zum ventralen Striatum gehört. In dopaminergen Neuronen des mesolimbischen Systems kommt es unter Stressbedingungen zu einer vermehrten Bildung von BDNF (Russo und Nestler 2013; Vialou et al. 2013). Im Belohnungssystem scheint BDNF eher depressogen zu wirken, während BDNF im Hippocampus eher antidepressive Effekte zu haben scheint (Vialou et al. 2013).

Heute gebräuchliche Antidepressiva wirken wahrscheinlich zum Teil auch darüber, dass sie epigenetische Modifikationen auslösen (Menke und Binder 2014): Trizyklische Antidepressiva wie Amitriptylin und Imipramin, aber auch der SSRI Paroxetin vermindern die Methylierung von Promotor-Abschnitten im Gehirn durch Hemmung der DNA-Methyltransferase 1 (DNMT1). Der Stimmungsstabilisierer Valproinsäure vermindert ebenfalls die DNA-Methylierung (Menke und Binder 2014). Auch andere Psychopharmaka wirken über epigenetische Mechanismen. Fest steht, dass Antidepressiva keineswegs nur über die Wiederaufnahmehemmung von Serotonin, Noradrenalin und Dopamin wirken. Der Wirkmechanismus von Antidepressiva ist wesentlich komplexer als eine simple Wiederaufnahmehemmung von Monaminen. Antidepressiva erhöhen beispielsweise die Konzentration von BDNF im Blut (Molendijk et al. 2014). Aufgrund neuerer Untersuchungen ist davon auszugehen, dass der Effekt von Antidepressiva auf die Regulation der BDNF-Genexpression über epigenetische Mechanismen vermittelt wird (Menke und Binder 2014).

In der Zukunft könnten epigenetische Biomarker das Ansprechen auf Psychopharmakotherapie oder Psychotherapie prädizieren und so bei der Differentialindikation eine Rolle spielen. Derartige Biomarker werden aktuell intensiv beforscht, weil dadurch eine personalisierte oder individualisierte Therapie möglich wird. Es ist heute noch eine Zukunftsvision, durch eine Blutentnahme vorhersagen zu können, ob ein Patient auf ein bestimmtes Medikament anspricht oder nicht. Es würde viel Zeit und Leid verkürzen, wenn man nicht mehrere Wochen mühsam ausprobieren müsste, ob ein Psychopharmakon bei einem individuellen Menschen wirksam ist oder nicht. Domschke et al. (2014) konnten beispielsweise zeigen, dass eine vermehrte Methylierung des Serotonintransportergens (SLC6A4) mit einem günstigen Ansprechen auf Escitalopram assoziiert ist. Umgekehrt sagt die Hypomethylierung des Serotonintransportergens ein geringes Ansprechen auf Escitalopram voraus.

Neben Studien zur epigenetischen Regulation von Kandidatengenen (SLC6A4, NR3C1, CRH-Gen, AVP-Gen, BDNF-Gen) laufen *epigenomweite Assoziationsstudien (EWAS)*. Der Methylierungsstatus kann heute bereits genomweit untersucht werden. Erste derartige Untersuchungen ergaben interessante Unterschiede bei Depression, Suizid und nach Missbrauch im postmortalen Hirngewebe und in peripheren Blutzellen. Allerdings sind diese Ergebnisse vorläufig und müssen vorsichtig interpretiert werden aufgrund kleiner Fallzahlen (Menke und Binder 2014).

Interessant ist, dass im Hippocampus von Suizidtoten epigenetische Veränderungen an einer ganzen Reihe von Promotor-Regionen gefunden wurden, die auf Missbrauchserfahrungen in der Kindheit zurückzuführen sind (Labonté et al. 2012 und 2013). Die epigenetischen Effekte von Missbrauch beschränken sich nicht auf ein Gen oder wenige Systeme. Labonté et al. (2012) fanden bei Suizidtoten mit Missbrauch in der Kindheit ein verändertes Methylierungsmuster in 362 Promotorregionen. Dabei waren 248 Promotor-Regionen hypermethyliert und 114 hypomethyliert. Ähnlich fanden Sudermann et al. (2014) im Blut von erwachsenen Männern mit Kindesmisshandlung Unterschiede in der Methylierung von 997 Promotor-Regionen (311 hypermethyliert und 686 hypomethyliert). In einer tierexperimentellen genomweiten Analyse zeigte sich, dass mütterliche Fürsorge die Genexpression von mehr als 900 Genen beeinflusst (Weaver et al. 2006). Insgesamt findet sich eine höhere Genexpression bei Nachkommen, denen viel mütterliche Pflege zuteilwurde. In dieser Studie waren deprivationsbedingte epigenetische Veränderungen mit ängstlichem Verhalten assoziiert. Die ungünstigen Effekte mangelnder mütterlicher Zuwendung konnten durch die Gabe des Deacetylase-Inhibitors Trichostatin (TSA) wieder rückgängig gemacht werden. Mangelnde mütterliche Zuwendung und Pflege bewirkt nicht nur eine vermehrte Methylierung des NR3C1-Gens, sondern eine verminderte Histon-Acetylierung (H3K9) im Bereich des Promotors des GR-Gens (Weaver et al. 2004; Sun et al. 2013). Bei Ratten wurde nachgewiesen, dass Gene, die für die Synaptogenese wichtig sind (Familie der Protocadherin-Gene), durch mütterliches Verhalten stark beeinflusst werden (Heim und Binder 2012). Diese Gene liegen interessanterweise auf demselben Chromosom wie das Gen für den GR (NR3C1).

> Zusammenfassend weisen epigenomweite Untersuchungen des Transkriptoms bei Menschen und Tieren darauf hin, dass mütterliches Bindungsverhalten weitreichende und breitgefächerte epigenetische Effekte nach sich zieht, die eine ganze Palette von Genen regulieren.

Durch derartige hypothesenfreie Ansätze und die genomweite Anwendung von Hochdurchsatz-Verfahren können völlig neuartige Wege beschritten werden, so dass bisher unbekannte und unvermutete Regulationsmechanismen aufgedeckt werden können. Derartige Überraschungen dürften in Zukunft die neurobiologische Forschung enorm befruchten. Beispielsweise fanden Labonté et al. (2012) epigenetische Veränderungen insbesondere in solchen Genen, die für die neuronale Plastizität eine Rolle spielen. Ein signifikanter Befund war eine veränderte Promotor-Methylierung im ALS2-Gen, das für das Protein Alsin (Synonym: amyotrophic lateral sclerosis 2 protein) codiert. Die Hypermethylierung des ALS2-Gens geht mit einer verminderten Transkription einher.

Die Epigenetik hat in der Onkologie bereits heute schon einer personalisierten Medizin den Weg bereitet. In der Psychiatrie ist man davon leider noch recht weit entfernt. Dafür gibt es mehrere Gründe (Menke und Binder 2014): Neben der Heterogenität und der phänotypischen Komplexität psychiatrischer Störungen gibt es eine Reihe von methodisch-technischen Schwierigkeiten. Ein wesentliches Problem ist zudem, dass das Gehirngewebe aus naheliegenden Gründen nicht direkt untersucht werden kann und Rückschlüsse von peripher gewonnener DNA auf das Gehirn spekulativ sind.

Histonproteinmodifikation

Wie die bisherigen Ausführungen gezeigt haben, ist die DNA-Methylierung bei frühkindlichen Traumata und bei psychischen Störungen heute schon recht gut erforscht. Abschließend gehe ich noch kurz auf den zweiten wichtigen epigenetischen Mechanismus ein, die *Histonproteinmodifikation*. Das menschliche Erbgut liegt als *Chromatin* im Zellkern vor. Chromatin besteht aus DNA, Histonproteinen und Nichthistonproteinen. *Histonproteine* sind Strukturproteine, um welche die DNA gewickelt ist. Histone beeinflussen die Struktur des Chromatins und damit die Funktion des Genoms (Anacker et al. 2014). Der *Histon-Code* ist wesentlich für die Regulation der Genexpression (Vialou et al. 2013). Zu den Nichthistonproteinen gehören Transkriptionsfaktoren. Chromatin kommt in zwei Zuständen im Zellkern vor (▶ Abb. 9): *Heterochromatin* ist *kondensiert*; in diesem Zustand ist das Andocken des Transkriptionsapparates (RNA-Polymerase, Transkriptionsfaktoren) nicht möglich, es kann somit keine Transkription und damit keine Genexpression stattfinden. Heterochromatin ist der kondensierte *Speicherzustand* des Genoms. Die Kondensierung ist notwendig, denn die enorme Menge der DNA (ca. 2 m in linearer Ausdehnung) muss in einen mikroskopisch kleinen Zellkern (ca. 10 μm Durchmesser) passen (Sun et al. 2013). *Euchromatin* hingegen ist strukturell *aufgelockert*, wodurch die Genexpression begünstigt ist (Paslakis et al. 2011). Heterochromatin ist also ein verschlossener, verpackter, transkriptionell repressiver Zustand. Euchromatin hingegen ist ein zugänglicher, offener, ausgepackter, transkriptionell permissiver Zustand (Vialou et al. 2013). Euchromatin könnte man auch als den *Funktionszustand* bezeichnen (Sun et al. 2013). In aufgelockertem Zustand (Euchromatin) kann die RNA-Polymerase am Promotor eines Gens, dem Startpunkt der Transkription, binden, die genetische Information, die in der DNA-Sequenz codiert ist, ablesen und in mRNA transkribieren. Anschließend wird mRNA aus dem Zellkern exportiert und im Zellplasma in Proteine translatiert (Buchholz et al. 2013). Heterochromatin ist also der stumme oder stille Zustand, Euchromatin der aktive Zustand.

Euchromatin
- aufgelockerter Funktionszustand
- Genexpression möglich

Heterochromatin
- kondensierter Speicherzustand
- Genexpression blockiert

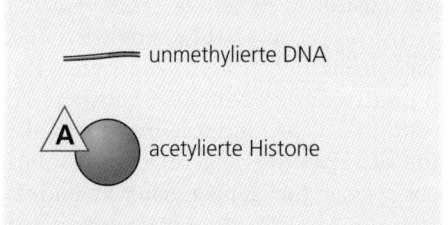

- acetylierte Histone
- unmethylierte DNA

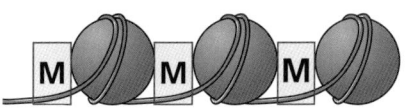

- deacetylierte Histone
- methylierte DNA

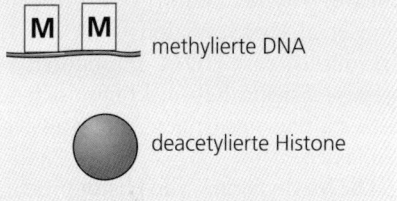

Abb. 9: Euchromatin und Heterochromatin. Euchromatin ist der aufgelockerte Funktionszustand. Die Gen-Expression kann erfolgen. Heterochromatin ist der kondensierte Speicherzustand. Die Gen-Expression ist blockiert.

Epigenetische Prozesse verändern die Chromatinstruktur und damit die Genexpression (Menke und Binder 2014). Man spricht von *Chromatin-Modifikation* oder *chromatin remodeling*. Derartige dynamische Vorgänge kommen während des ganzen Lebens in verschiedenen Organen vor, auch im Gehirn und insbesondere im limbischen System, was für die Pathogenese psychischer Störungen besonders relevant ist (Vialou et al. 2013). Posttranslationale Histonmodifikationen bewirken den Wechsel des Chromatins zwischen aktivem und inaktivem Zustand. Dadurch wird die Genexpression entweder unterdrückt oder gefördert (▶ Abb. 7).

Die Histonmodifikation kann beispielsweise durch *Acetylierung* oder Methylierung erfolgen (Buchholz et al. 2013; Sun et al.

2013). Dieser Mechanismus wurde bereits vor einem halben Jahrhundert beschrieben (Allfrey et al. 1964). Die Acetylierung wird katalysiert durch *Histonacetylasen (HAT)*. Dabei wird eine Acetylgruppe von Acetyl-CoA auf eine Lysin-Seitenkette eines Histons übertragen. Acetylierung erhöht die Gentranskription (Sun et al. 2013; Vialou et al. 2013; Anacker et al. 2014). Bei der *Deacetylierung* durch *Histon-Deacetylasen (HDAC)* werden Acetylgruppen von Lysin wieder entfernt. Deacetylierung vermindert die Gentranskription (Paslakis et al. 2011; Sun et al. 2013). Acetylierte Histonproteine und unmethylierte DNA kennzeichnen transkriptionell aktives Euchromatin, deacetylierte Histonproteine und stark methylierte DNA hingegen führen zu Heterochromatin und damit zu verminderter Gentranskription (Buchholz et al. 2013). Eine Acetylierung von Histonproteinen im Hippocampus gilt als günstig und adaptiv für Stress und Depression (Sun et al. 2013). Die Verabreichung von HDAC-Inhibitoren in den Hippocampus hat im Tierexperiment spezifische »antidepressive« Effekte wie Reduktion von »Anhedonie« (Sun et al. 2013; Vialou et al. 2013). Die Erkenntnis, dass HDAC-Inhibitoren antidepressive Effekta haben, könnte sich für die Entwicklung neuartiger Antidpressiva nutzen lassen.

Die Methylierung von Histonproteinen ist nicht mit der Methylierung von DNA zu verwechseln. Die *Histon-Methylierung* wird katalysiert durch *Histon-Methyl-Transferasen (HMT)*. Die Auswirkungen einer Methylierung von Histonen hängen von der jeweiligen Lokalisation ab. Eine Histon-Methylierung kann abhängig von der spezifischen Lokalisation der Methylgruppe die Genexpression entweder fördern oder unterdrücken (Monk et al. 2012; Vialou et al. 2013). Beispielsweise bewirken bestimmte Methylierungen (z. B. H3K9) eine Repression der Gentranskription und die Bildung beziehungsweise Aufrechterhaltung von Heterochromatin, während Lysin-Methylierungen an anderen Stellen (z. B. H3K4) mit erhöhter Transkription assoziiert sind (Sun et al. 2013; Vialou et al. 2013). Die Methylierung von H3K9 gilt als repressiver Marker. Akuter Stress führt im Tiermodell zu einer Methylierung von H3K9, was als adaptiv für Stress und Depression gewertet wird. Chronischer Stress bewirkt das Gegenteil, nämlich eine Abnahme der H3K9-Methylierung im Hippocampus, die durch Antidepressiva rückgängig gemacht werden konnte (Hunter et al. 2009).

DNA-Methylierung und Histonmodifikation sind nicht unabhängig voneinander zu sehen; beide Vorgänge hängen miteinander zusammen. Chromatin-Modifikationen und DNA-Methylierung regulieren die Gentranskription in einer konzertierten Aktion. Die DNA-Methylierung zieht zum Beispiel Histon-Deacetylasen (HDAC) an, wodurch die Acetylierung von Histonen vermindert und dadurch die Genexpression supprimiert wird. Bei den unzureichend von ihren Müttern gepflegten Ratten wurde innerhalb des NR3C1-Gens eine verminderte Histon-Acetylierung (H3K9) gefunden (Monk et al. 2012). Appliziert man diesen frühkindlich vernachlässigten Ratten im Erwachsenenalter die Substanz Trichostatin A (TSA) intracerebroventrikulär, kann die Hypermethylierung des NR3C1-Gens wieder rückgängig gemacht und dadurch die Aktivität des HPA-Systems normalisiert werden. TSA ist ein HDAC-Inhibitor. Durch Histon-Acetylierung und Chromatin-Aktivierung wird die Demethylierung begünstigt (Booij et al. 2013). Die epigenetischen Veränderungen, die während der frühen Kindheit entstanden sind und bis ins Erwachsenenalter hinein stabil bleiben, können noch bei erwachsenen Tieren pharmakologisch modifiziert werden, was für die hohe Plastizität dieses epigenetischen Mechanismus spricht (Monk et al. 2012). Diese Befunde belegen das Zusammenspiel von DNA-Methylierung und Histonmodifikationen. Veränderungen im Epigenom, die durch Umwelteinflüsse entstanden sind, können noch im Erwachsenenalter pharmakologisch rückgängig gemacht werden. Dies beweist, dass die Chromatinregulation im erwachsenen Gehirn eine hohe Plastizität aufweist (Vialou et al. 2013).

In tierexperimentellen Untersuchungen wird häufig das Paradigma für chronischen sozialen Stress (chronic social defeat stress) als Modell für »Depression« bei Nagetieren verwendet. Dabei werden Mäuse wiederholt mit Aggressormäusen konfrontiert, wodurch sie soziale Ablehnung und Niederlagen erfahren. Folgen sind depressionsähnliche Verhaltensänderungen der Nagetiere, die als Depressionskorrelat interpretiert werden. Beispielsweise gelten die prolongierte Immobilität im Forced-Swim-Test als Indikator für »Hoffnungslosigkeit« und die abgeschwächte Präferenz für eine Zuckerlösung als mutmaßlicher Indikator für »Anhedonie« bei Nagetieren. Auch finden sich bei den gestressten Mäusen vermindertes Explorationsverhalten und Vermeidungsverhalten, was als Depressionsäquivalente gedeutet wird (Paslakis et al. 2011). Man könnte hier einwenden, dass es sich um eine recht primitive »Rattenpsychologie« handelt, und sich fragen, was solche Tierexperimente mit Depression zu tun haben sollen. Sogenannte »Tiermodelle« der Depression stehen auf einer sehr elementaren Stufe (Scharfetter 2012). Es werden beobachtbare Verhaltensweisen mit neurobiologischen Parametern korreliert. Der introspektive Bereich fehlt naturgemäß. Meist handelt es sich bei den Versuchstieren um Nagetiere wie Ratten und Mäuse, deren Frontalhirn erheblich primitiver strukturiert ist als das des Menschen. Es ist doch sehr fraglich, ob Verhaltensweisen, die diese Tiere unter Stressbedingungen zeigen, wirklich etwas mit Depression zu tun haben. Meist handelt es sich um aversive Umweltbedingungen, denen die Versuchstiere ausgesetzt werden. Dazu gehören Elektroschocks, Isolation, unangenehme Umweltbedingungen wie Nahrungsrestriktion oder Konfrontation mit aggressiven und dominanten Artgenossen. Diese Experimente haben wahrscheinlich mehr mit akutem oder chronischem Stress und Coping zu tun als mit Depression. Höhere psychische Funktionen wie Schuld, Scham, existentielle Verzweiflung, Konflikte, vermindertes Selbstwertgefühl, Suche nach Lebenssinn oder Suizidalität existieren bei Nagetieren wahrscheinlich nicht. Sollten dennoch Analoga oder Rudimente davon bei Ratten und Mäusen vorkommen, sind sie jedenfalls für Tierexperimentatoren nicht direkt beobachtbar. Kernsymptome der Depression wie Schuldgefühle, Traurigkeit und Suizidalität sind einem tierexperimentellen Ansatz also prinzipiell nicht zugänglich. Sogenannte Tiermodelle der Depression, die bei Nagetieren untersucht wurden, müssen also mit großer Vorsicht interpretiert werden. Doch lassen wir diese erkenntniskritischen Einwände einmal beiseite. Tsankova et al. (2006) haben mit einem solchen sogenannten »Tiermodell der Depression« nachgewiesen, dass chronischer sozialer Stress zu epigenetischen Veränderungen führt. Bei den gestressten Mäusen kommt es im Hippocampus zu einer Downregulation der mRNA für das Neurotrophin BDNF. Um die epigenetischen Mechanismen zu verstehen, muss man wissen, dass sowohl die Methylierung als auch die Deacetylierung von Histonproteinen an der Promotorregion des BDNF-Gens die Genexpression verringern (Paslakis et al. 2011). Ursache der verminderten BDNF-Expression bei den gestressten Mäusen war die Methylierung eines bestimmten Histonproteins (H3K27) in der Promotorregion des BDNF-Gens (Buchholz et al. 2013; Sun et al. 2013). Dadurch wird die Genexpression unterdrückt (Paslakis et al. 2011). Diese Histonmethylierung bewirkt eine verringerte Expression des BDNF-Gens. Damit handelt es sich hier um eine repressive Histon-Methylierung. Das trizyklische Antidepressivum Imipramin erhöht bei diesen gestressten Tieren die BDNF-Transkription. Dies geschieht aber nicht durch eine Demethylierung des entsprechenden Histonproteins, sondern dadurch, dass Imipramin ein Inhibitor der Histon-Deacetylase (HDAC) ist. Dadurch kommt es zu einer vermehrten Histonacetylierung (H3) am BDNF-Promotor, die sich fördernd auf die Gentranskription auswirkt (Sun et al. 2013). Die epigenetischen Effekte der Behandlung mit Imipramin ließen sich interessanterweise nur bei den gestressten »depressiven« Mäusen beobachten, nicht aber bei der Kontrollgruppe. Dies deckt sich mit der klinischen Beobachtung, dass Antidepressiva spezifisch bei der Depression wirken, hingegen bei Gesunden keinen steigernden Effekt auf Stimmung und Antrieb haben. Dieselbe Arbeitsgruppe konnte nachweisen, dass Elektrokonvulsionstherapie im Tiermodell der »Depression« zu einer vermehrten H3-Histonacetylierung und dadurch zu einer erhöhten Expression von BDNF führt (Tsankova et al. 2004). Ein anderes »Tiermodell der Depression« ist das Paradigma des akuten Immobilisierungsstresses. Dabei werden die Versuchstiere einer zwangsweisen Fixierung ausgesetzt (Paslakis et al. 2011; Hegerl und Mergl 2014). Unter diesen Stressbedingungen kommt es zu einer Reduktion der BDNF-Transkription, die auf eine verringerte Histonacetylierung am BDNF-Promotor zurückzuführen ist (Fuchikami et al. 2009). Tierexperimentell konnte gezeigt werden, dass Inhibitoren der Histon-Deacetylase »antidepressive« Effekte haben (Schroeder et al. 2007; Bale et al. 2010; Paslakis et al. 2011). Durch Hemmung der Histon-Deacetylase wird die Genexpression gefördert. Die klinische Wirksamkeit von Valproinsäure beruht möglicherweise auf einer Hemmung der Histon-Deacetylase (Paslakis et al. 2011). Die antidepressive Wirksamkeit des nichtselektiven MAO-Hemmers Tranylcypromin könnte mit einer Histonproteinmodifikation zusammenhängen und auf einer Hemmung der Histon-Demethylierung beruhen (Paslakis et al. 2011). Im Tierexperiment haben frühe Trennungen von der Mutter breitgefächerte Effekte auf die Genexpression von verschiedenen histon-modifizierenden Enzymen im präfrontalen Cortex (Pusalkar et al. 2016). Diese histon-modifizierenden Enzyme regulieren die Acetylierung und Methylierung von Histonproteinen. Einige dieser Veränderungen, die durch frühe Trennungserfahrungen ausgelöst wurden, persistieren über die Lebensspanne der Tiere hinweg.

3.4 Fazit für die Praxis

> Kurz zusammengefasst zeigt die moderne Epigenetik eindrucksvoll, dass frühkindliche Bindungserfahrungen und Traumatisierungen dauerhafte psychobiologische Spuren hinterlassen. Frühkindliche Beziehungserfahrungen hinterlassen molekulare Veränderungen in der Chromatin-Struktur (molekulares Gedächtnis). Über verschiedene epigenetische Mechanismen beeinflussen frühkindliche Erfahrungen die Regulation einer ganzen Palette von Genen. Die Gehirnentwicklung verläuft nicht streng genetisch determiniert, sondern wird entscheidend durch biographische Erfahrungen in der frühen Kindheit geprägt. Ein modernes Diathese-Stress-Konzept ist das Three-Hit-Modell: Bei der Krankheitsmanifes-

tation interagieren genetische Vulnerabilitäts- und Resilienzfaktoren mit biographischen Erfahrungen in der frühen Kindheit und späteren Auslösern. Epigenetische Mechanismen erklären auf molekularer Ebene das Phänomen der transgenerationalen Weitergabe von Traumaerfahrungen und Bindungsmustern. Die Epigenetik verweist auf die Bedeutung von frühkindlichen Traumatisierungen für die Pathogenese psychischer Störungen. Dadurch erfahren frühe psychodynamische Traumatheorien eine gewisse Renaissance. In diesem Zusammenhang ist an Freuds frühe Traumatheorie zu erinnern, die er in den 1890er Jahren explizierte. Diese Theorie wurde unter dem irreführenden und verharmlosenden Begriff *Verführungstheorie* bekannt. In *Weitere Bemerkungen über die Abwehr-Neuropsychosen* betrachtet Freud (1999c, S. 380) reale »psychische Traumen« als Ursache der Hysterie, auch bei Männern. Er betont die Bedeutung von »sexuellen Traumen« in der frühen Kindheit. Auch an die Traumatheorie von Pierre Janet (1859–1947) ist in diesem Kontext zu erinnern. Die moderne Epigenetik macht deutlich, dass nicht nur sexueller Missbrauch und gravierende körperliche Misshandlung destruktiv für die Entwicklung sind. Auch verdeckte Formen der Traumatisierung wie kumulative Mikrotraumatisierungen der frühen Bindungsbeziehung hinterlassen Narben im Epigenom. Sowohl Psychotherapie als auch Psychopharmaka haben epigenetische Effekte. Eine wirksame Psychotherapie verändert das Transkriptom, hat also nachhaltige Auswirkungen auf die Genregulation.

4 Bindung, Mentalisierung und Neurobiologie

4.1 Die basale Bedeutung von Bindung und Mentalisierung für die psychische Entwicklung

> Durch die neurobiologische Forschung der letzten Jahre und insbesondere durch die Fortschritte der Epigenetik gerät die frühe Kindheit in das Zentrum des Interesses der Neurowissenschaftler, worüber sich Freud sicherlich gefreut hätte. Neben Traumatisierungen wie Misshandlung, Missbrauch und emotionaler Vernachlässigung spielen verdeckte und subtile Bindungstraumatisierungen eine zentrale Rolle für die Prädisposition zu verschiedenen psychischen Störungen.

Die neurobiologische Forschung hat inzwischen eine Fülle von beeindruckender empirischer Evidenz dafür geliefert, dass es ein *basales Bindungsbedürfnis* gibt, das biologisch verwurzelt und tief in unseren Genen und in der Gehirnstruktur verankert ist. Die moderne Bindungstheorie geht davon aus, dass internalisierte Bindungserfahrungen verschiedene strukturelle Fähigkeiten beeinflussen (▶ Abb. 10). Dazu zählen Selbstwertregulation, Affektregulation, Bindungsfähigkeit und die Fähigkeit, Hilfe und Unterstützung zu suchen und anzunehmen (Strauß 2012). Das *Bindungsbedürfnis* zählt zu den psychischen Grundbedürfnissen des Menschen. *Psychische Grundbedürfnisse* sind Bedürfnisse, die alle Menschen haben und deren unzureichende Befriedigung zu psychischen Störungen führen (Grawe 2004, S. 185). Häufig vorhandene Motivationen des Menschen wie Macht-, Leistungs- und Besitzstreben haben nach dieser Definition nicht den Stellenwert von psychischen Grundbedürfnissen. Zu den psychischen Grundbedürfnissen zählen nach Klaus Grawe das Bindungsbedürfnis, das Bedürfnis nach Kontrolle und Orientierung, das Bedürfnis nach Selbstwerterhöhung und Selbstwertschutz und das Bedürfnis nach Lustgewinn und Unlustvermeidung (Grawe 2004, S. 183 ff.). Zu den sozialen Grundbedürfnissen gehören die Bedürfnisse, gesehen zu werden, soziale Anerkennung zu erhalten und im sozialen Vergleich positiv abzuschneiden (Braus und Venter 2012). Ein übergeordnetes Prinzip des psychischen Funktionierens ist nach Grawe die Konsistenzregulation. Unter Konsistenz versteht man die Vereinbarkeit von gleichzeitig ablaufenden psychischen Prozessen (Grawe 2004, S. 186). Nach Grawe strebt der Mensch nach Konsistenz. Um Inkonsistenz zu verhindern oder zu reduzieren, gibt es »Konsistenzsicherungsmechanismen« (Grawe 2004, S. 191). Dieses Konstrukt ist in verschiedenen Theorien und Therapieschulen bekannt wie beispielsweise Abwehrmechanismen oder Coping-Strategien. Viele dieser Mechanismen laufen automatisiert und unbewusst im impliziten Funktionsmodus ab. Traumatische Inkongruenzerfahrungen wie emotionale Deprivation in der Kindheit wirken sich anhaltend schädlich aus. Dadurch kann es zu strukturellen und funktionellen Schäden im Gehirn kommen. Vermeidungsschemata überwiegen. Diese stellen einen Vulnerabilitätsschutz dar. Sie schützen zwar vor weiteren Verletzungen, behindern aber eine positive Bedürfnisbefriedigung und verhindern soziale Lernerfahrungen, die für die weitere psychische Entwicklung von großer Bedeutung sind.

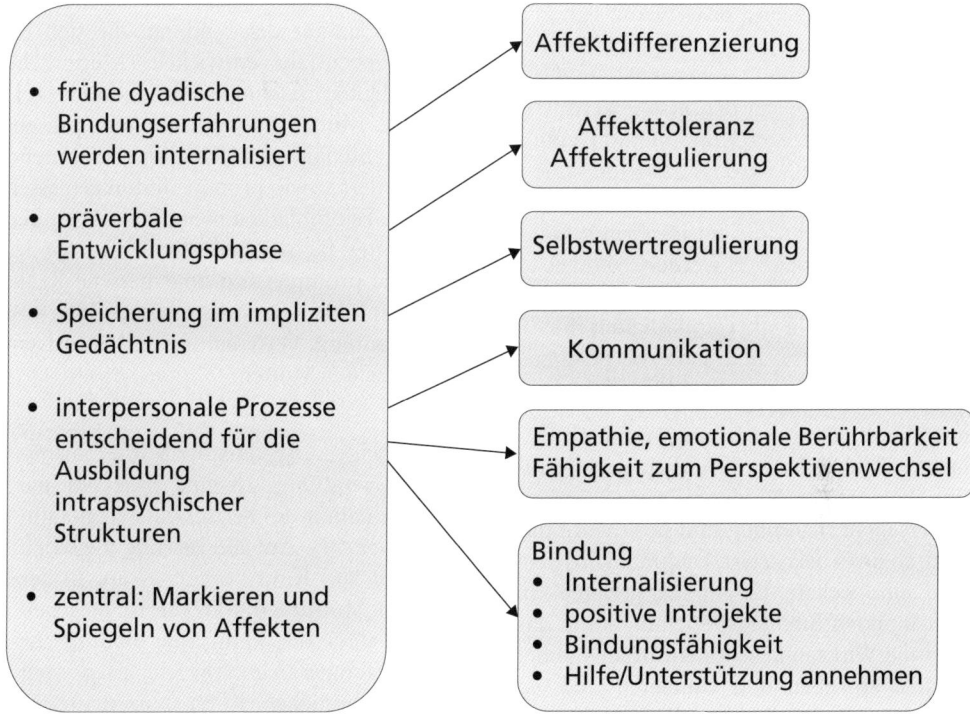

Abb. 10: Bindung, Mentalisierung und Struktur.

Von Freud wurde das Bindungsbedürfnis noch nicht genügend gewürdigt. Erst spätere Autoren wie Seymour Epstein und Klaus Grawe nahmen es als Grundbedürfnis in ihre Theorie auf. Ein Meilenstein war die auf evolutionsbiologischen Annahmen basierende *Bindungstheorie* des englischen Psychiaters und Psychoanalytikers John Bowlby (1907–1990). Bowlby postulierte ein angeborenes, biologisch verankertes, universelles und überlebenswichtiges Bedürfnis des Menschen, eine enge emotionale Bindung (attachment) zu einer Bindungsperson zu suchen und aufrechtzuerhalten (Grawe 2004, S. 192; Boll-Klatt und Kohrs 2014, S. 134 f.; Strauß 2012). Aus evolutionärer Sicht stellt das Bindungsbedürfnis, das man als eine Art biologischen Instinkt ansehen kann, einen Selektionsvorteil dar, denn es erhöht die Überlebenswahrscheinlichkeit und damit die Chance, das reproduktionsfähige Alter zu erreichen (Strathearn 2011).

> Als die Hauptaufgaben der Eltern in der frühen Kindheit können gelten: der Aufbau einer sicheren Bindungsbeziehung, das Markieren und Spiegeln von Affekten und die Förderung der Emotionsregulation. Dadurch entwickelt das Kind eine sichere Bindung und erwirbt die Fähigkeit zur *Mentalisierung*. Die Bindungsperson ist diejenige Bezugsperson, zu der das Neugeborene in den ersten Lebensmonaten den meisten Kontakt hat. Heute geht man davon aus, dass das Kind seine frühen dyadischen Beziehungserfahrungen verinnerlicht, die im impliziten Gedächtnis abgespeichert werden. Maßgeblich sind die verlässliche Verfügbarkeit und die ausreichende Feinfühligkeit (Einfühlsamkeit) der primären Bezugsperson.

Eine gute Bindungsbeziehung vermittelt Zuflucht, Nähe, Schutz, Sicherheit und Trost. Eine kompetente Bindungsperson reagiert vorhersagbar, feinfühlig und positiv auf das Kind, wenn es belastet ist. Dadurch wird dem Kind eine sichere Umgebung geboten. In einer intakten Bindungsbeziehung kann das Kind die Wirksamkeit des Ausdrucks seiner Gefühle erproben und validieren und ein Gefühl der Kontrolle über die Umwelt entwickeln (Strauß 2012). Abweisung führt zu einer emotionalen Entfremdung von der Bindungsperson.

Unvorhersagbarkeit macht das Kind übermäßig von der Bindungsperson abhängig. Dem System der Bindung steht das System der *Autonomie* gegenüber. Eine gestörte Bindung beeinträchtigt auch die spätere Autonomieentwicklung. Das *Explorationssystem* ist auf Erkundung der Umwelt und Selbstbehauptung ausgerichtet. Dieses System wird erst dann aktiviert, wenn Nähe und Bindung vorhanden sind und eine sichere Basis für Neugier und Exploration hergestellt wurde.

Die kanadische Bindungsforscherin Mary Ainsworth (1913–1999) hat Bowlbys Theorie maßgeblich ausdifferenziert. Sie entwickelte das Konzept der mütterlichen Feinfühligkeit gegenüber den Signalen des Säuglings. Mit einem standardisierten Beobachtungsverfahren untersuchte sie Kinder zwischen 12 und 18 Monaten. Die Fähigkeit der *Feinfühligkeit* der Mutter ist entscheidend für die Qualität der Bindung, die sich im ersten Lebensjahr entwickelt. Mütterliche Feinfühligkeit zeichnet sich dadurch aus, dass die Mutter aufmerksam und präsent ist, die Signale des Säuglings zutreffend interpretiert sowie prompt und angemessen reagiert. Feinfühligkeit meint feine Antennen der Mutter für die Bedürfnisse des Kindes und eine prompte und angemessene Reaktion. Feinfühligkeit ist zu unterscheiden von Überbehütung, Verwöhnung und intrusivem Verhalten der Mutter.

> Entscheidend ist, dass die Mutter ausreichend feinfühlig ist und sich auf die Individualität des Kindes einstellen kann *(attunement)*. Auf die Passung zwischen Mutter und Kind kommt es an. In der frühen Mutter-Kind-Dyade ist entscheidend, dass die kindlichen Bedürfnisse und Temperamentseigenschaften mit den mütterlichen Kompetenzen ausreichend zusammenpassen. Vieles spricht für die *Match/mismatch-Hypothese*.

In einer sehr interessanten fMRT-Studie (Kim et al. 2014) konnte nachgewiesen werden, dass Mütter mit ungelöstem Trauma eine abgeschwächte Amygdala-Antwort aufweisen, wenn sie mit Traurigkeit ihrer eigenen Kinder konfrontiert werden. Die verminderte Amygdala-Aktivierung zeigt sich nur bei Konfrontation mit traurigen Gesichtern der Kinder, nicht aber bei Konfrontation mit positivem Affekt der Kinder. Diese abgeschwächte Amygdala-Aktivierung der traumatisierten Mütter entspricht einer emotionalen Betäubung (emotional numbing), die wahrscheinlich eine Abwehrstrategie in Bezug auf eigene traumatische Erfahrungen darstellt. Traumatisierte Mütter sprechen also spezifisch auf negative Emotionen ihrer Kinder weniger an. Dadurch können diese Mütter überflutende negative Affekte des Kindes nicht ausreichend regulieren. Die Mutter kann sich nicht angemessen auf die negativen Affekte des Kindes einstellen, das *attunement* ist gestört, so dass die Entwicklung des Kindes und insbesondere dessen Mentalisierungsfähigkeit gestört sind. Die Mütter gehen aus dem emotionalen Kontakt heraus, wenn ihre Kinder traurig und gestresst sind. Die Kinder werden von den Müttern alleingelassen. Ihre negative Affektivität kann nicht in der Mutter-Kind-Dyade reguliert werden. Diese Befunde von Kim et al. (2014) machen deutlich, dass die transgenerationale Weitergabe eines desorganisierten Bindungsstils von neurobiologischen Faktoren abhängt.

Neben Defiziten auf mütterlicher Seite wie mangelnde Feinfühligkeit gibt es auch *Temperamentsmerkmale des Kindes*, die sich ungünstig auf die Bindungsbeziehung auswirken. Grawe (2004, S. 351) spricht in diesem Kontext von einem genetisch bedingten »Vermeidungstemperament«. Personen mit diesem Temperament zeigen eine Tendenz zu negativen Emotionen und zur Aktivierung des Vermeidungssystems. Die Tendenz, negative Aspekte des Lebens hervorzuheben, ist nach dieser Theorie nicht nur am Modell gelernt, sondern zu einem Teil auch genetisch mitbedingt. Aus der Tendenz, negative Aspekte hervorzuheben, resultiert der Hang, vorsichtig zu sein, potentiell negative Ausgänge zu antizipieren und deshalb viele Dinge des Lebens zu vermeiden. Problematische Verhaltensweisen und Temperamentseigenschaften des Kindes können die mütterliche Interaktionskompetenz überfordern. In einer prospektiven Ultraschall-Untersuchung bei Säuglingen (Tharner et al. 2011) sind subcorticale Veränderungen (Basalganglien und Thalamus), die 6 Wochen nach der Geburt festgestellt wurden und nicht klinisch-neurologisch relevant sind, prädiktiv für die Ausbildung eines desorganisierten Bindungsstils im Alter von 14 Monaten. Diese Studie belegt, dass neurobiologische Auffälligkeiten auf Seite der Kinder mitbeeinflussen, wie sich die spätere Bindungsbeziehung entwickelt.

Ursachen für eine gestörte Bindungsrepräsentation können also auf Seite der Mutter oder des Vaters, aber auch auf Seite des Kindes liegen. Hier spielen genetische Faktoren, aber wahrscheinlich auch epigenetische Einflüsse während der intrauterinen Entwicklung eine nicht zu unterschätzende Rolle. Irritierbare Säuglinge, die viel schreien und sich nur schwer beruhigen lassen, induzieren weniger responsives mütterliches Verhalten (Grawe 2004, S. 203 f.). Hoch irritierbare Säuglinge entwickeln mit hoher Wahrscheinlichkeit eine unsichere Bindung. Es entsteht also ein *negativer interaktioneller Zirkel* zwischen Mutter und Kind. Wenn ein Kind anlagebedingt übermäßige negative Emotionen zeigt und störbarer ist als andere Kinder, wird es von der Mutter nur unzureichend beruhigt werden können. Selbst für eine feinfühlige, geduldige und kompetente Mutter wäre das schwierig. Jedoch gibt es auch neurobiologische Faktoren auf Seite des Kindes, die eine gute Bindungsbeziehung fördern. Kinder mit höheren Oxytocin-Konzentrationen im Liquor verhalten sich im Alter von 6 Monaten prosozialer; sie suchen aktiver soziale Interaktionen mit den Eltern, um beruhigt zu werden (Clark et al. 2013).

Problematisch wird es, wenn ein irritierbarer Säugling zusätzlich noch eine unsicher gebundene Mutter hat, die wenig feinfühlig ist, zu wenig Geduld aufbringt und über eine unzureichend entwickelte Fähigkeit zur Affektregulation verfügt. Es kommt also auf die *Interaktions- und Bindungskompetenzen der Eltern* und die *Responsivität* an. Ein irritierbares Kind, das besonders viel Geduld und Feinfühligkeit von seiner Mutter bräuchte, wird von einer unsicher gebundenen Mutter kaum adäquat beruhigt werden können.

Negative Affekte werden in der Mutter-Kind-Dyade dann nicht ausreichend heruntergeregelt. Weil die Erregung nicht in der Interaktion mit der Mutter reguliert werden kann, erlebt das Kind innere Anspannung und unverarbeitete negative Emotionen. Ein solches Kind wird zwangsläufig einen Mangel an Geborgenheit, Zufriedenheit, Ausgeglichenheit und Entspannung erleiden. Das Kind wird buchstäblich versuchen, sich Gehör zu verschaffen. Seine frustrierten Grundbedürfnisse nach Nähe, Bindung und Kontrolle kann es aber nur mit den ihm in dieser frühen Entwicklungsphase zur Verfügung stehenden Kommunikationsmitteln ausdrücken und einfordern, in erster Linie also durch Schreien. Diese Strategie ist aber wenig erfolgreich, denn sie führt bei der Mutter zu Gefühlen der Überforderung. Leicht kommt es zu Selbstzweifeln, ob sie eine gute Mutter ist. Die durch das schreiende Kind frustrierte und überforderte Mutter wird wütend auf ihren Säugling. Auf Mutter- und Kind-Seite kommt es zu negativen Emotionen, die sich in einem negativen interaktionellen Zirkel amplifizieren. In dieser präverbalen Entwicklungsphase macht das Kind negative Lebenserfahrungen in der frühen Bindungsbeziehung, die tiefe Spuren im impliziten Gedächtnis hinterlassen.

> Kombinieren sich ungünstige genetische Anlagen des Kindes mit einer insuffizienten Bindungsbeziehung, entwickelt das Kind keine ausreichende *Mentalisierungsfähigkeit* und wird in der Adoleszenz und im Erwachsenenalter Defizite in der *Affektregulation* haben. Seit den Forschungen von Fonagy wissen wir, dass eine sichere Bindung die Basis für die Entwicklung grundlegender struktureller Fähigkeiten wie Selbstreflexion und Empathie darstellt. Dies schließt emotionale Berührbarkeit (Ansteckung) und die Fähigkeit zum Perspektivenwechsel ein. Diese Fähigkeiten sind notwendige Voraussetzungen für eine *Theory of Mind*. Darunter versteht man die Fähigkeit, Gefühlszustände in anderen Personen wahrzunehmen und zu verstehen. Dadurch lassen sich Emotionen, Überzeugungen, Einstellungen, Bedürfnisse, Wünsche, Absichten und Erwartungen anderer Menschen vermuten. Die Theory of Mind weist Überlappungen mit dem Konzept der *Mentalisierung* auf. Das Mentalisierungskonzept wurde auf der Basis der Theory of Mind entwickelt. Unter dem Begriff Mentalisierung versteht man nach Peter Fonagy die Fähigkeit, das Verhalten von Personen durch Zuschreibung mentaler Zustände zu interpretieren. Mentalisierung ist also die Fähigkeit, das Handeln von Akteuren durch Zuschreibung von mentalen Zuständen hypothetisch zu erklären und zu verstehen.

An dieser Fähigkeit sind auch *Spiegelneurone (mirror neurons)* beteiligt. Spiegelneurone wurden bei Primaten ausführlich untersucht. Wenn ein Affe bei einem Artgenossen beobachtet, wie dieser eine bestimmte Handlung ausführt, werden beim Beobachter dieselben neuronalen Netzwerke aktiviert wie beim Ausführenden. Spiegelneurone existieren auch beim Menschen. Sie kommen im Frontal- und im Parietallappen vor. Spiegelneurone sind nicht nur relevant für die Analyse und die Erfassung des Gegenübers, sondern auch für Lernen am Modell und für die Vorbereitung einer eigenen adäquaten Verhaltensreaktion. Dies dürfte evolutionsbiologisch ein Selektionsvorteil sein, denn dadurch wird das Erlernen komplexer Handlungen erleichtert. Zudem dürfte das Spiegelneuronsystem auch am Aufbau von Bindung und am Spracherwerb beteiligt sind. Es wird angenommen, dass Spiegelneurone beteiligt sind bei der Fähigkeit zur Empathie. Insbesondere bei dem Phänomen der emotionalen Ansteckung scheinen sie eine wichtige Rolle zu spielen. Beim Beobachten von Affekten und

Handlungen bei anderen Personen werden beim Beobachter dieselben Hirnregionen aktiviert, die auch bei der aktiven Durchführung dieser Handlung und beim subjektiven Affekterleben involviert sind (Richter 2012).

Das vielbeachtete Konzept des *kompetenten Säuglings* wird durch neuere empirische Untersuchungen unterstützt. Die neurobiologische Basis für Altruismus und Prosozialität scheint schon früh im Gehirn angelegt zu sein, wie ein aufschlussreiches Experiment von Hamlin et al. (2007) zeigt: Bereits 6 Monate alte Kinder verfügen über altruistische und prosoziale Tendenzen. In diesem recht einfachen, aber sehr eindrücklichen Experiment sahen 6 Monate alte Kinder, wie ein roter Ball einen Berg hinaufrollen »will«. Ein »unterstützendes« gelbes Dreieck schiebt den Ball den Berg hoch; ein »hinderndes« blaues Viereck hingegen schiebt den Ball den Berg wieder herunter. Wenn dem Kind danach ein gelbes Dreieck oder ein blaues Viereck angeboten wird, wählt es zu 95 % das helfende Dreieck und nicht das hindernde Viereck aus. In einer Replikationsstudie konnten Hamlin und Wynn (2011) zeigen, dass Kinder Personen bevorzugen, die sich prosozial verhalten.

In der Folge von frühen Deprivationserfahrungen hinsichtlich Bindung und Affektregulation werden negative Emotionen gebahnt. Entsprechende neuronale Schaltkreise bilden sich aus, die sich in der weiteren Entwicklung automatisch immer stärker konsolidieren. Durch diese Bahnungsprozesse lassen sich diese neuronalen Ensembles zunehmend leichter aktivieren. Gedächtnisspuren, die erfahrungsabhängig in der frühen Kindheit entstanden sind, werden also unbewusst und automatisch verfestigt, selbst dann, wenn dies später zu dysfunktionalen Resultaten führt. Eine bereits vorhandene Gedächtnisspur wird also allein deshalb immer wieder benutzt, weil sie bereits vorhanden ist (Spitzer 2012). Man kann dies mit einem Trampelpfad vergleichen. Es ist einfacher, diesen Trampelpfad zu benutzen, als sich eigenständig immer wieder einen neuen Weg durch das Dickicht zu bahnen, denn dies wäre anstrengender und aufwendiger. So wird aus einem Trampelpfad ein Weg, später vielleicht eine Straße. Einmal angelegte Spuren werden also immer wieder benutzt, selbst wenn dies maladaptiv ist, denn früh angelegte und durch Erfahrungen entstandene Gedächtnisspuren verfestigen sich automatisch (Spitzer 2012). Donald Hebb brachte es auf den Punkt: »Neurons that fire together wire together« (Grawe 2004, S. 31). Der von Freud postulierte *Wiederholungszwang* und die in der Praxis häufig zu beobachtende Reinszenierung dysfunktionaler Verhaltens- und Beziehungsmuster hätte somit eine handfeste neuronale Grundlage. Frühe Beziehungserfahrungen werden im Gehirn abgespeichert und konsolidieren sich von selbst, denn das Gehirn ist plastisch und verfügt über die Fähigkeit zur *Selbstorganisation*. Durch diese unbewusst und automatisch ablaufenden neuronalen Verfestigungsprozesse wird das Kind sensitiviert für negative Emotionen. Die Schwelle für die Auslösung negativer Affektzustände wird dadurch immer geringer. Dies entsteht durch Bahnungsprozesse im limbischen System, in erster Linie in bestimmten Anteilen der Amygdala und in damit vernetzten Strukturen wie dem Hypothalamus. Die interaktionell mangelhaft regulierten negativen Affektzustände werden also im Gehirn subcortical verankert, brennen sich ein und persistieren längerfristig. Das ist das neurobiologische Korrelat für eine *Sensitisierung* gegenüber Stress und negativen Emotionen. Negative Affekte können immer leichter und durch immer zahlreichere und geringfügigere Stimuli ausgelöst werden (Grawe 2004, S. 353). Dadurch gerät das Kind immer öfter in einen negativen emotionalen Zustand. Die Folge ist die Ausbildung von *Vermeidungsschemata* beim Kind.

Fatal für die psychische Entwicklung sind schwere emotionale Vernachlässigung, Misshandlung und sexueller Missbrauch. Solche Kinder entwickeln zu 80 % einen unsicheren Bindungsstil, oft sogar einen desorganisierten

(Grawe 2004, S. 354). Diese Kinder sind auch bei guten Erbanlangen schwer in ihrer Entwicklung beeinträchtigt und werden mit hoher Wahrscheinlichkeit strukturelle Defizite und in Schwellensituationen eine psychische Störung entwickeln. Überschießende und anhaltende negative Emotionen haben neuroendokrine Auswirkungen, die sich ungünstig auswirken. Eine Überschwemmung mit Stresshormonen wie Cortisol führt zu einer Atrophie des Hippocampus. Dadurch ist die Kontextualisierung negativer Gedächtnisinhalte beeinträchtigt, also ihre exakte autobiographische Einordnung. Außerdem ist ein regelrecht funktionierender Hippocampus wichtig für die Terminierung der Stressantwort. Ein geschrumpfter Hippocampus kann diese Funktion nicht ausreichend erfüllen, so dass sich die Stressantwort aufschaukelt, weil die Feedback-Regulation eingeschränkt ist. So entwickelt sich eine Sensitisierung gegenüber Stress. Vernachlässigte und misshandelte Kinder reagieren bereits auf relativ geringe Belastungen mit einer überschießenden und länger als normal anhaltenden Stressreaktion (Grawe 2004, S. 355). Dieses Muster ist stabil im Gehirn repräsentiert. Heim et al. (2000) wiesen nach, dass Frauen, die in der Kindheit missbraucht wurden, im Erwachsenenalter in einer moderaten standardisierten psychosozialen Stress-Situation eine deutlich erhöhte Stressreaktion aufweisen.

Ainsworth entwickelte das *Paradigma der fremden Situation*. Dabei wurden Kinder für wenige Minuten von ihrer Bindungsperson getrennt und mit einer fremden Person konfrontiert. Aufgrund von standardisierten Verhaltensbeobachtungen der Kinder unterschied Ainsworth vier *kindliche Bindungsmuster* (▶ Tab. 1): sicher, unsicher-vermeidend, unsicher-ambivalent und desorganisiert. Die ersten drei kindlichen Bindungsmuster werden als organisiert bezeichnet, weil sie in sich konsistent und kohärent sind und dem Kind bzw. später dem Jugendlichen und Erwachsenen als bestmögliche Strategie dienen, sein Bindungsbedürfnis zu befriedigen (Strauß 2012). Kindliche Bindungsmuster sind das Resultat wiederkehrender Beziehungserfahrungen des Kindes mit seiner primären Beziehungsperson. Kinder mit sicherer und ausgewogener Bindungsqualität reagieren zunächst beunruhigt, wenn sie von der Mutter getrennt werden. Bei ihrer Wiederkehr suchen sie sofort ihre Nähe. Der Bindungsstil entwickelt sich im Wesentlichen im ersten Lebensjahr und bleibt stabil (Grawe 2004, S. 209). Unsichere Bindungsmuster lassen sich als autoprotektive Strategien der Kinder begreifen, die dadurch instinktiv und unbewusst auf Elternverhalten reagieren, das chaotisch, unvorhersehbar, inkonsistent, zurückweisend, emotional karg oder vernachlässigend ist (Strathearn 2011).

Tab. 1: Bindungsrepräsentationen im Kindes- und Erwachsenenalter.

Kindliche Bindungsmuster (Ainsworth)	Bindungsmuster im Erwachsenenalter (adult attachment interview)
sicher	sicher/autonom
unsicher-vermeidend	abweisend/vermeidend
unsicher-ambivalent	ambivalent/verstrickt
desorganisiert	unverarbeitetes Trauma

Der früh erworbene Bindungsstil beeinflusst die weitere Entwicklung in der späteren Kindheit und in der Adoleszenz. Kinder mit unterschiedlichen Bindungsmustern machen unterschiedliche Lebens- und Lernerfahrungen. Sicher gebundene Kinder haben es besser als unsicher gebundene. Sie machen mehr positive Lebenserfahrungen und erleben mehr positive Emotionen. Durch ihre frühen positiven Bindungserfahrungen kommt es zu einer günstigen Entwicklung mit selbstwerterhöhenden Erlebnissen und Kontrollerfahrungen. Eine sichere Bindung geht mit Urvertrauen einher und ist die Basis für eine gelungene Autonomieentwicklung, Selbstvertrauen, Neugier und Kompetenzerleben. Eine sichere Bindung ist die Grundlage für die Entwicklung der Fähigkeit zur Emotionsregulation. Sicher gebundene Kinder haben ein besseres Selbstwertgefühl, mehr Selbstwirksamkeitserwartungen und eine größere Resilienz bei psychosozialen Belastungen. Auch verfügen sie über eine höhere interaktionelle Kompetenz. Sicher gebundene Kinder machen im Kindergarten, in der Schule und in der Adoleszenz mehr positive Lebenserfahrungen als Kinder mit unsicherem Bindungsmuster. Dadurch haben sicher gebundene Kinder gute Chancen, sich gut zu entwickeln und psychisch gesund zu bleiben. Dieser positive Rückkopplungsprozess ist mit selbstwerterhöhenden Erfahrungen, Selbstwirksamkeitserleben und positiven Emotionen verbunden. Es ist ungerecht, aber entspricht wohl der Realität: Wer hat, dem wird gegeben.

Positive frühkindliche Bindungserfahrungen befriedigen zudem auch das *basale Kontrollbedürfnis*, denn Bindungs- und Kontrollbedürfnis sind in der frühen Kindheit untrennbar miteinander verknüpft. Dies ist darin begründet, dass das Kind in der ersten Lebensphase existenziell auf eine Bindungsperson angewiesen und von ihr abhängig ist, auch bei der Affektregulation (Grawe 2004, S. 233). Negative affektive Zustände können noch nicht alleine, sondern nur indirekt über eine Bindungsperson verändert und dadurch kontrolliert werden. Erst im Laufe der späteren Autonomieentwicklung werden Lust und Unlust sowie Kontrolle und Ohnmacht außerhalb der Bindungsbeziehung erfahrbar

und internal attribuiert. In einer günstigen Bindungsbeziehung macht der Säugling die Erfahrung, dass er vorhersehbar und zuverlässig mit seinem Verhalten die in der Situation jeweils erwünschte und benötigte Reaktion bei der Mutter bewirken kann. Das Kind erfährt, dass es selbst Einfluss auf das Verhalten der Mutter nehmen kann. Es macht die positive Kontrollerfahrung, dass die Mutter seine Bedürfnisse und Wünsche versteht, sich ihm zuwendet, seine affektiven Zustände markiert und spiegelt, es beruhigt und seine Emotionen reguliert.

> Eine feinfühlige und responsive Bindungsperson befriedigt also nicht nur das Bindungsbedürfnis, sondern auch das Kontrollbedürfnis. Nur wenn das Kind in der frühen Phase positive Kontrollerfahrungen macht, können sich ausreichende Selbstwirksamkeitserwartungen bilden. Die meisten Interaktionen in der frühen Mutter-Kind-Dyade befriedigen simultan das Bindungs- und das Kontrollbedürfnis des Kindes.

Daraus folgt, dass Verletzungen des Bindungsbedürfnisses zugleich auch Verletzungen des basalen Kontrollbedürfnisses implizieren (Grawe 2004, S. 233). Dazu passt der Befund, dass Patienten mit Angststörungen und Depression typischerweise ihre Eltern als weniger fürsorglich und gleichzeitig als einschränkender und kontrollierender einschätzen als gesunde Probanden (Grawe 2004, 243). Personen mit Angststörungen und Depressionen hatten also offensichtlich weniger Gelegenheit zu autonomer Entfaltung und zu freier Exploration auf der Basis einer sicheren Bindungsbeziehung mit ausreichendem elterlichem Rückhalt. Dadurch konnten sie weniger Kontroll- und Selbstwirksamkeitserfahrungen machen. Es gilt als erwiesen, dass eine rigide einschränkende Kontrolle durch die Eltern in der Kindheit mit einem schlechteren Selbstwertgefühl, höherer Ängstlichkeit und mehr Depressivität einhergeht (Grawe 2004, S. 243). Personen mit hohen internalen Kontrollüberzeugungen hingegen haben eine höhere Lebenszufriedenheit, mehr Selbstvertrauen und eine größere Stressresistenz (Grawe 2004, S. 244).

> Gerade unkontrollierbare Stresserfahrungen wirken sich nachteilig aus, was Seligman in seinen experimentellen Untersuchungen zur *gelernten Hilflosigkeit* eindrucksvoll nachgewiesen hat. Besonders toxisch für die psychische Entwicklung sind kumulative unkontrollierbare Traumatisierungen durch sexuellen oder körperlichen Missbrauch in der Kindheit.

Unsicher gebundene Kinder entwickeln sich ungünstiger als sicher gebundene. Bei Kindern mit unsicherem Bindungsmuster wird nicht nur das Bindungsbedürfnis im ersten Lebensjahr frustriert, sondern auch ihr Kontrollbedürfnis. Diese Kinder durchlaufen einen Entwicklungsprozess, der dem von sicher gebundenen Kindern in zentralen Bereichen diametral entgegengesetzt ist. Sie haben Defizite in der Bindungs- und Kommunikationsfähigkeit und entwickeln weniger soziale und interaktionelle Kompetenzen, eine schlechtere Affektregulation und weniger Selbstwirksamkeitsüberzeugungen. Von Gleichaltrigen und Lehrern werden diese Kinder als weniger beziehungsfähig, weniger empathisch und unbeliebter eingeschätzt als sicher gebundene Kinder (Grawe 2004, S. 359). Die Grundbedürfnisse unsicher gebundener Kinder werden über lange Zeit kumulativ verletzt. Dadurch machen sie weniger selbstwerterhöhende und weniger positive emotionale Erfahrungen. Nach einigen Jahren dominieren bei ihnen stabile Vermeidungsschemata, während Annäherungstendenzen bei ihnen nur rudimentär ausgeprägt sind (Grawe 2004, S. 209). Unsicher gebundene Kinder können ihre Wünsche, Impulse, Bedürfnisse und Gefühle weniger gut ausdrücken. Bei Lehrern provozieren sie häufig bestrafende und kontrollierende Reaktionen. Lehrer zeigen ihnen gegenüber weniger Wärme und mehr Ärger, außerdem disziplinieren und kontrollieren die Lehrer unsicher gebundene Kinder mehr als sicher gebundene (Grawe 2004, S. 359). Unsicher gebundene Kinder reinszenieren in späteren Beziehungen also ähnliche Beziehungsmuster wie zu ihren primären Beziehungspersonen (Grawe 2004, S. 208). Diese Entwicklung hat eine gewisse Tragik, denn Kinder, die durch eine ungünstige genetische Ausstattung und/oder durch eine mangelnde Bindungsqualität in der frühen Kindheit ohnehin schon benachteiligt sind, führen unbewusst in ihrer späteren Entwicklung gerade solche Konstellationen herbei, die ihre vorhandenen Defizite noch zusätzlich verfestigen und perpetuieren. Durch ihre dysfunktionalen Erlebens- und Verhaltensmuster reproduzieren sie ähnliche ungünstige interpersonelle Dynamiken, wie sie diese von zu Hause bereits immer wieder erlebt haben. Sie provozieren also unbewusst, später weiterhin schlecht behandelt zu werden (Grawe 2004, S. 360). Ein wesentlicher Grund dafür sind die inzwischen ausgeprägten und dominierenden Vermeidungsschemata (Grawe 2004, S. 359). Unsicher gebundene Kinder trauen sich in der Schule kaum noch, ihre Wünsche gegenüber Gleichaltrigen und Lehrern auszudrücken. Sie sind zurückhaltend und gehemmt.

Gegenüber gleichaltrigen Kindern reagieren unsicher-vermeidend gebundene Kinder häufig wenig empathisch und unterstützend, sondern verletzend. Die Beziehungen zu ihren Peers sind gehäuft aggressiv, feindselig oder distanziert. In Spielsituationen zeigen sie eine Tendenz zu ausnutzendem, entwertendem und feindseligem Verhalten (Grawe 2004, S. 360). Diese Kinder nehmen dann die Rolle des Täters ein und setzen das in der Familie erfahrene frühe Muster von Zurückweisung, Schädigung und Isolierung fort. Unsicher-ambivalent gebundene Kinder tendieren hingegen dazu, eine Opferrolle einzunehmen (Grawe 2004, S. 208). Wenn sie von anderen Kindern unterdrückt oder gedemütigt werden, lassen sie sich das eher gefallen und wehren sich nicht (Grawe 2004, S. 360). Diese Kinder zeigen wenig Eigeninitiative, da sie im Bindungssystem verharren und kaum autonome Schritte wagen. Von Gleichaltrigen lassen sie sich eher führen als sicher gebundene Kinder. Frühkindliche Erfahrungen bestimmen maßgeblich die weitere Entwicklung im Kindergarten, in der Schule und in der Adoleszenz.

> Kinder mit unsicherem Bindungsmuster entwickeln in ihrer Kindheit und Jugend keine ausreichenden sozialen Kompetenzen, keine ausreichende Selbstwirksamkeit, eine fragile Selbstwertregulation und eine eingeschränkte Fähigkeit zur Affektregulation. Grundbedürfnisse werden in ihrer Entwicklung immer wieder verletzt. Die früh als Vulnerabilitätsschutz ausgebildeten Vermeidungsschemata verfestigen sich schließlich zu einem rigiden Panzer.

In den ersten fünfzehn Jahren kumulieren sich auf diese Weise negative und frustrierende Erfahrungen. Es kann also kaum verwundern, dass viele schon als Kinder oder Jugendliche eine psychische Störung entwickeln (Grawe 2004, S. 361). Personen mit unsicherer Bindungsrepräsentation müssen bereits in einfachen sozialen Interaktionen hohe kognitive Leistungen erbringen, denn sie sind permanent auf der Hut. Dies verwundert kaum, weil sie ständig negative Erwartungen unterdrücken müssen, die aus früheren Beziehungserfahrungen resultieren. Außerdem müssen sie aufkommende negative Emotionen regulieren. Der zwischenmenschliche Bereich verlangt unsicher gebundenen Menschen also erhebliche Anstrengungen ab, so dass sie schon in einfachen und alltäglichen sozialen Situationen stark in Anspruch genommen und überfordert sein können. Ähnliche Situationen werden von sicher gebundenen Menschen lockerer, spontaner, spielerischer, positiver und zuversichtlicher angegangen. Die »soziale Dünnhäutigkeit« (Richter 2012, S. 196) von unsicher gebundenen Personen führt also tragischerweise zu interpersonellen Friktionen, Enttäuschungen und letztlich zu erneuten frustrierenden interpersonellen Erfahrungen.

Zurückweisung und unzureichende Verlässlichkeit, die unsicher gebundene Kinder von ihren Bezugspersonen erfahren, gehen mit intensiven negativen Emotionen einher. Diese negativen Emotionen können aber von Kindern im ersten Lebensjahr noch nicht verarbeitet werden, denn eine von der Mutter unabhängige *intrapsychische Affektregulation* ist noch nicht etabliert. Ein *psychischer Binnenraum* existiert noch nicht. Die Mutter fällt aber für die Emotionsregulation insofern aus, als sie nicht feinfühlig genug auf die Emotionen des Kindes reagiert. Sie verschlimmert und intensiviert sogar negative affektive Zustände beim Kind, indem sie uneinfühlsam, abweisend, inadäquat und inkompetent darauf reagiert. Mütter von unsicher-vermeidend gebunden Kindern wenden sich oft ab, wenn ihr Kind traurig ist. Dadurch bleibt das Kind mit seinen negativen Affekten allein und ist den überflutenden affektiven Zuständen hilflos ausgeliefert. Daher ist eine unsichere Bindungsqualität regelmäßig mit dem strukturellen Defizit einer eingeschränkten Affektregulation verbunden.

Wenn die Bindungsperson abweisend und unsensibel auf Ängste und Belastungen des Kindes reagiert, wird das Kind keine ausreichende Vorstellung von der Bedeutung eigener Gefühle entwickeln. Diese Kinder werden den Ausdruck negativer Affekte unterdrücken und verlernen sowie dazu tendieren, ihre Emotionen zu verbergen oder gar nicht mehr wahrzunehmen. Stattdessen werden sie Situationen ausschließlich kognitiv bewerten. Dieses Bindungsmuster wird als vermeidend oder abweisend bezeichnet (Strauß 2012). Es besteht eine Nähe zu dem Konzept der *Alexithymie*, das in den letzten Jahren eine gewisse Renaissance erlebt. Dazu passt gut, dass bei Patienten mit somatoformen Störungen ein Überwiegen von unsicher-vermeidenden (abweisenden) Bindungsrepräsentationen typisch ist (Strauß 2012). Eine Mutter mit unsicherer Bindung hat selbst keine gute Emotionsregulation etablieren können. Daher kann sie ihrem eigenen Kind auch nicht angemessen dabei helfen, mit negativen Emotionen in adäquater Weise umzugehen. Diese Kinder weisen *Mentalisierungsdefizite* auf, da ihre Affekte nicht ausreichend markiert und gespiegelt wurden. Kinder mit unsicher-vermeidender Bindungsqualität reagieren bei Trennung von der Mutter weniger beunruhigt als sicher gebundene Kinder. Bei der Wiederkehr der Mutter vermeiden sie Nähe und Kontakt. Bei diesem Bindungsmuster sind *Vermeidungsschemata* stärker ausgeprägt als Annäherungsschemata (Grawe 2004, S. 194). Das Kind lässt sich auf Nähe nicht mehr ein, um sich dadurch vor weiteren Verletzungen zu schützen. Die Vermeidung stellt also einen *Vulnerabilitätsschutz* dar. Der Preis dafür ist eine unzureichende Befriedigung des Bindungsbedürfnisses. Kinder mit einem unsicher-ambivalenten Bindungsmuster reagieren bei einer Trennung von der Mutter stark verängstigt. Sie weisen anklammernde Tendenzen auf. Nach Rückkehr der Mutter kommt es zu ambivalenten Verhaltensweisen: Sie lehnen den Kontakt ab, wollen von der Mutter weg; gleichzeitig wollen sie aber von ihr getröstet werden und suchen die Nähe. Es entsteht ein Dilemma: Nähe mobilisiert Verlustängste; bei fehlender Nähe entsteht Angst vor dem Alleinsein.

Neben den drei organisierten Bindungsmustern gibt es noch die *desorganisierte Bindung*. Diese Kinder reagieren auf eine Trennung mit desorganisiertem Verhalten. In Anwesenheit der Mutter zeigen sie teilweise bizarre Verhaltensweisen. Eine desorganisierte Bindungsqualität ist auf eine schwere Verletzung des Bindungsbedürfnisses im ersten Lebensjahr zurückzuführen. Häufig finden sich schwere emotionale Entbehrungen oder Missbrauch. Meist haben die Eltern dieser Kinder selbst traumatische Erfahrungen und Verluste erlitten, die sie nur unzureichend verarbeiten konnten.

Emotionale Deprivation, frühkindliche Traumatisierung oder eine qualitativ mangelhafte Bindungsbeziehung führen zu einer Frustration des Bindungsbedürfnisses und des Kontrollbedürfnisses. Das hat gravierende Auswirkungen auf das *Selbstwertgefühl* und die *Selbstwertregulation*. Ein Kind, dessen Grundbedürfnisse nach Bindung und Kontrolle nicht ausreichend befriedigt werden, wird das Verhalten der emotional vernachlässigenden Mutter auf sich und sein eigenes Verhalten attribuieren und sich daher selbst minderwertig und wertlos fühlen. Dies führt zu einem interaktionellen *circulus vitiosus* in der frühen Mutter-Kind-Dyade: Die Mutter wird die Gründe für das problematische Verhalten des Kindes und für die unbefriedigende Bindungsbeziehung nicht auf ihre eigene mangelnde Feinfühligkeit und Bindungsinkompetenz zurückführen, sondern den Grund dafür beim Kind suchen. Die Mutter wird dieses Kind häufiger kritisieren und bestrafen. Aus der Sicht der Objektbeziehungstheorien werden die frühen Beziehungsrepräsentanzen internalisiert. Dadurch bilden sich negative Selbst-, Objekt- und Beziehungsrepräsentanzen. Aus einer verhaltenstherapeutischen Perspektive internalisiert das Kind über Identifizierungslernen den kritischen und vernachlässigenden Umgang mit sich selbst und entwickelt in der Folge ein stabil-negatives Selbstbild und ein geringes Selbstwertgefühl (Grawe 2004, S. 252). Personen mit fragiler Selbstwertregulationen entwickeln häufig strafende innere Anteile, unerbittliche Standards und eine übertrieben selbstkritische Haltung. Hier hat die *Schematherapie* nach Young und Klosko (2005) hilfreiche Konstrukte, Modelle und Therapieansätze entwickelt. Als Konsequenz des geringen Selbstwertgefühls neigen Menschen mit unsicherer Bindung dazu, sich selbst abzuwerten. Sie entwickeln ein *Schema von Unzulänglichkeit und Scham*. Dieses Schema wird durch dysfunktionale Bewältigungsstrategien perpetuiert. Eine ungünstige Bewältigungsform ist das Erdulden des Minderwertigkeitsschemas. Dies geschieht häufig im interpersonellen Bereich.

Menschen mit fragilem Selbstwertgefühl suchen sich bevorzugt Interaktionspartner mit entwertenden und herabsetzenden Tendenzen aus; sie ziehen sich sogar von wertschätzenden und selbstwerterhöhenden Interaktionspartnern zurück (Grawe 2004, S. 251 f.). Diese fatalen Wiederholungstendenzen sind der Grund dafür, dass es den Anschein hat, als würden Menschen mit geringem Selbstwertgefühl danach streben, dieses negative Selbstbild immer wieder interaktionell zu verifizieren und dadurch aufrechtzuerhalten (Grawe 2004, S. 254). Depressive und selbstunsichere Jugendliche machen häufiger negative Erfahrungen mit Gleichaltrigen. Sie werden öfter zurückgewiesen, ausgegrenzt, isoliert, tyrannisiert und gedemütigt. Heute bezeichnet man einen solchen Psychoterror als *Bullying* oder *Mobbing*. Neurobiologisch interessant ist in diesem Zusammenhang, dass schmerzliche soziale Erfahrungen durch Ausgrenzung oder Mobbing im Gehirn mit ähnlichen neuronalen Aktivierungsmustern verbunden sind wie körperlicher Schmerz (Braus und Venter 2012). Kinder mit unsicherem Bindungsmuster machen in Beziehungen mit Gleichaltrigen immer wieder solche Erfahrungen, die für ihren Selbstwert alles andere als zuträglich sind (Grawe 2004, S. 260). Kinder mit ängstlich-ambivalentem oder verstricktem Bindungsstil haben die Tendenz, in eine Opferrolle zu geraten. Verletzungen des Selbstwertbedürfnisses sind daher eingebettet in einen ungünstigen Entwicklungsprozess, der seinen Ausgang ursprünglich von einer basalen Verletzung des Bindungsbedürfnisses in der frühen Kindheit nahm.

Habituelle interpersonelle Vermeidungsstrategien und dysfunktionale unbewusste Bewältigungsversuche führen dann immer mehr zur Perpetuierung des stabil-negativen Selbstwertgefühls. Menschen mit fragiler Selbstwertregulation neigen in besonderer Weise dazu, sich durch Entwertung von anderen und insbesondere von Randgruppen oder Minderheiten selbst aufzuwerten. Dadurch entstehen gruppendynamische Prozesse, die sich zur kollektiven Dämonisierung, Ausgrenzung und Diskriminierung von Schwächeren und Andersartigen aufschaukeln können. Auch neigen Menschen mit niedrigem Selbstwertgefühl zu einer indirekten Selbstaufwertung durch Nationalstolz, Identifizierung mit Helden, Idolen, Sportmannschaften und Prominenten. »Wir sind Papst!« Das war eine Schlagzeile der Bild-Zeitung, nachdem Joseph Ratzinger 2005 zum Papst gewählt worden war.

> Gesunde Menschen stapeln eher zu hoch als zu tief. Gesunde Personen haben eine natürliche Tendenz zur Selbstverklärung. Sie neigen in einem sozialverträglichen und realitätskompatiblen Maß zu gesunden *Selbstwertillusionen* und auch zu *Kontrollillusionen*.

Nach Grawe (2004, S. 258) ist es sogar ein Zeichen psychischer Gesundheit, wenn Menschen ihre Grundbedürfnisse nach Selbstwerterhöhung und Kontrolle durch Kognitionen und selektive Wahrnehmungsprozesse befriedigen, die ein Stück weit die Realität verklären. »Es ist ein Zeichen guter seelischer Gesundheit, wenn man sich etwas übertrieben positiv sieht und sich selbst positiver beurteilt als andere. Man muss sich Sorgen um die Menschen machen, die das nicht tun, und nicht umgekehrt« (Grawe 2004, S. 259). Ein gewisser unrealistischer Optimismus ist also völlig normal und ein Zeichen von Robustheit und Gesundheit. Selbstwertillusionen haben zudem den Charakter einer sich selbst erfüllenden Prophezeiung. Derartige positive Rückkopplungsprozesse sind nach Grawe wesentlich für das regelrechte psychische Funktionieren. Besorgniserregend ist das Fehlen oder das nur rudimentäre Vorhandensein derartiger Selbstwert- und Kontrollillusionen, beispielsweise bei der Depression.

Das kindliche Bindungsmuster erweist sich über einen Zeitraum von vielen Jahren als erstaunlich stabil (Grawe 2004, S. 194 f.). Bindungsmuster sind eingeschliffen und fest im *impliziten Gedächtnis* eingebrannt. Der früh erworbene Bindungsstil hat Auswirkungen auf die Emotionsregulation und auf unbewusste selektive Wahrnehmungsprozesse sowie die automatische Interpretation von situativen Bedingungen und von interaktionellen Episoden. Bei unsicher gebundenen Personen bestehen interpersonelle Vermeidungstendenzen, die vom ersten Lebensjahr an im impliziten Gedächtnis gespeichert sind und später leicht gebahnt werden können. Der in der frühen Kindheit sich ausprägende Bindungsstil hat die Tendenz, sich in der weiteren Entwicklung hartnäckig zu verfestigen. In sozialen Situationen wird das früh erworbene Bindungsmuster habituell gebahnt. Die Beziehungserfahrungen eines Menschen in den ersten Lebensmonaten legen den Grundstein für das spätere Beziehungsverhalten in der Kindheit, der Jugend und im Erwachsenenalter. Im ersten Lebensjahr werden also die Weichen gestellt. Wenn das Beziehungsverhalten durch negative Emotionen und Vermeidungsschemata geprägt ist, hat dies negative Auswirkungen auf spätere Beziehungserfahrungen.

> Heute gilt eine transgenerationale Weitergabe elterlicher Bindungserfahrungen an die Nachfolgegeneration als gesichert. Hauptsächlich werden Bindungsmuster von der Mutter auf die nächste Generation übertragen.

Eine unsicher gebundene Mutter zu haben, ist ein Risikofaktor für die Ausbildung einer psychischen Störung, der ebenso schwerwiegend ist wie genetische Faktoren (Grawe 2004, S. 352). Ein wesentlicher Faktor für die Bindungsqualität ist die mütterliche Feinfühligkeit. Die Ausprägung *selbstreflexiver Fähigkeiten der Bindungsperson* ist ein valider Prädiktor für die kindliche Bindungsqualität (Boll-Klatt und Kohrs 2014, S. 147). Die sichere Bindung ist eng mit der *Mentalisierungsfähigkeit der Mutter* verknüpft. Bei der transgenerationalen Weitergabe des Bindungsmusters sind genetische und epigenetische Faktoren beteiligt. Ein Risiko für eine unsichere Bindungsqualität des Kindes ist eine psychische Störung der Eltern, insbesondere eine Depression der Mutter. Daneben ist auch die *Spielfeinfühligkeit des Vaters* ein wichtiger Faktor. Diese wirkt sich positiv auf das *Explorationssystem* und die kindliche *Neugier* aus, fördert also mehr Selbstvertrauen und Autonomie als Gegengewicht zum Bindungssystem.

Im *Erwachsenen-Bindungsinterview (adult attachment interview)* unterscheidet man entsprechend vier Bindungsmuster (Boll-Klatt und Kohrs 2014, S. 142): sicher/autonom, abweisend/vermeidend, ambivalent/verstrickt und unverarbeitetes Trauma (▶ Tab. 1). Beim abweisenden Bindungsmuster werden Beziehungen abgelehnt oder entwertet. Charakteristisch ist eine oberflächlich gezeigte Souveränität und Flexibilität. Oft werden die eigenen Eltern idealisiert, wobei Erinnerungen wenig konkret und blass bleiben. Die Mütter dieser Personen verhielten sich meist vorhersagbar unangemessen und lehnten kindliche Bedürfnisse nach Hilfe und Unterstützung ab. Beim verstrickten Bindungsmuster stehen hingegen Vorwürfe gegenüber den eigenen Eltern oft im Vordergrund. Diese Patienten sind oft fixiert auf das »Narrativ ihrer kindlichen Not« (Boll-Klatt und Kohrs 2014, S. 149). Bindungspersonen von Kindern mit verstricktem Bindungsmuster reagierten oft inkonsistent und unachtsam im Hinblick auf die Bedürfnisse und Belastungen des Kindes (Strauß 2012). Diese Kinder bringen ihre Bedürftigkeit übermäßig zum Ausdruck und haben in ihrem späteren Leben Probleme mit Trennungen und Zurückweisungen. Sie sind überzeugt, wenig Kontrolle über das eigene Leben und ihre Beziehungen zu haben.

In grober Näherung kann man wohl annehmen, dass nur etwa 60 % der Kinder ein sicheres Bindungsmuster aufweisen (Grawe 2004, S. 210; Boll-Klatt und Kohrs 2014, S. 146). In nicht-klinischen Stichproben weisen also immerhin 40 % der Untersuchten eine unsichere Bindungsqualität auf (Boll-Klatt und Kohrs 2014, S. 145). Nur etwa die Hälfte der Gesunden weisen im Erwachsenen-Bindungsinterview eine sichere/autonome Bindungsrepräsentation auf (Strauß 2012). Unsichere Bindungsmuster sind also nicht per se pathologisch; sie stellen aber einen Risikofaktor für die Entwicklung einer psychischen Störung dar. Korrigierende Beziehungserfahrungen im späteren Leben wie eine tragfähige, stabile und emotional erfüllende Partnerbeziehung können frühkindliche Defizite teilweise kompensieren (Grawe 2004, S. 361). Die moderne Bindungsforschung geht davon aus, dass bedeutsame Beziehungen im Erwachsenenalter die Qualität einer Bindungsbeziehung aufweisen können, beispielsweise die Bindung zu Beziehungspartnern, aber auch zu Mentoren im Berufsleben (Strauß 2012). Man kann annehmen, dass auch die therapeutische Beziehung häufig eine Bindungsbeziehung ist (Strauß 2012). Daher sind auch strukturelle Verbesserung und eine Modifikation maladaptiver früher Schemata durch eine gelungene Psychotherapie möglich, in welcher positive Bindungserfahrungen nachgeholt werden können. Eine bedeutsame Bindungsbeziehung zeichnet sich durch die folgenden Charakteristika aus (Strauß 2012): Trennung und Verlust führen zu Protest und Stress. Die Aufrechterhaltung von Nähe wird als Ziel angestrebt. Der andere wird als sicherer Hafen und als schützende Zuflucht in Zeiten von Belastung genutzt. Zudem wird der andere auch als sichere Basis für die Exploration genutzt.

> Eine *beelternde therapeutische Haltung* im Sinne des *limited reparenting*, wie sie für die Schematherapie nach Young, aber auch für die strukturbezogene Psychotherapie nach Rudolf (2011, 71 f.; 2013c, S. 123 ff.) charakteristisch ist, ermöglicht eine *emotional korrigierende/verändernde Beziehungserfahrung* in der Therapie.

Eine strukturelle Nachreifung ist nicht nur in einer analytischen Psychotherapie möglich, eine partielle strukturelle Verbesserung lässt sich auch im Rahmen einer fokussiert strukturbezogenen tiefenpsychologisch fundierten Psychotherapie erreichen und gilt heute als richtlinienkonform. Stabile und langfristige Therapieerfolge, die durch eine moderne Verhaltenstherapie der dritten Welle bewirkt werden können, dürften zu einem wesentlichen Teil auf einen Zuwachs an strukturellen Fertigkeiten beruhen. Insofern weisen moderne Konzepte zur Behandlung von Patienten mit strukturellen Störungen meines Erachtens mehr Gemeinsamkeiten als Unterschiede auf. Zu nennen sind in diesem Kontext die *strukturbezogene Psychotherapie* nach Rudolf, die *mentalisierungsbasierte Psychotherapie* nach Bateman und Fonagy, die *Schematherapie* nach Young und die *dialektisch-behaviorale Therapie* nach Linehan. Der heute bei einigen Psychotherapie-Gutachtern mit konservativer psychoanalytischer Sozialisation durchaus noch zu beobachtende Reflex, bei Patienten mit strukturellen Defiziten die Differentialindikation für eine (modifizierte) analytische Psychotherapie zu stellen und eine tiefenpsychologisch fundierte Psychotherapie abzulehnen, ist antiquiert und sollte endgültig der Vergangenheit angehören. Moderne verhaltenstherapeutische Konzepte der dritten Welle sind auch bei Patienten mit »frühen Störungen« wirksam und erfolgreich. Auch strukturelle

Defizite können im Rahmen einer fokussierten psychodynamischen Psychotherapie in 50–100 Sitzungen mit begrenzter Zielsetzung erfolgreich behandelt werden (Rudolf 2011, S. 109 ff.).

Interessant ist in diesem Zusammenhang auch die Frage nach der Bindungsgeschichte und dem *Bindungsstil des Psychotherapeuten*, denn Empathiefähigkeit wird als Resultat der Bindungsentwicklung und Mentalisierung angesehen. Untersuchungen aus jüngerer Zeit deuten darauf hin, dass unter Psychotherapeuten eher »bedingt sichere« und abweisende Bindungsstile gehäuft vorkommen (Strauß 2012, S. 176 f.). Es ist bisher ungeklärt, ob sich unsichere Bindungserfahrungen auf Therapeutenseite zwangsläufig negativ auf die therapeutische Beziehung auswirken. Auch ein nicht sicher oder nur bedingt sicher gebundener Therapeut kann dem Patienten eine »sichere Basis« im Sinne Bowlbys bieten. Die Bedingung dafür ist, dass der Therapeut reflektiert und konstruktiv mit seinen eigenen Bindungsproblemen umgeht (Strauß 2012).

Frühkindliche Verletzungen des Bindungsbedürfnisses bedingen eine schlechte Affekttoleranz, eine defizitäre Emotionsregulation, eine fragile Selbstwertregulation und geringe Selbstwirksamkeitserwartungen (Grawe 2004, S. 217). Fast alle psychischen Störungen gehen mit einem Defizit in der Affektregulation einher. Eine defizitäre Emotionsregulation steht in engem Zusammenhang mit Defiziten in der frühen Bindungsbeziehung.

> Wichtig ist, dass frühkindliche emotionale Deprivationserfahrungen die Gehirnentwicklung in der präverbalen Phase beeinträchtigt. Frühe Bindungserfahrungen im ersten Lebensjahr werden nicht im deklarativen (autobiographischen) Gedächtnis gespeichert, sondern im unbewussten impliziten Gedächtnis. Die zugrundeliegenden Interaktionen sind also nicht erinnerbar.

In klinischen Populationen werden nur etwa 10 % der Patienten als sicher gebunden klassifiziert (Grawe 2004, S. 210; Boll-Klatt und Kohrs 2014, S. 146). Fast 90 % der Patienten mit psychischen Störungen haben also eine Form von unsicherem Bindungsstil (Grawe 2004, S. 361). Mit zunehmender Beeinträchtigungsschwere ist auch von ausgeprägter Bindungsunsicherheit und schwerwiegenden Störungen der Empathie und der Mentalisierungsfähigkeit auszugehen (Strauß 2012). Die meisten Psychotherapie-Patienten sind also unsicher gebunden. Fast alle Psychotherapie-Patienten konnten demnach ihr Bindungsbedürfnis in ihrer frühen Kindheit nicht adäquat befriedigen. Neun von zehn Psychotherapie-Patienten haben neben ihrer Störung, die sie in die Therapie führt, auch ein unsicheres Bindungsmuster (Grawe 2004, S. 217). Es ist daher zu vermuten, dass fast alle Menschen, die psychotherapeutische Hilfe suchen, mit hoher Wahrscheinlichkeit eine unsichere Bindung aufweisen und daher auch mehr oder weniger ausgeprägte Einschränkungen in ihrer Empathie- und Mentalisierungsfähigkeit in die Therapie mitbringen (Strauß 2012). Früh erworbene unsichere Bindungsrepräsentanzen führen später im Leben zu interaktionellen Schwierigkeiten, mit denen die Betroffenen nicht selbst fertig werden und weswegen sie in Therapie kommen (Grawe 2004, S. 219).

Das Bindungsmuster hat erhebliche Auswirkungen auf das Patientenverhalten und den psychotherapeutischen Prozess (Boll-Klatt und Kohrs 2014, S. 149 ff.; Strauß 2012): Erwachsene mit sicher-autonomer Bindungsrepräsentation, die nur selten in Psychotherapie kommen, haben eine gut entwickelte Fähigkeit zur Selbstreflexion und Mentalisierung. Sie sehen sich und andere eher positiv, entwickeln Vertrauen zu Bezugspersonen und können Hilfe annehmen und geben. Patienten mit unsicher-vermeidender (abweisender) Bindung haben ausgeprägte Autonomiewünsche, entwickeln weniger Vertrauen und zeigen eher Bagatellisierungstendenzen. Sie idealisieren ihre Kindheit, verfügen über eine geringe Introspektions- und Mentalisierungsfähigkeit. Sie betonen ihre Unabhängigkeit, werten andere Menschen und Bindungen ab und können schlecht Hilfe und Unterstützung in Anspruch nehmen. Affekte werden übersteuernd reguliert. Sie sind weniger bereit, an interpersonellen Problemen zu arbeiten. Die Arbeitsbeziehung ist häufig problematisch und oft nur vordergründig kooperativ. Patienten mit ambivalent-verstrickter Bindung zeigen ebenfalls eine eingeschränkte Mentalisierungsfähigkeit. Sie entwickeln häufig eine starke Abhängigkeit von anderen und tendieren zu einer Überbewertung von Bindungen. Sie binden sich stark an den Therapeuten und werden am ehesten für eine Therapie indiziert. Sie sind eher fordernd und wünschen sich intensivere und häufigere Kontakte. Sie übertreiben eher bei der Problemschilderung, testen Grenzen und beschäftigen ihr Gegenüber. Dem Bindungsmuster des Patienten muss in der Therapie Rechnung getragen werden. Grawe (2004, S. 220) vertritt die Meinung, dass eine rein manualisierte und störungsorientierte kognitive Verhaltenstherapie der Depression als unangemessen anzusehen sei, da sie den zwischenmenschlichen Defiziten und den Behandlungsanliegen der Patienten nicht gerecht werde. Im Ignorieren der Tatsache, dass die meisten Patienten ein unsicheres Bindungsmuster aufweisen, sieht Grawe sogar den wichtigsten Grund für die »sehr bescheidene langfristige Wirksamkeit« derartiger störungsorientierter Therapien (Grawe 2004, S. 220). Grawe (2004, S. 369 f.) ist überzeugt, dass eine reine Psychopharmakotherapie der Depression in der Regel nicht zu befriedigenden und dauerhaft stabilen Therapieerfolgen führen kann. Er plädiert für Therapieformen, die stärker die interaktionellen Probleme von Depressiven fokussieren. Damit rennt man übrigens bei den meisten Patienten offene Türen ein, denn 75 % aller ambulanten Psychotherapie-Patienten formulieren Behandlungsanliegen im interpersonellen Bereich (Grawe 2004, S. 219). Insofern ist es nicht verwunderlich, dass gegenwartsorientierte psychodynamische Therapien mit ausreichender Therapiedauer bei komplexen psychischen Störungen wirksam und einer kürzeren Therapiedauer überlegen sind (Leichsenring und Rabung 2011). Grawe kommt zu dem Ergebnis, dass sich Therapieformen, die sich stärker den interpersonellen Problemen von Depressiven widmen, wirksamer seien als »störungsspezifische« Therapieformen (Grawe 2004, S. 223). Grawe ist sogar überzeugt, dass die Bindungsforschung wahrscheinlich mehr zum Verständnis der Ätiologie und Pathogenese von Depressionen beitragen könne als die Theorie depressogener kognitiver Schemata (Grawe 2004, S. 229). Er kritisiert die unzureichende Berücksichtigung interpersoneller Aspekte und frühkindlicher Bindungstraumatisierungen in kognitiv-behavioralen Depressionstheorien und daraus abgeleiteten gängigen Depressionsmanualen und plädiert für eine individualisierte Analyse der Auswirkungen eines lebenslangen unsicheren Bindungsmusters (Grawe 2004, S. 230). Dies zeigt die konzeptuellen Übereinstimmungen und Gemeinsamkeiten zwischen modernen verhaltenstherapeutischen und psychodynamischen Ansätzen. Grawe betont die zentrale Bedeutung frühkindlicher Beziehungserfahrungen und unbewusster Faktoren auf die psychische Entwicklung bei der Pathogenese der Depression. Damit weitgehend kompatibel ist Rudolfs Konzept des depressiven Grundkonflikts als basaler Konflikt der Bindung, der strukturelle Auffälligkeiten impliziert (Rudolf 2013a; Rudolf 2013c, S. 62).

4.2 Biologie des Elternverhaltens und transgenerationale Weitergabe von Bindungsstilen

Das sich entwickelnde Gehirn von Säuglingen und Kleinkindern ist sehr empfänglich für soziale Umwelteinflüsse. Fürsorgliches Verhalten der Eltern und eine sichere Bindung haben positive Auswirkungen auf die psychische Entwicklung und das Sozialverhalten der Nachkommen. Fürsorgliche und mentalisierungsfördernde Erfahrungen in dieser sensiblen Phase der Gehirnentwicklung legen den Grundstein für den Erwerb von kognitiven und sozialen Fertigkeiten sowie von emotionalen Kompetenzen. Frühkindliche Vernachlässigung und Trennungserfahrungen sowie inkonsistentes, ablehnendes, hartes, wenig feinfühliges und emotional kühles Elternverhalten hingegen wirken sich nachteilig auf die Gehirnentwicklung der Kinder aus. Ein wesentlicher Prädiktor für das Elternverhalten ist die Bindungsgeschichte der eigenen Eltern. Ob die Eltern ihren Kindern eine gute Basis für den Aufbau einer sicheren Bindungsbeziehung ermöglichen können, hängt entscheidend davon ab, welche frühkindlichen Erfahrungen die Eltern selbst in ihrer Kindheit mit ihren Beziehungspersonen gemacht haben. Inzwischen gibt es eine Reihe von Befunden, die zeigen, dass der Bindungsstil der Mutter transgenerational weitergegeben wird.

> Ungünstiges Elternverhalten erzeugt in der Nachfolgegeneration wieder ungünstiges Elternverhalten mit nachteiligen Auswirkungen für das Kind. Dadurch entsteht ein fataler *intergenerationaler Zyklus* (Lomanowska et al. 2015). Die Qualität der frühkindlichen Bindungserfahrungen hat epigenetische Auswirkungen. Dadurch können frühkindliche Verhaltenseinflüsse transgenerational weitergegeben werden.

In den letzten Jahren wurden neurobiologische Faktoren auf Seite der Eltern intensiv erforscht, welche wesentlich die emotionale Einstellung und das Verhalten der Eltern gegenüber ihren Kindern beeinflussen. Aktuelle Befunde zu den biologischen Grundlagen des Elternverhaltens und dessen Auswirkungen auf die Nachkommen haben Rilling und Young (2014) in einer informativen Übersichtsarbeit zusammengefasst, auf die ich mich im Folgenden beziehe.

Im Tierreich zeigen viele Arten eine natürliche Abneigung und Vermeidungsverhalten gegenüber fremden Kindern. Erst durch die eigene Elternschaft wird die emotionale Einstellung zu Kindern positiver, wobei die eigenen Kinder sympathischer und wohlwollender wahrgenommen werden als fremde. An die Stelle von Abneigung und Vermeidung treten nun eine positive emotionale Färbung, Zuwendung und Fürsorge. Mütterliche Fürsorge und Schutz sichern das Überleben der Nachkommen. Die zugrundeliegenden biologischen Mechanismen haben sich in einem langen evolutionären Prozess herausgebildet und zeigen bei Tier und Mensch erstaunliche Übereinstimmungen. Wie werden aus kinderfeindlichen jungfräulichen Weibchen nach der Entbindung fürsorgliche Mütter? Es ist davon auszugehen, dass unter dem Einfluss von Östrogen, Progesteron, Oxytocin und Dopamin eine regelrechte Umprogrammierung des Gehirns stattfindet (Rilling und Young 2014). Heute ist bekannt, dass bei der Auslösung von mütterlichem Fürsorgeverhalten die *mediale präoptische Region im Hypothalamus* (▶ Abb. 11) eine zentrale Rolle spielt (Roth und Dicke 2006). Eine Zerstörung dieser Hirnregion im Tierexperiment macht mütterliches Verhalten unmöglich. Diese Hirnregion hemmt Verbindungen von der Amygdala zum Hypothalamus, die der Verarbeitung von Stress dienen. Außerdem ist die mediale präoptische Region mit der *Area tegmentalis ventralis (ventral tegmental area, VTA)* verschaltet, die in den *Nucleus accumbens* (▶ Abb. 12) projiziert. VTA und Nucleus accumbens gehören zum *mesolimbischen Motivations- und Belohnungssystem* (▶ Abb. 13). Über die Verbindung zwischen medialer präoptischer Region und VTA aktivieren vom Kind ausgehende Stimuli bei der Mutter das cerebrale Belohnungssystem. Auf diesem Weg erhöht sich die Dopaminausschüttung im Nucleus accumbens, was bei der Mutter über die Freisetzung von Endorphinen im Forntalhirn Glücksgefühle und Wohlbefinden bewirkt. Die Dopaminausschüttung im Nucleus accumbens wird zusätzlich durch Oxytocin stimuliert.

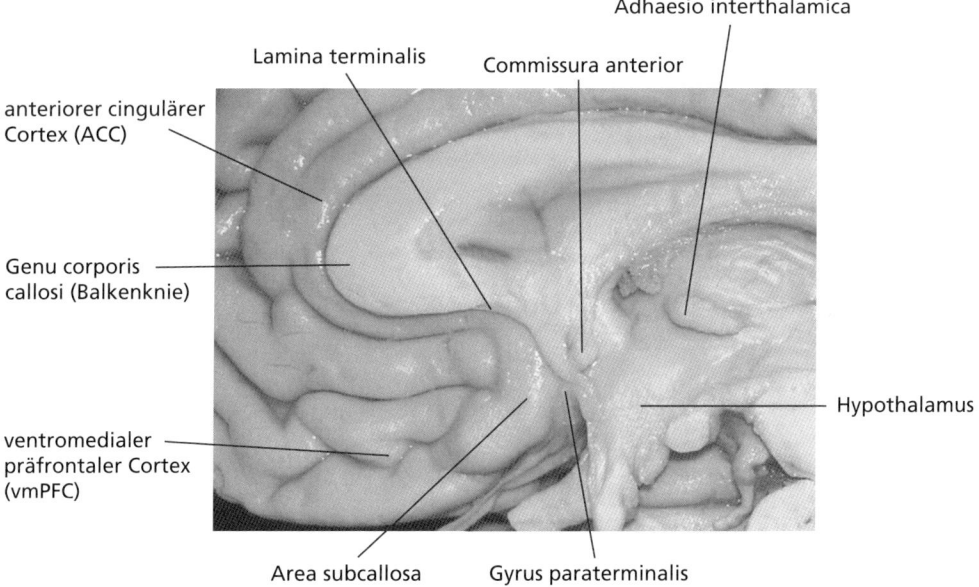

Abb. 11: Basales Vorderhirn. Modifiziert nach Bösel (2006), S. 156, Abb. 14.6.

Zum mesolimbischen System zählen VTA, Nucleus accumbens und der mediale orbitofrontale Cortex. Eine Aktivierung des mesolimbischen Systems lässt sich mittels fMRT nachweisen, wenn Eltern sich Bilder oder Videos von ihren eigenen Kindern anschauen (Rilling und Young 2014). Die Aktivierung des mesolimbischen Systems geht mit einer positiv gefärbten emotionalen Einstellung und günstigem Elternverhalten einher. Väter und Mütter, bei denen das mesolimbische Dopaminsystem aktiviert ist, loben ihre Kinder und verhalten sich fürsorglich, aber nicht zu aufdringlich. Das mesolimbische Dopaminsystem wird auch aktiviert, wenn die Eltern ihre Kinder schreien hören. Bei depressiven Müttern ist diese Aktivierung des mesolimbischen Dopaminsystems durch das Schreien des eigenen Kindes abgeschwächt, was mit der verminderten Motivation zu elterlicher Fürsorge in Verbindung gebracht wird.

Das Schreien der Kinder aktiviert zwei weitere Hirnregionen: die vordere Insel und den präfrontalen Cortex (Rilling und Young 2014). Die *Insel* (▶ Abb. 14) ist wichtig für

4 Bindung, Mentalisierung und Neurobiologie

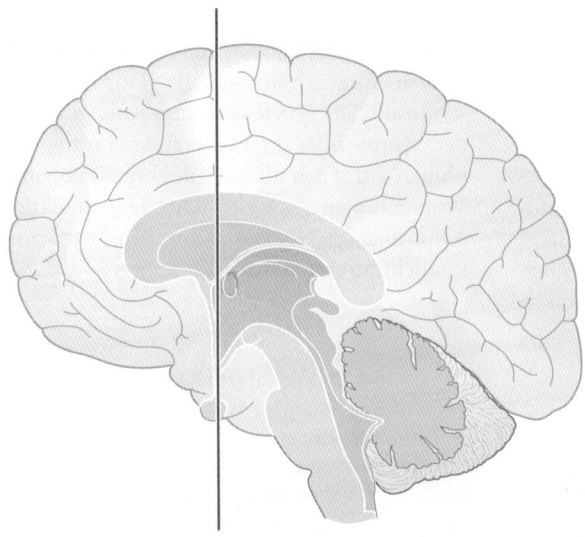

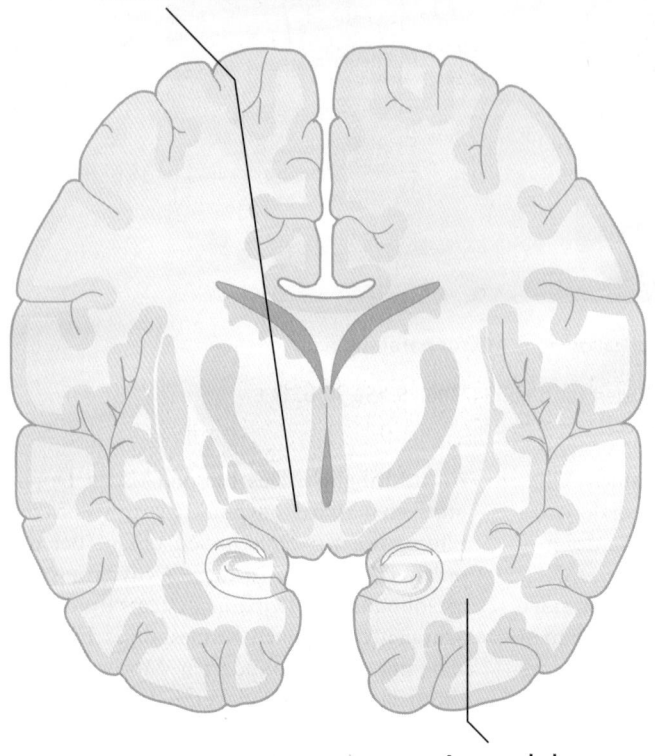

Abb. 12:
Amygdala und Nucleus accumbens. Amygdala und Nucleus accumbens sind funktionelle Gegenspieler. Der Nucleus accumbens gehört zum mesolimbischen Belohnungssystem. Die Amygdala spielt eine Rolle bei der Furchtkonditionierung und beim impliziten Traumagedächtnis. Modifiziert nach Strik und Dierks (2011), S. 58, Abb. 3.12.

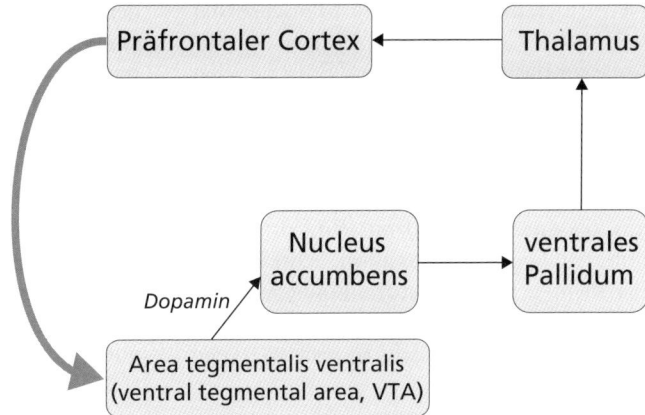

Abb. 13:
Mesolimbisches Motivations- und Belohnungssystem. Modifiziert nach Insel (2003).

das eigene Körpergefühl und spielt bei der Empathiefähigkeit eine Rolle. Bei empathischen Müttern lässt sich eine starke Aktivierung der vorderen Inselregion feststellen, wenn sie sich Bilder ihrer Kinder anschauen. Eine übermäßige Aktivierung dieser Region kann aber von Nachteil für die Kinder sein, denn emotionale Übererregung und zu viel Empathie und Fürsorge können zu aufdringlichem mütterlichem Verhalten führen, das die Kinder überfordert und stresst. Auch bei Vätern ist die goldene Mitte günstig für das Kind. Väter mit mäßiger Aktivierung der vorderen Insel zeigen fürsorgliches Verhalten gegenüber ihren Kindern. Eine zu niedrige oder zu hohe Aktivierung der vorderen Inselregion bewirkt auch bei Vätern entweder zu wenig oder zu viel Empathie mit jeweils ungünstigen Auswirkungen für die Kinder (Rilling und Young 2014).

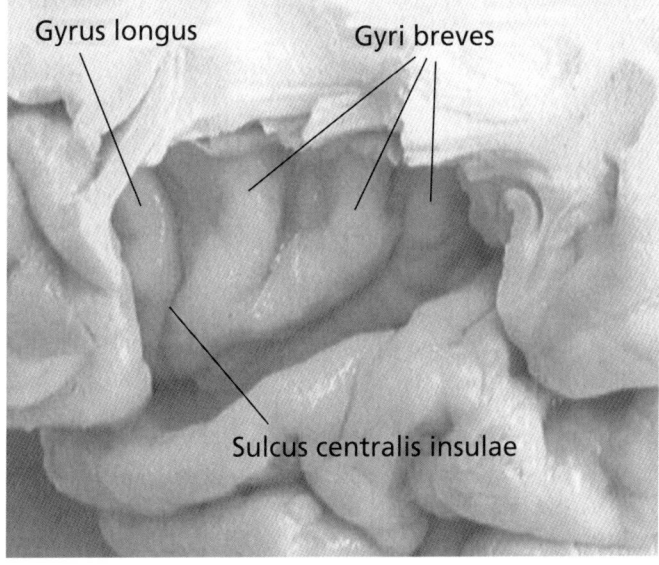

Abb. 14:
Inselregion. Die Insel wurde von Johann Christian Reil (1759–1813) entdeckt, der 1808 den Begriff »Psychiaterie« prägte und als Wegbereiter der Psychotherapie gilt. Die Insel wird bedeckt von Anteilen des Stirn-, Scheitel- und Schläfenlappens (Opercula, hier abpräpariert). Die Inselregion spielt eine Rolle beim Körpergefühl, bei Ekel und bei der Empathiefähigkeit. Abbildung aus Bösel (2006), S. 222, Abb. 20.1.

Neben der Insel spielt beim Menschen der *präfrontale Cortex* (▶ Abb. 15) eine zentrale Rolle für das Elternverhalten. Er ist beteiligt an der Emotionsregulation, indem subcorticale limbische Strukturen durch den präfrontalen Cortex gehemmt werden. Das Schreien der Kinder löst initial negative Emotionen aus, die durch den präfrontalen Cortex herunterreguliert werden müssen. Schreikinder, die nicht getröstet werden können, haben insbesondere dann ein erhöhtes Risiko, von ihren Eltern misshandelt zu werden, wenn deren Top-down-Kontrolle über den präfrontalen Cortex versagt. Eine regelrecht funktionierende Aktivierung des präfrontalen Cortex beim Schreien des eigenen Kindes wirkt sich positiv auf die Bindung zwischen Mutter und Kind aus. Bei depressiven Müttern ist die Emotionsregulation durch den präfrontalen Cortex eingeschränkt (Hypofrontalität). Daher können depressive Mütter negative Emotionen, die durch das Schreien des Kindes hervorgerufen werden, weniger gut regulieren (Rilling und Young 2014).

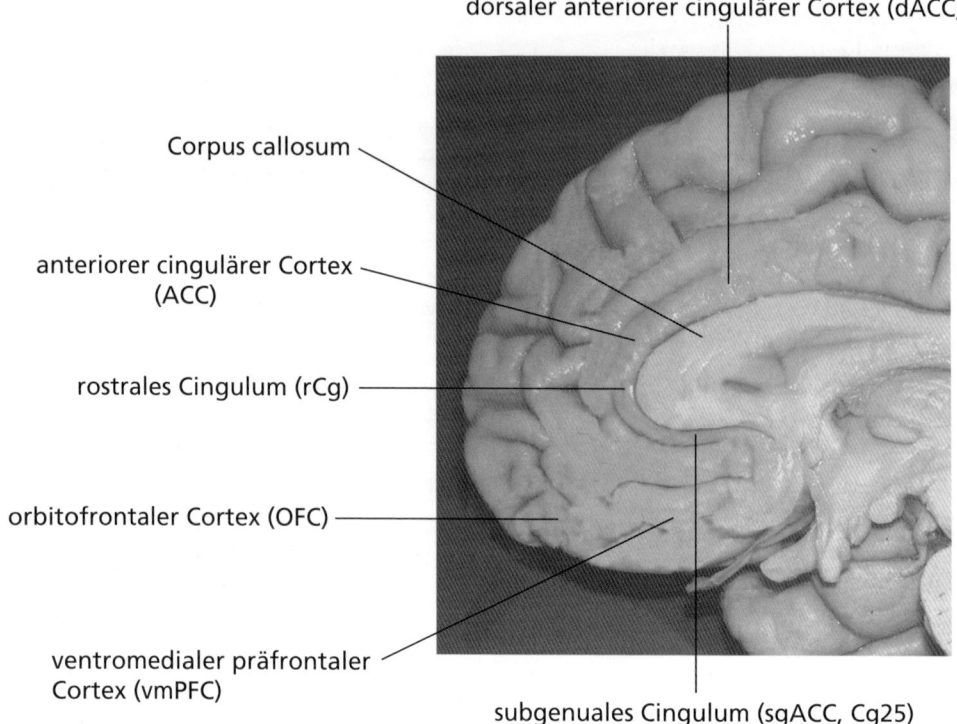

Abb. 15: Präfrontaler Cortex (PFC) und anteriorer cingulärer Cortex (ACC). Modifiziert nach Bösel (2006), S. 235, Abb. 21.7.

In den letzten Jahren wurde die Bedeutung von *Oxytocin* für Vertrauen, Bindung und soziales Verhalten intensiv erforscht. Ein Oxytocinmangel der Mutter beeinträchtigt mütterliches und fürsorgliches Verhalten (Rilling und Young 2014). Nagetiere zeigen ein »promiskuitives« mütterliches Verhalten, indem sie sich »wahllos« nicht nur um die eigenen, sondern auch um fremde Neugeborene kümmern. Bei Herdentieren wie Schafen hingegen gibt es selektive Bindungen zwischen Mutter und Kind. Hierbei ist Oxytocin von entscheidender Bedeutung. Außerdem ist Oxytocin beteiligt an defensiver mütterlicher Aggression bei Bedrohung der eigenen Kinder. Oxytocin spielt also eine zentrale Rolle für mütterliches Fürsorgeverhalten, die Mutter-Kind-Bindung und defensive (protektive) mütterliche Aggression. Bei Müttern und Vätern korreliert die Oxytocin-Konzentration im Blut mit emotionalem Kontakt und Zuwendung, was für eine gesunde psychosoziale Entwicklung der Kinder wichtig ist. Depressive Mütter, die weniger einfühlsam und feinfühlig auf ihre Kinder reagieren, weisen geringere Oxytocin-Konzentrationen im Speichel auf. Bei Vätern korreliert die Oxytocin-Konzentration im Blut mit stimulierendem Kontakt- und Spielverhalten gegenüber dem Kind, wodurch das Explorationssystem angeregt wird (Rilling und Young 2014). Neben der feinfühligen Fürsorge der Mutter ist die Spielfeinfühligkeit des Vaters wichtig für die Entwicklung der kindlichen Neugier, des Selbstwertgefühls und der Selbständigkeit. Oxytocin dürfte also bei Müttern und Vätern Einstellungen und Verhaltensweisen fördern, die für die Entwicklung der Beziehungsfähigkeit der Kinder wichtig sind. Sowohl mütterliche schützende Nähe als auch die väterliche Förderung von kindlicher Neugier und Exploration werden durch Oxytocin begünstigt. Oxytocin erhöht bei Vätern die Responsivität gegenüber ihren Kindern und begünstigt dadurch positive Vater-Kind-Interaktionen (Meyer-Lindenberg et al. 2011).

Ein weiterer Ansatz zur Erforschung der Rolle von Oxytocin auf das Elternverhalten besteht in der intranasalen Applikation von Oxytocin. Allerdings müssen diese Studien vorsichtig interpretiert werden, denn ein Oxytocin-Nasenspray erhöht zwar die Konzentration von Oxytocin im Blut, allerdings ist noch nicht ganz klar, ob sich dadurch auch die Oxytocin-Konzentration im Gehirn erhöht (Rilling und Young 2014). Meist werden Väter untersucht aufgrund naheliegender Bedenken gegen die Verabreichung von Oxytocin an stillende Mütter. Bei Vätern fördert intranasal appliziertes Oxytocin die Spielfeinfühligkeit, wodurch beim Kleinkind das Explorationssystem stimuliert wird. Insgesamt fördert das Oxytocin-Nasenspray Verhaltensweisen der Väter, die sich günstig auf das Bindungsverhalten und die Entwicklung der Kinder auswirken. Außerdem macht Oxytocin entspannter im Umgang mit Kindern, indem es aufkommende Feindseligkeit in der Interaktion mit Kleinkindern dämpft. Bei Frauen, die noch kein Kind zur Welt gebracht haben, reduziert Oxytocin-Nasenspray negative Emotionen, die durch schreiende Kinder hervorgerufen werden (Rilling und Young 2014).

Tierexperimente lassen vermuten, dass Oxytocin das mesolimbische dopaminerge Motivationssystem aktiviert und das über die Amygdala verschaltete Vermeidungssystem hemmt. Dadurch werden vom Kind ausgehende Stimuli positiv wahrgenommen und nicht mehr aversiv. Beim Menschen scheinen ähnliche Mechanismen am Werk zu sein, wie Riem et al. (2011) in einer fMRT-Studie gezeigt haben: Untersucht wurde der Einfluss von Oxytocin-Nasenspray auf die Aktivierung von Hirnregionen, die durch Schreie unbekannter Kinder ausgelöst werden. Oxytocin bewirkt eine Abnahme der Amygdala-Aktivierung und eine Zunahme der Aktivierung in der Insel. Das subjektive Ansprechen auf schreiende Kinder wird also durch Oxytocin verändert. Gehemmt werden neuronale Netzwerke, die mit Angst und Aversion in Verbindung gebracht werden (amygdaläres Vermeidungssystem). Gleichzeitig erhöht sich die Aktivität in der Insel, die für Empathie wichtig ist. Außerdem steigert intranasal verabreichtes Oxytocin mütterliche defensive Aggression bei Bedrohung des Nachwuchses (Rilling und Young 2014).

Sehr interessant sind Untersuchungen zu genetischen Polymorphismen des *Oxytocin-Rezeptorgens* (Rilling und Young 2014). Diese Studien beruhen allerdings auf kleinen Fallzahlen und müssen erst noch repliziert werden, bevor sichere Schlussfolgerungen gezogen werden können. Es wurden genetische Varianten des Oxytocin-Rezeptorgens beschrieben, die das Elternverhalten vorhersagen. Eine günstige Genvariante ist mit mütterlicher Feinfühligkeit assoziiert. Risikoallele hingegen gehen mit niedrigeren Oxytocin-Konzentrationen im Blut und ungünstigem Kontaktverhalten der Eltern einher. Sehr interessant ist, dass Kinder mit einem bestimmten Risikogenotyp des Oxytocin-Rezeptorgens (A/A) mehr negative Emotionalität aufweisen, was sich ungünstig auf das Elternverhalten auswirkt (Rilling und Young 2014). Genetische Einflüsse auf das Temperament des Kindes beeinflussen also das Kontaktverhalten der Eltern positiv oder negativ. Derartige Untersuchungen veranschaulichen die komplexe Interaktion zwischen genetischen Faktoren und dem Verhalten der Eltern. Oxytocin scheint also einfühliges und fürsorgliches Elternverhalten zu begünstigen. Stillende Mütter zeigen stärkere Aktivierungen der Insel und des präfrontalen Cortex als nicht-stillende Mütter, wenn sie ihre eigenen Kinder schreien hören. Mütter, die ihre Kinder auf natürlichem Weg zur Welt gebracht haben, weisen eine stärkere Aktivierung der Insel auf als Mütter, die ihre Kinder durch Kaiserschnitt geboren haben (Rilling und Young 2014).

Wie verhält es sich mit den Vätern? Es ist bekannt, dass *Testosteron* das Sexualverhalten bei Männern beeinflusst. Bei Tieren steigert Testosteron das männliche Paarungs- und Fortpflanzungsverhalten. Fördert Testosteron auch väterliches Verhalten? Die bisherigen Befunde machen eher das Gegenteil wahrscheinlich (Rilling und Young 2014): Männer mit höheren Testosteronspiegeln lassen weniger Sympathie gegenüber unbekannten Kinderschreien erkennen. Wenn Männer Väter werden, kommt es zu einem Abfall von Testosteron. Väter weisen niedrigere Testosteron- und höhere Oxytocinspiegel im Blut auf (Mascaro et al. 2014). Väter mit besonders starkem Abfall des Testosterons zeigen weniger Interesse an Sexualität. Väter mit höheren Testosteronwerten verhalten sich weniger fürsorglich gegenüber dem Nachwuchs. Auf welche Weise begünstigen niedrige Testosteronwerte väterliches Fürsorgeverhalten? Diskutiert werden eine Steigerung der Empathie für das Kind, eine Erhöhung der Frustrationstoleranz, eine Abnahme impulsiver Aggression und eine Abnahme der Libido. Väter, die weniger sexuell stimulierbar sind, richten ihr Interesse offensichtlich eher in fürsorglicher Weise auf den eigenen Nachwuchs als darauf, mit einer anderen Frau neuen zu produzieren. Vulnerable Kleinkinder sind auf Schutz, Empathie und emotionale Zuwendung angewiesen und profitieren von einer gehemmten Aggression der Väter.

Väter weisen andere Hirnaktivierungsmuster auf als Nicht-Väter: Bei Vätern von kleinen Kindern zeigen sich höhere Aktivierungen in Hirnregionen, die für die Mentalisierungsfähigkeit wichtig sind *(temporoparietal junction)*, während Nicht-Väter stärker auf sexuelle Stimuli reagieren und den Nucleus accumbens aktivieren (Mascaro et al. 2014). Testosteron scheint einen ungünstigen Effekt auf neuronale Netzwerke zu haben, die mit Empathie in Verbindung gebracht werden (Rilling und Young 2014). Väter mit kleineren Hoden verhalten sich fürsorglicher gegenüber ihren Kindern (Mascaro et al. 2013). In dieser Studie sind die Testosteronkonzentration im Blut und das Hodenvolumen invers korreliert mit väterlichem Fürsorgeverhalten. Wenn sich Väter Bilder ihrer eigenen Kinder anschauen, kommt es zu einer Aktivierung des mesolimbischen Dopaminsystems. Das Ursprungsgebiet des mesolimbischen Dopaminsystem ist die Area tegmentalis ventralis (ventral tegmental area, VTA). Die VTA-Aktivierung steht mit väterlichem Fürsorgeverhalten und Engagement für die Kinder im Zusammenhang. Es besteht eine negative Korrelation zwischen Hodenvolumen und VTA-Aktivierung (Mascaro et al. 2013). Diese Befunde weisen darauf hin, dass niedrige Testosteronwerte und geringere Hodenvolumina eher väterliche Fürsorge und Monogamie begünstigen. Männer mit höheren Testosteronwerten und größeren Hodenvolumina zeigen dagegen weniger fürsorgliches und empathisches Verhalten gegenüber ihren Kindern und verhalten sich tendenziell aggressiver und promiskuitiver. Weisman et al. (2014) fanden, dass Väter mit geringeren Testosteron-Spiegeln ein bindungsförderndes väterliches Verhaltensrepertoire zeigen (liebevolle Berührungen, Blickkontakt, Lautäußerungen), das sich auch auf die Kinder positiv und beruhigend auswirkt. Hohe Testosteronwerte sind also eher mit Libido, Aggression, Sexualität, Promiskuität und Fortpflanzungsverhalten assoziiert, während niedrige Testosteronwerte eher monogame Beziehungen, väterliche Fürsorge und Empathie gegenüber den Kindern begünstigen (Mascaro et al. 2013). Neuere genetische Befunde lassen vermuten, dass Väter mit einer geringeren Expression von Androgenrezeptoren sich empathischer gegenüber Kindern verhalten und eine stärkere Aktivierung der vorderen Insel aufweisen, wenn sie ihre Kinder schreien hören (Rilling und Young 2014).

Sehr interessant ist eine kürzlich publizierte Studie, in der Aktivierungsmuster mittels fMRT untersucht wurden bei Müttern, Vätern und bei homosexuellen Paaren, welche Kinder ohne mütterliche Beteiligung aufziehen (Abraham et al. 2014). Die Autoren beschreiben, dass die Elternschaft zur Ausbildung eines spezifischen neuronalen Netzwerks für elterliches Fürsorgeverhalten *(parental caregiving neural network)* führt, das aus zwei Subsystemen besteht, einem emotionsverarbeitenden Netzwerk (emotional processing network) und einem Mentalisierungsnetzwerk (mentalizing network). Mütter zeigen stärkere Aktivierungen in emotionsverarbeitenden Netzwerken als heterosexuelle Väter. Homosexuelle Väter zeigen vergleichbar starke Aktivierungen wie Mütter im Emotionsnetzwerk. Heterosexuelle Väter hingegen aktivieren im Vergleich zu Müttern stärker temporo-parietale Strukturen, die zum Mentalisierungsnetzwerk gehören und für kognitive Empathie zuständig sind. Die Übereinstimmung zwischen Eltern und Kind, das *attunement (parent-infant synchrony)* war bei Müttern und homosexuellen Männern besser als bei heterosexuellen Vätern (Abraham et al. 2014). Sind homosexuelle Männer also womöglich sogar die besseren Väter? Die Bildgebungsstudie von Abraham et al. (2014) erlaubt zumindest positive Spekulationen in diese Richtung, denn homosexuelle Väter weisen ähnlich starke Aktivierungsmuster im Mentalisierungsnetzwerk auf wie heterosexuelle Väter. Vereinigen homosexuelle Väter also die positiven Elterneigenschaften von Müttern (Emotionsverarbeitung) und heterosexuellen Vätern (kognitive Empathie, Mentalisierung)? Zumindest zeigt die Studie von Abraham et al. (2014), dass homosexuelle Väter beide Netzwerke aktivieren, um sich optimal auf das Kind einstellen zu können, so dass sie das gesamte Repertoire von adäquatem Elternverhalten uneingeschränkt zur Verfügung stellen können. Die Untersuchung lässt zumindest vermuten, dass aus neurobiologischer Sicht im Hinblick auf das Elternverhalten nichts fehlt, wenn Kinder von zwei homosexuellen Männern aufgezogen werden. Diese neurobiologischen Befunde können die Entscheidungsfindung bei der längst überfälligen Liberalisierung und Egalisierung der Gesetzgebung zu gleichgeschlechtlichen Partnerschaften und zum Adoptionsrecht empirisch fundieren.

Das Verhalten der Eltern wird also durch genetische und biologische Faktoren zu einem wesentlichen Teil bestimmt. Wie wirkt sich das Elternverhalten auf die Gehirnreifung und damit auf die Entwicklung des Sozialverhaltens bei den Nachkommen aus? Hierzu gibt es interessante tierexperimentelle Befunde bei Nagetieren (Rilling und Young 2014). Rattenmütter unterscheiden sich interindividuell in ihrem Fürsorgeverhalten. Für neugeborene Ratten ist es wichtig, von der Mutter ausgiebig geleckt und geputzt zu werden. Die taktile Stimulation ist hierbei von zentraler Bedeutung für die weitere Entwicklung. Neugeborene Ratten, die von vernachlässigenden Müttern aufgezogen wurden, sind später selbst einmal wenig fürsorgliche Mütter. Kreuzaufzuchtsversuche haben ergeben, dass hierfür nicht genetische Faktoren entscheidend sind, sondern frühkindliche Erfahrungen. Auch Neugeborene einer biologisch fürsorglichen Rattenmutter entwickeln sich zu einer vernachlässigenden Rattenmutter, wenn sie früh von ihrer biologischen Mutter getrennt und von einer wenig fürsorglichen Pflegemutter betreut wurden. Maßgeblich sind also nicht genetische Einflüsse, sondern frühkindliche Erfahrungen. Das mütterliche Verhalten wird also transgenerational auf epigenetischem Weg weitergegeben. Unter epigenetischen Mechanismen versteht man erworbene Veränderungen der Genexpression, die sich nicht auf die Gensequenz auswirken (▶ Kap. 3). Frühkindliche Erfahrungen beeinflussen also die Genregulation. Ob bestimmte Abschnitte der DNA abgelesen werden können oder nicht, hängt von Zuwendung oder Vernachlässigung in der frühen Kindheit ab. Frühkindliche Vernachlässigung in einem für die Gehirnentwicklung sensiblen oder kritischen Zeitfenster hat weitreichende Konsequenzen bis ins Erwachsenenalter hinein. Mehrere neuroendokrine Systeme und Neurotransmitter sind betroffen. Studien an Nagetieren ergaben, dass geringere mütterliche Fürsorge und Pflege bei den Nachkommen zu einer vermehrten Methylierung des Promotors des Östrogen-Rezeptorgens führt. Dies wiederum hat nachteilige Auswirkungen auf die Entwicklung des Oxytocinsystems (Strathearn 2011). Fürsorgliche Mütter weisen eine höhere Dichte von Östrogenrezeptoren in der medialen präoptischen Region im Vergleich zu desinteressierten und wenig engagierten Müttern auf. Dies ist auf eine veränderte Methylierung der Promotor-Region des Östrogen-Rezeptorgens zurückzuführen. Die geringere Dichte von Östrogen-Rezeptoren führt zu einer geringeren Östrogen-Sensitivität und damit zu einer geringeren Expression von Oxytocin-Rezeptoren in der medialen präoptischen Region. Geringes mütterliches Fürsorgeverhalten und Trennungen von der Mutter bewirken eine verminderte Expression von Oxytocinrezeptoren in der medialen präoptischen Region (Strathearn 2011). Die Erfahrung von Zuwendung in der frühen Kindheit hat also weitreichende Effekte auf das Oxytocin-System. Rhesusaffen, die von Menschen aufgezogen wurden, weisen in den ersten drei Lebensjahren weniger Oxytocin im Liquor auf als Affen, die von ihrer biologischen Mutter aufgezogen wurden (Strathearn 2011; Rilling und Young 2014). Frauen, die in ihrer Kindheit emotional vernachlässigt wurden, haben ebenfalls geringere Oxytocin-Konzentrationen im Liquor (Strathearn 2011).

Beim Menschen können frühkindliche Bindungstraumatisierungen nachteilige Auswirkungen auf die Bindungsfähigkeit im Erwachsenenalter haben. Bei Tieren scheint das ähnlich zu sein. Bei monogam lebenden Nagetierarten zeigen sich Probleme bei der Paarbindung im Erwachsenenalter, wenn die Tiere unmittelbar nach der Geburt wiederholt sozialer Isolation ausgesetzt waren (Rilling und Young 2014). Für die Fähigkeit zur Bindung scheint Oxytocin besonders wichtig zu sein. Stimuliert man nach der Geburt Oxytocin-Neurone pharmakologisch mit einem Melanocortin-Agonisten, erleichtert dies die Paarbindung im späteren Leben.

In der psychoanalytischen Literatur und in der Bindungsforschung wurde die Rolle der Mutter besonders herausgehoben. Das ist zweifellos naheliegend und berechtigt. Allerdings wurden die Väter von den Analytikern eher »stiefmütterlich« behandelt. Neuere Arbeiten zeigen aber, dass das väterliche Verhalten durchaus mehr Beachtung verdient. Monogam lebende Wühlmäuse, die ohne Vater aufwuchsen, haben Defizite bei der Paarbindung im Erwachsenenalter und verhalten sich weniger väterlich als Tiere, die von beiden Eltern aufgezogen wurden. Fürsorgliches väterliches Verhalten wird epigenetisch vom Vater an den Sohn weitergegeben (Rilling und Young 2014).

Sind derartige tierexperimentelle Daten für den Menschen überhaupt relevant? In einigen Studien wurde die Gehirnentwicklung von Kindern untersucht, die zunächst elternlos im Waisenhaus aufgewachsen waren und später adoptiert wurden. Diese Kinder zeigen ein höheres Amygdala-Volumen, das mit Angstsymptomen korreliert (Rilling und Young 2014). Außerdem weisen diese Kinder eine veränderte Verschaltung zwischen Amygdala und Präfrontalcortex auf, was auf eine beeinträchtigte Fähigkeit zur Emotionsregulation hindeutet. Zudem weiß man heute, dass Bindungsstile oft transgenerational weitergegeben werden. Dabei scheint Oxytocin eine wichtige Rolle zu spielen (Rilling und Young 2014): Unsicher gebundene Mütter zeigen eine geringere Oxytocin-Antwort im Blut bei Interaktionen mit ihren Kindern. Die Oxytocin-Konzentration im Blut korreliert positiv mit elterlicher Zuneigung gegenüber den Kindern. Diese positive emotionale Reaktion der Eltern scheinen die Kinder implizit wahrzunehmen und unmittelbar zu spüren; sie reagieren darauf mit Verhaltensweisen, die auf die Eltern gerichtet sind und die Bindung zwischen Eltern und Kind vertiefen. Höhere Oxytocin-Konzentrationen bei sicher gebundenen Eltern dürften also liebevolles und zärtliches Elternverhalten begünstigen. Dies wiederum ermöglicht eine sichere Bindung. Mütter mit unsicher-abweisendem Bindungsmuster haben hingegen Defizite im Oxytocin-System und aktivieren zudem weniger das dopaminerge Belohnungssystem, wenn sie mit ihren Kindern interagieren (Strathearn 2011).

Kinder sind neurobiologisch auf Bindung an eine wichtige Beziehungsperson instinktiv programmiert. Das neuronal vermittelte Bindungssystem »will« sozusagen Bindung um jeden Preis. Die Qualität der Bindung ist dabei nachrangig. Aus evolutionsbiologischer Perspektive ist es offenbar besser, an eine wichtige Beziehungsperson gebunden zu sein, auch wenn sich diese vernachlässigend und sogar missbrauchend verhält.

Die ursprüngliche Ansicht einer überwiegend genetisch programmierten Gehirnentwicklung wurde aufgrund neuerer Befunde inzwischen grundlegend revidiert. Vielmehr sind postnatale Erfahrungen wichtig für die Plastizität des Gehirns. Für die Gehirnentwicklung ist die Interaktion zwischen genetischen Faktoren und Umwelteinflüssen von besonderer Bedeutung. Dieses Phänomen wird *erfahrungsabhänge Kontrolle der Gehirnentwicklung (experience-dependent control of brain development)* genannt (Sullivan 2012). Gerade frühkindliche Erfahrungen können die Struktur des sich entwickelnden Gehirns nachhaltig beeinflussen. Erfahrungen sind maßgeblich dafür, welche Neurone selektiv überleben und welche abgebaut werden. Hier gilt der Grundsatz »use it or loose it«. Insbesondere Sinnesreize wie Berührungen sind wichtig. Körperlicher Kontakt und Berührungen haben positive Auswirkungen auf die Ausschüttung des Wachstumshormons und auf die Regulation des Stresshormonsystems.

Das kindliche Gehirn ist keine unreife Version des Erwachsenengehirns (Moriceau und Sullivan 2005; Sullivan 2012). Vielmehr funktioniert das kindliche Gehirn spezifisch anders und ist speziell auf die zentralen Entwicklungsaufgaben und die hierfür benötigten Funktionen ein- und ausgerichtet. Die Hauptaufgabe in der ersten Lebensphase besteht darin, optimale Voraussetzungen dafür zu schaffen, dass eine Bindungsbeziehung zu der zentralen Bezugsperson gelingen kann. In der frühen Kindheit ist das Gehirn also ganz und gar auf Bindung programmiert (Sullivan 2003). Es gilt das überlebenswichtige Motto *Bindung um jeden Preis*, denn für das Mängelwesen Mensch ist es überlebenswichtig, Unterstützung von einer Bindungsperson zu erhalten.

Für das kindliche Bindungssystem ist der Neurotransmitter Noradrenalin von herausragender Bedeutung. Die Konzentration dieses Neurotransmitters steigt, wenn neugeborene Ratten gesäugt oder von der Mutter geleckt werden. Auch beim Menschen spielt Noradrenalin im ersten Lebensjahr eine wichtige Rolle für das Bindungssystem. Bei Säugetieren scheint es eine sensitive Periode zu geben, die dadurch endet, dass im Locus coeruleus im Laufe der Entwicklung nicht mehr ausreichend Noradrenalin gebildet wird (Sullivan 2003; Moriceau und Sullivan 2005; Sullivan 2012). Die Bindungsbereitschaft ist also angeboren und neurobiologisch fest verankert. Beim Menschen ist das erste Lebensjahr entscheidend für die Ausbildung einer Bindungsbeziehung. Danach entwickelt sich das Explorationssystem und in diesem Zusammenhang auch das Furchtsystem und Angst gegenüber Fremden (Sullivan 2012).

Spannend ist die Frage, warum Kinder selbst zu vernachlässigenden und missbrauchenden Bindungspersonen eine Bindungsbeziehung aufbauen. Die biologischen Grundlagen dieses auf den ersten Blick paradoxen Phänomens hat Regina Sullivan (2012) erforscht. Bei verschiedenen Tierarten verhindern selbst aversive Erfahrungen die evolutionär so wichtige Bindung nicht. Dieses interessante Phänomen nennt man *paradoxes Bindungslernen (paradoxical attachment learning)*. Die Prägung von Hühnern in der sensitiven Phase wird durch Schmerzreize nicht verhindert. Auch neugeborene Ratten verzeihen eine unsanfte Behandlung durch die Mutter und entwickeln hier kein Vermeidungslernen. Die Bindungsbereitschaft ist bei neugeborenen Ratten äußerst robust, so dass sogar toleriert wird, dass die Mutter beim Betreten oder Verlassen des Nests auf die Jungen tritt oder sie an einem Bein hochhebt, was mit Schmerzen verbunden ist. Das Vermeidungslernen ist also in der Prägungsphase ausgeschaltet, so dass in der Neonatalperiode die Empfindlichkeit gegenüber unsanfter Behandlung niedrig eingestellt ist. Dadurch wird in der frühen postnatalen Entwicklung das Überleben gesichert. Der evolutionäre Überlebensvorteil einer Toleranz gegenüber harscher Behandlung liegt darin, dass neugeborene Säugetiere Annäherungsverhalten existentiell benötigen, um von der Mutter Nahrung, Wärme und Schutz zu bekommen (Sullivan 2012). Die Natur hat es also klug eingerichtet, wenn das Gehirn von neugeborenen Tieren ausschließlich auf Bindung und Annäherung programmiert ist und das Vermeidungssystem ausgeschaltet ist (Sullivan 2003). Das neurobiologische Korrelat hierfür ist eine reduzierte Amygdalafunktion in dieser Entwicklungsphase (Sullivan 2003; Moriceau und Sullivan 2005). Diese amygdaläre Hypoaktivität macht es möglich, dass das Neugeborene sich mit der Bindungsperson arrangiert, die gerade anwesend ist, selbst wenn sich diese unempathisch oder sogar traumatisierend verhält. In der Neonatalperiode kann Furcht noch nicht konditioniert werden, da die Amygdala und das Frontalhirn noch nicht ausgereift und noch nicht voll funktionsfähig sind. Die physiologische Unreife des amygdalären Vermeidungssystems ist also biologisch sinnvoll und überlebenswichtig. Außerdem ist auch das Stresshormonsystem (HPA-System) in der sensiblen Prägungsphase vermindert aktiv (Moriceau und Sullivan 2005; Sullivan 2012). Die verminderte Aktivität des HPA-Systems und die abgeschwächte Amygdala-Reagibilität auf aversive Reize verhindern Furchtkonditionierung und Stressreaktionen. Nur wenige Stunden nach Abschluss der frühen Prägungsphase bewirken Schmerzreize dann allerdings die bei Erwachsenen bekannte Konditionierung mit Vermeidungslernen.

Paradoxes Bindungslernen (paradoxical attachment learning) ist auch bei Hunden und Affen zu beobachten (Moriceau und

Sullivan 2005). Auch beim Menschen scheint dieser Mechanismus eine Rolle zu spielen, denn bei Kindern wird die Bindungsbereitschaft auch durch massiven Missbrauch nicht vollständig zerstört. Bereits Bowlby bemerkte, dass selbst massiv missbrauchte Kinder eine Art von Bindungsbeziehung aufrechterhalten. Es scheint so, dass die Evolution ein Bindungssystem hervorgebracht hat, das eine enge und unerschütterliche Bindung um fast jeden Preis gewährleisten soll.

> Neuere Untersuchungen bestätigen die Grundannahme Bowlbys, dass der Mensch über ein angeborenes, biologisch verankertes, universelles und überlebenswichtiges Bedürfnis verfügt, eine enge emotionale Bindung (attachment) zu einer Bindungsperson zu suchen und aufrechtzuerhalten. Dabei spielt die Qualität der Bindung eine nachgeordnete Rolle (Sullivan 2012). Für das Überleben ist es in der frühen Kindheit hinsichtlich der Überlebenschancen besser, sogar an eine vernachlässigende und missbrauchende Person gebunden zu sein als überhaupt keine Bindungsperson zu haben. Die unsicheren Bindungsmuster nach Ainsworth stellen Kompromissbildungen des Kindes dar, denn sie schützen das Kind vor missbrauchenden und vernachlässigenden Bindungspersonen und erlauben eine leidliche Nähe-Distanz-Regulation.

Welche neurobiologischen Auswirkungen subtile Bindungstraumata von Müttern auf ihre eigenen Kinder haben können, untersuchten Kim et al. (2014) mittels funktioneller Kernspintomographie. Kinder von Müttern mit ungelöstem Trauma zeigen oft gravierende Störungen des Bindungsverhaltens, die als *desorganisiertes oder desorientiertes Bindungsmuster* beschrieben werden. Diese Kinder lassen sich nur schwer von ihren Müttern beruhigen, wenn sie negative Gefühlszustände erfahren. In Gegenwart ihrer Mütter wirken sie ängstlich und alarmiert. Mütter mit ungelöster Bindungstraumatisierung weisen eine abgeschwächte Amygdala-Antwort auf, wenn sie mit Traurigkeit ihrer eigenen Kinder konfrontiert werden. Diese neurobiologischen Befunde zeigen, dass Mütter mit Bindungstrauma weniger gut auf Stress-Situationen ihrer Kinder reagieren können. Mütter mit ungelöstem Bindungstrauma können also ihre Kinder weniger gut beruhigen und deren negative Affekte regulieren. Mütter, die in ihrer Kindheit ein Bindungstrauma erfahren haben und deswegen ein unsicheres Bindungsmuster aufweisen, haben Defizite, wenn sie selbst Mütter sind. Ihre Defizite in mütterlicher Fürsorge, Affektspiegelung und Emotionsregulation haben ein neurobiologisches Korrelat, wie die Studie von Kim et al. (2014) eindrucksvoll zeigt. Wiederholte Traumatisierungen in der Kindheit führen also zu emotionaler Abstumpfung, Betäubung und Dissoziation. Das neurobiologische Korrelat davon ist eine abgeschwächte Reagibilität der Amygdala. Das mangelnde Ansprechen der Amygdala ist nicht generalisiert in allen emotionalen Bereichen, sondern spezifisch in Situationen, wenn die eigenen Kinder negative Affekte wie Traurigkeit und Distress erkennen lassen. Offenbar ist bei traumatisierten Müttern die Amygdala-Aktivität beeinträchtigt. Emotionale Stress-Zustände ihrer Kinder sind für Mütter, die selbst traumatisiert wurden, offenbar besonders schwer auszuhalten. Die abgeschwächte Amygdala-Antwort ist die neurobiologische Grundlage dafür, dass diese Mütter wegschauen und aus dem emotionalen Kontakt herausgehen, wenn ihre Kinder traurig sind und eigentlich Zuwendung sowie Trost bräuchten. Die Kinder werden also von ihren Müttern gerade dann allein gelassen, wenn sie Fürsorge und Kontakt dringend bräuchten. Die abgeschwächte Amygdala-Antwort könnte die Funktion haben, dass die Mütter dadurch davor geschützt werden, mit eigenen traumatischen Erinnerungen konfrontiert zu werden. Die abgeschwächte Amygdala-Antwort auf traurige Gesichter ihrer Kinder könnte dazu beitragen, dass das Trauma und das gestörte Bindungsverhalten transgenerational weitergegeben werden. Gerade für diese Mütter wären Interventionen wichtig, die darauf abzielen, das mütterliche Verhalten und die Feinfühligkeit zu verbessern. Durch Psychoedukation, Aufmerksamkeitslenkung und Lernen am Modell ließe sich das fürsorgliche Verhalten möglicherweise verbessern. Vielleicht sollte man mehr publik machen, dass gutes Elternverhalten nicht angeboren oder Glückssache ist, sondern gelernt werden kann und vielfach erst gelernt werden muss. Elterliche Fähigkeiten und Kompetenzen können gezielt entwickelt und verbessert werden (▶ Kap. 6.5).

4.3 Regulation der Bindung durch Oxytocin und Arginin-Vasopressin

Bei der Paarbindung und bei der Eltern-Kind-Bindung spielen die *Neuropeptide Oxytocin und Arginin-Vasopressin (AVP)* eine wesentliche Rolle (▶ Abb. 16).

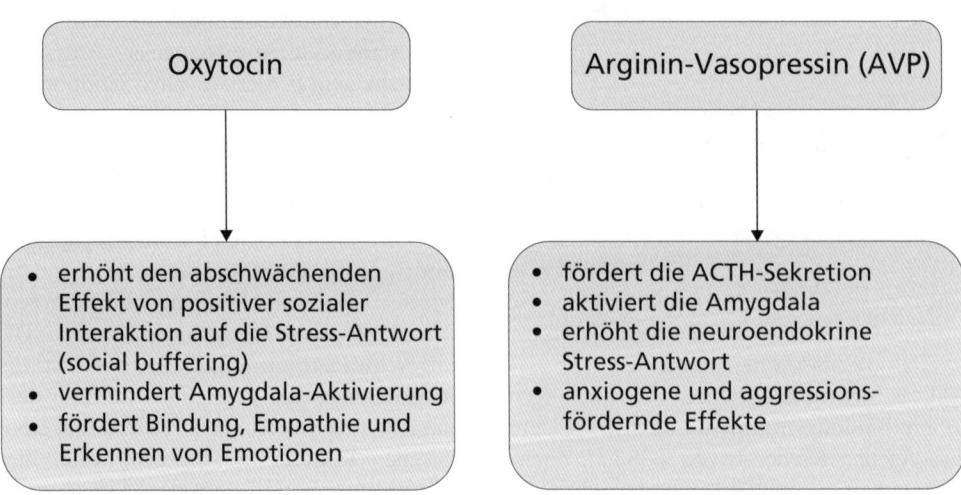

Abb. 16: Biologische Effekte von Oxytocin und Arginin-Vasopressin (AVP).

Diese Neuropeptide werden im Hypothalamus (im Nucleus paraventricularis und im Nucleus supraopticus) gebildet und über axonalen Transport in den Hypophysenhinterlappen (Neurohypophyse) transportiert. Von dort werden sie als Hormone ins Blut ausgeschüttet. Mechanische Reizungen der Vagina und der Cervix uteri bewirken über Afferenzen zum Hypothalamus die vermehrte Ausschüttung von Oxytocin aus dem

Hypophysenhinterlappen (Ferguson-Reflex). Zielorgane des Oxytocins sind das Myometrium, also die Muskulatur des Uterus, und das Myoepithel der Brustdrüse. Oxytocin bewirkt Kontraktionen des Myometriums und löst Wehentätigkeit aus. Außerdem spielt Oxytocin eine Rolle beim Milchejektionsreflex. Der Saugreiz bewirkt eine mechanische Reizung der Mamillen. Über nervale Afferenzen zum Hypothalamus kommt es zu einer Oxytocin-Ausschüttung. Oxytocin bewirkt eine Kontraktion des Myoepithels der Brustdrüse. Der Säugling saugt also die Brustdrüse nicht mechanisch leer, sondern erhält Unterstützung durch den oxytocinvermittelten Milchejektionsreflex. Bei der Entbindung und beim Stillen freigesetztes Oxytocin bewirkt anhaltende anxiolytische und bindungsfördernde Effekte durch Einwirkungen auf spezifische Gehirnregionen. Die Oxytocin-Spiegel der Mutter in der frühen Schwangerschaft und nach der Entbindung korrelieren positiv mit mütterlichem Bindungsverhalten wie Aufmerksamkeit und positivem Affekt gegenüber dem Kind, bindungsbezogenen Einstellungen und liebevollen Berührungen (Feldman et al. 2007). Nach Mutter-Kind-Interaktionen kommt es bei Müttern mit einem hohen Ausmaß an liebevoller Berührung (affectionate touch) zu einem Oxytocin-Anstieg (Feldman et al. 2010). In dieser Studie zeigen auch Väter einen Oxytocin-Anstieg, nachdem sie mit den Kindern auf spezifisch-väterliche Weise in Kontakt traten, was ein hohes Maß an Stimulation (stimulatory touch) beinhaltet. Mütter, die eine erhöhte Oxytocin-Antwort bei der Interaktion mit ihrem Kind zeigen, sind sensibler gegenüber Emotionen und körperlichen Signalen, weniger zwanghaft, weniger von Plänen geleitet und weniger an Aufgaben orientiert (Strathearn et al. 2012). Bei Müttern, die mit stärkeren Oxytocin-Ausschüttungen reagieren, finden sich also eher feinfühlige und emotionsfokussierte und weniger rigide und leistungsbezogene Persönlichkeitsmerkmale. In einer prospektiven Studie (Feldman et al. 2013) an 160 Müttern und Vätern über drei Jahre zeigte sich, dass die Funktion des Oxytocin-Systems von den Eltern auf das Kind weitergegeben wird, wobei neben genetischen Einflüssen das Muster der elterlichen Fürsorge entscheidend ist. Bei väterlichem Verhalten spielen Oxytocin und Prolactin eine wichtige Rolle. Der Oxytocin-Spiegel prädiziert bei Vätern das Ausmaß an affektiver Übereinstimmung (affect synchrony) zwischen Vater und Kind bei der Interaktion; der Prolactin-Spiegel des Vaters prädiziert die Förderung des Explorationsverhaltens des Kindes beim Spielen (Gordon et al. 2010). In einer sehr interessanten Studie (Weisman et al. 2012) erhielten Väter Oxytocin-Nasenspray. Dies führt bei den Vätern zu einem Anstieg von Oxytocin im Speichel. Außerdem erhöht sich dadurch bindungsförderndes väterliches Kontakt- und Interaktionsverhalten. Interessanterweise kommt es auch bei den 5 Monate alten Kindern zu Oxytocin-Anstiegen im Speichel und zu einem Verhaltensrepertoire, das der Eltern-Kind-Bindung förderlich ist (Blickkontakt, Explorationsverhalten, soziale Reziprozität). Diese Studie zeigte erstmals, dass die Oxytocingabe bei einem Elternteil sich günstig auf bindungsförderliche und oxytocinvermittelte Verhaltensweisen auf beiden Seiten auswirkt. Diese Ergebnisse bekräftigen die Rolle von Oxytocin bei der transgenerationalen Weitergabe von prosozialem Verhalten.

Wismer Fries et al. (2005) untersuchten Kinder mit früher Vernachlässigung, die zunächst in Waisenhäusern aufwuchsen und dann adoptiert wurden. Zum Untersuchungszeitpunkt lebten sie im Durchschnitt drei Jahre bei ihren Adoptiveltern. Nach Interaktion mit ihren Müttern zeigen die vernachlässigten Kinder keinen Oxytocin-Anstieg im Urin, während bei gesunden Kindern die Oxytocin-Spiegel im Urin deutlich ansteigen. Der mehrjährige Aufenthalt in den Adoptivfamilien konnte die frühe Deprivationserfahrung nicht ausgleichen, so dass bei den vernachlässigten Kindern noch Jahre nach dem Aufenthalt im Waisenhaus Defizite im Oxytocin-System nachweisbar sind. Die Oxytocin-Spiegel werden durch frühkindliche Erfahrungen beeinflusst. Jedoch scheint die Oxytocin-Konzentration im Blut zu einem großen Teil genetisch bedingt zu sein. Die Heritabilität der Oxytocin-Konzentrationen im Blut ist vergleichbar mit der Erblichkeit der Körpergröße in der Allgemeinbevölkerung (Parker et al. 2014).

Eine Entbindung auf natürlichem Wege begünstigt über eine vermehrte Aktivierung des Oxytocin- und des Dopaminsystems die Mutter-Kind-Bindung (Strathearn 2011). Stillende Mütter, die eine erhöhte endogene Oxytocin-Ausschüttung aufweisen, aktivieren stärker das dopaminerge Belohnungssystem im Gehirn, wenn sie ihre eigenen Kinder schreien hören (Strathearn 2011). In einer groß angelegten prospektiven Studie wurden mehr als 7.000 Mutter-Kind-Dyaden über 15 Jahre untersucht. Hier zeigte sich, dass eine längere Dauer des Stillens mit geringerer Vernachlässigung der Kinder assoziiert ist (Strathearn et al. 2009). Diese geringere Rate von Vernachlässigung der Kinder stillender Müttern könnte durch Oxytocin vermittelt sein (Strathearn 2011).

Neben Oxytocin spielt auch Arginin-Vasopressin (AVP) eine wichtige Rolle beim Bindungsverhalten. AVP ist auch bekannt als das antidiuretische Hormon (ADH). Zielorgan von AVP (ADH) ist die Niere. Dort erhöht das Hormon die Wasser-Rückresorption aus den Sammelrohren ins Blut. Unter hyperosmolaren Bedingungen wird AVP (ADH) ausgeschüttet und bewirkt, dass ein konzentrierter Urin ausgeschieden wird, so dass der Körper möglichst wenig Wasser verliert. Zusätzlich zu den bekannten peripher-endokrinen Effekten werden die beiden Neuropeptide Oxytocin und AVP auch aus Dendriten freigesetzt und breiten sich durch Diffusion im Gehirn aus, wodurch sie auch entferntere Zielorte im Gehirn erreichen (Meyer-Lindenberg et al. 2011). Außerdem projiziert der Nucleus paraventricularis direkt in andere limbische Gehirnregionen wie Amygdala, Belohnungssystem (Area tegmentalis ventralis, Nucleus accumbens), Hippocampus und in die mediale präoptische Region des Hypothalamus (Strathearn 2011; Meyer-Lindenberg et al. 2011). Dort wirken die Neuropeptide als Neurotransmitter und Neuromodulatoren. AVP bewirkt im Hypophysenvorderlappen (Adenohypophyse) zusammen mit CRH die Ausschüttung von ACTH, was die Cortisol-Ausschüttung in der Nebennierenrinde anregt. Die Neuropeptide Oxytocin und AVP haben also sowohl zentrale als auch periphere (endokrine) Funktionen.

Diese Neuropeptide spielen eine wesentliche Rolle bei der Regulation von komplexem Sozialverhalten, bei der sozialen Wahrnehmung, bei Bindung, Empathie und Aggression (McCall und Singer 2012). In den letzten Jahren zeigte sich, dass Oxytocin und AVP Schlüsselmoleküle bei verschiedenen Störungen der sozialen Interaktion darstellen. Eine gestörte Funktion dieser Neuropeptide ist anzunehmen beim Spektrum autistischer Störungen, bei der sozialen Angststörung, Borderline-Störung, Schizophrenie, aber auch bei aggressivem und antisozialem Verhalten. Aus Untersuchungen an Tieren ist bekannt, dass frühkindliche soziale Interaktionen über epigenetische Mechanismen Auswirkungen auf das Oxytocin- und das AVP-System haben (Veenema 2012).

Oxytocin wurde in der Evolution konserviert und ist wichtig für soziale Annäherung und hilft bei der Überwindung von Nähe-Angst (Heinrichs et al. 2009). Oxytocin begünstigt prosoziales Verhalten wahrscheinlich dadurch, dass sich unter Oxytocin-Einfluss die Aufmerksamkeit hin zu positiven sozialen Stimuli verschiebt (Domes et al. 2013). Interessant ist, dass homosexuelle und heterosexuelle Männer auf Oxytocin-Nasenspray unterschiedlich reagieren. Nur bei homosexuellen Männern, nicht aber bei heterosexuellen Männern, bewirkt Oxytocin, dass Gesichter als umgänglicher und attraktiver eingeschätzt werden (Thienel et al. 2014). Bei Hunden verbessert Oxytocin-Nasenspray die Bindung zu ihren Besitzern (Romero et al. 2014). Zusätzlich zeigte diese Studie, dass soziale Interaktionen unter Hunden das Oxytocin-System stimulieren und mit einer Erhöhung der endogenen Oxytocin-Spiegel einhergehen.

Ein wesentlicher Indikator für soziale Annäherung und Abbau von sozialer Distanz und Vermeidung ist die Ausbildung von *Vertrauen*. Kosfeld et al. (2005) konnten eindrucksvoll zeigen, dass die intranasale Gabe von Oxytocin Vertrauen fördert. Oxytocin fördert die Risikobereitschaft spezifisch in sozialen Interaktionen, ohne jedoch die generelle Risikobereitschaft zu erhöhen (Heinrichs et al. 2009). Auch die Toleranz gegenüber Vertrauensmissbrauch wird durch Oxytocin erhöht (Heinrichs et al. 2009; Meyer-Lindenberg et al. 2011). Oxytocin macht also anfällig dafür, über den Tisch gezogen und Opfer von Betrügern zu werden.

Antagonistisch zu Oxytocin im Hinblick auf sozial verträgliches Verhalten wirkt *Testosteron*, das mit kompetitivem und dominantem Verhalten in Verbindung gebracht wird. Testosteron begünstigt das Treffen von rationalen Entscheidungen und fördert einen prüfenden Blick in sozialen Situationen und Cleverness. Damit fördert es Fertigkeiten (skills), die in einer modernen Gesellschaft Erfolg begünstigen. Zudem fördert Testosteron egozentrische Entscheidungen, die kooperativem Sozialverhalten abträglich sind (Wright et al. 2012). Bei Frauen bewirkt die Gabe von Testosteron eine Abnahme naiver interpersoneller Vertrauensseligkeit und eine Zunahme situationsadäquater sozialer Vigilanz (Bos et al. 2010). Testosteron macht also nach diesen Befunden nicht misstrauisch, sondern schärft den kritischen Blick und macht weniger naiv oder leichtgläubig.

Oxytocin verbessert die *soziale Wahrnehmung*. Dies wurde untersucht mit einem Test (Reading the Mind in the Eyes Test, RMET), der entwickelt wurde, um soziale kognitive Fertigkeiten beim Spektrum autistischer Störungen zu erfassen. Bei diesem Test werden den Probanden Bilder der Augenregion von Gesichtern gezeigt. Die Versuchspersonen sollen auswählen, welches von vier Wörtern am besten beschreibt, was die abgebildete Person wahrscheinlich fühlt oder denkt. Die intranasale Gabe von Oxytocin verbessert die Fähigkeit, subtile soziale Signale in der Mimik zu decodieren (affective mind-reading; Domes et al. 2007). Oxytocin verbessert also das Erkennen von Emotionen, was als kognitive Facette der Empathie angesehen wird (Heinrichs et al. 2009). Gerade Personen mit ausgeprägter *Alexithymie* profitieren von Oxytocingaben besonders gut, was sich im RMET zeigt (Luminet et al. 2011). Auch die emotionale Komponente der Empathie (Empathie im eigentlichen Sinne, also emotionale Berührbarkeit oder emotionale Ansteckung) wird durch Oxytocin begünstigt, wenngleich dies weniger gut untersucht ist als die Dechiffrierung von Emotionen aus dem Gesichtsausdruck, die als kognitive Komponente der Empathie gilt (Meyer-Lindenberg et al. 2011). Parker et al. (2014) konnten zeigen, dass die Oxytocin-Konzentration im Blut mit sozialem Kommunikationsverhalten und kognitiv-empathischen Fähigkeiten *(theory of mind ability)* korreliert.

Bei Männern mit unsicherer Bindungsrepräsentation erhöht Oxytocin die subjektive Einschätzung der Bindungssicherheit (Buchheim et al. 2009; Heinrichs et al. 2009). Auch bei gesunden Männern mit sicherer Bindungsrepräsentation bewirkt Oxytocin im Vergleich zu Placebo-Nasenspray, dass sie ihre Mütter als fürsorglicher und näher erinnern (Bartz et al. 2010). Bei Studenten beiderlei Geschlechts fördert Oxytocin-Nasenspray die positive Selbstwahrnehmung der eigenen Persönlichkeit (Cardoso et al. 2012). Insbesondere verbessert Oxytocin die Selbsteinschätzung im Hinblick auf Extraversion, Offenheit für neue Erfahrungen, positive Emotionalität, Wärme, Vertrauen und Altruismus. Oxytocin fördert Großzügigkeit und kooperatives Verhalten. Allerdings fördert Oxytocin *Altruismus* nicht generell, sondern nur innerhalb der eigenen Gruppe *(parochial altruism)*. Nach den Ergebnissen einer sehr aufschlussreichen Studie (De Dreu et al. 2010) erhöht Oxytocin Vertrauen und Kooperativität nur innerhalb der eigenen Gruppe, hingegen nimmt defensive Aggression gegenüber konkurrierenden anderen Gruppen zu. Oxytocin fördert unmoralisches Verhalten, wenn es der eigenen Gruppe dient. Probanden, die Oxytocin-Nasenspray erhalten, sind eher bereit zu lügen, wenn dies zum Vorteil ihrer eigenen Gruppe ist und ein Gewinn in Aussicht steht (Shalvi und De Dreu 2014). Lügen aus rein egoistischen Gründen wird durch Oxytocin jedoch nicht begünstigt. Oxytocin fördert also Unehrlichkeit, solange sie der eigenen Gruppe dient, nicht aber Unehrlichkeit aus purem Eigennutz oder persönlichem Selbstinteresse ohne Gruppenbezug.

Oxytocin puffert Stress in sozialen Situationen ab, wirkt beruhigend und anxiolytisch. Dies konnte unter standardisierten Laborbedingungen nachgewiesen werden. In einem psychosozialen Stress-Test mit Sprechen und Kopfrechnen vor Publikum zeigten Männer, die von ihrem besten Freund bei der Vorbereitung beruhigt und zusätzlich Oxytocin-Nasenspray erhielten, die geringste Cortisol-Ausschüttung (Heinrichs et al. 2009). Die höchsten Cortisol-Werte wiesen diejenigen Probanden auf, die keine soziale Unterstützung und ein Placebo anstelle von Oxytocin erhalten hatten. Oxytocin vermindert die subjektive Empfindung von Angst und fördert ein Gefühl der Ruhe. Oxytocin verstärkt also die stresspuffernde Wirkung von sozialer Unterstützung *(stress buffering)*. Soziale Unterstützung reduziert also die Stressantwort. Allerdings gibt es auch hier eine Gen-Umwelt-Interaktion: Träger einer bestimmten genetischen Variante des Oxytocin-Rezeptorgens (G-Allel, rs53576) profitieren sowohl auf psychologischer als auch auf physiologischer Ebene mehr von sozialer Unterstützung in einer psychosozialen Stress-Situation als Träger des A-Allels (Chen et al. 2011). Nur bei Trägern des G-Allels senkt soziale Unterstützung die Cortisol-Konzentration im Speichel. Bei Trägern des A-Allels hingegen zeigt soziale Unterstützung keinen Effekt: Beim AA-Genotyp unterscheiden sich die Cortisol-Konzentration im Speichel und die subjektive Stresserfahrung trotz sozialer Unterstützung nicht von der Gruppe ohne soziale Unterstützung. Jugendliche mit mindestens einem A-Allel, deren Mutter zusätzlich an einer Depression erkrankt ist, haben ein höheres Ausmaß von depressiver Symptomatik im Alter von 15 Jahren (Thompson et al. 2014). Diese Studie ist ein weiteres Beispiel für eine Gen-Umwelt-Interaktion, denn Träger des A-Allels, deren Mutter nicht depressiv war, unterscheiden sich hinsichtlich der depressiven Symptomatik nicht von Trägern des GG-Genotyps (Thompson et al. 2014). Das A-Allel ist assoziiert mit bestimmten Temperamentseigenschaften, insbesondere mit weniger Bedürfnis nach sozialer Kommunikation und Kontakt (Tost et al. 2010). Das Risiko-Allel (A-Allel) des Oxytocin-Rezeptorgens wird in Verbindung gebracht mit Empathieeinschränkungen (Smith et al. 2014), Bindungsproblemen und Defiziten in feinfühligem Elternverhalten, insbesondere mit einer eingeschränkten Wahrnehmung der Bedürfnisse und der subtilen emotionalen Signale von Kindern. Das A-Allel scheint ein Risikofaktor für hochfunktionalen Autismus zu sein. Zudem zeigen Träger des A-Allels morphologische Auffälligkeiten. Bei Trägern des A-Allels wurde ein reduziertes Volumen der grauen Substanz im Hypothalamus gefunden (Tost et al. 2010). Interessant ist eine aktuelle Studie von Notzon et al. (2016). Die Autoren fanden einen Zusammenhang zwischen unsicherer Bindungsrepräsentation und sozialer Ängstlichkeit. Bei dieser Assoziation zeigte sich eine

Gen-Umwelt-Interaktion: Bei Trägern des A-Allels des Oxytocin-Rezeptorgens hat der unsichere Bindungsstil einen stärkeren negativen Effekt auf soziale Ängstlichkeit.

Interessant sind Studien, die auf einen Zusammenhang zwischen *Bindung* und *neuroendokriner Stressachse* hinweisen. Bei Frauen, die psychosozialem Stress unter Experimentalbedingungen ausgesetzt sind, hat Körperkontakt durch den Partner (Nacken- und Schultermassage) eine dämpfende Wirkung auf die aktivierte Stressachse mit niedrigeren Cortisol-Konzentrationen im Speichel und geringerer Herzfrequenz unter Stressbedingungen (Ditzen et al. 2007). Insbesondere *Körperkontakt* bewirkt einen Anstieg von Oxytocin, wie man heute weiß: Bei Jungen (8–12 Jahre) mit einer Störung des autistischen Spektrums führt eine Massage durch die Mutter zu einem Oxytocinanstieg im Speichel bei Mutter und Kind (Tsuij et al. 2015). In einer anderen Studie bewirkt eine *Massage* bei gesunden Probanden einen Anstieg von Oxytocin und eine Reduktion des Stresshormons ACTH (Morhenn et al. 2012). Eine zweimal wöchentlich durchgeführte schwedische Massage verursacht einen Anstieg von Oxytocin und einem Abfall der Stresshormone AVP und Cortisol (Rapaport et al. 2012). Paartherapeutische Interventionen dämpfen in einer experimentell provozierten Konfliktsituation den Cortisolanstieg bei den Probanden (Ditzen et al. 2011). Intranasal verabreichtes Oxytocin begünstigt positives Kommunikationsverhalten in einem Paar-Konflikt und vermindert die Cortisol-Ausschüttung (Ditzen et al. 2009; Heinrichs et al. 2009). Kann vielleicht durch Oxytocin-Nasenspray oder Oxytocin-Agonisten die Trennungs- und Scheidungsrate reduziert werden? Kann eine pharmakologische Stimulation des Oxytocin-Systems vielleicht eine Paartherapie unterstützen?

Epigenetische Studien zu Bindung und mütterlicher Fürsorge zeigen die positive Wirkung von Nähe, Bindung und Beziehung auf die komplexe Interaktion von Genen, Umwelt, Stressachse und Depression (Bosch und Wetter 2012). Stillende Mütter, bei denen die endogene Oxytocin-Sekretion angekurbelt ist, zeigen eine abgeschwächte Cortisol-Antwort in psychosozialen Stress-Situationen (Heinrichs et al. 2009; Meyer-Lindenberg et al. 2011). Der stress-puffernde und stress-protektive Effekt von Oxytocin gilt heute als gesichert. Sehr interessant ist in diesem Zusammenhang der Befund, dass der supprimierende Effekt von Oxytocin auf die Cortisol-Antwort abgeschwächt ist bei Männern mit frühen Trennungserfahrungen (Meinlschmidt und Heim 2007). Die Sensitivität des zentralen Oxytocin-Systems scheint also früh in der lebensgeschichtlichen Entwicklung festgelegt zu werden. Frühe Vernachlässigung und emotionale Deprivation führt offensichtlich zu einer Störung der zentralen Freisetzung von Oxytocin (Heinrichs et al. 2009). Die stresspuffernden und prosozialen Wirkungen von Oxytocin beruhen wahrscheinlich auf einem anxiolytischen Effekt, der auf einer Modulation der Amygdala-Aktivität durch Oxytocin beruht. Insbesondere wird durch Oxytocin die Amygdala-Aktivität auf emotionale Stimuli abgeschwächt, was als *amygdala attenuation effect* bezeichnet und als ein Kernelement der Oxytocinwirkung angesehen wird (Meyer-Lindenberg et al. 2011).

Im Hinblick auf das *Stresshormonsystem* fungiert *AVP* als *Gegenspieler zu Oxytocin*. Zusammen mit CRH stimuliert AVP die ACTH- und damit die Cortisol-Ausschüttung. Außerdem wirkt AVP *anxiogen* und *depressogen* (Neumann und Landgraf 2012). Es übt einen aktivierenden Effekt auf die Amygdala aus (Heinrichs et al. 2009). Insgesamt wird also die Stress-Antwort durch AVP verstärkt, insbesondere in bedrohlichen sozialen Situationen, die mit negativer Bewertung einhergehen (Meyer-Lindenberg et al. 2011). AVP scheint bei Männern von größerer Bedeutung zu sein als Oxytocin. AVP erhöht die Stress-Antwort, steigert die Sensibilität für sexuelle Reize und spielt eine Rolle bei aggressivem Verhalten (Meyer-Lindenberg et al. 2011). Da Oxytocin und AVP in vielfacher Hinsicht antagonistisch wirken, kommt es auf die Balance zwischen diesen beiden Neuropeptiden an (Neumann und Landgraf 2012).

> Welche Konsequenzen lassen sich aus den Untersuchungen zu Oxytocin und AVP im Hinblick auf potentiellen therapeutischen Nutzen ziehen? AVP-Antagonisten könnten bei Erkrankungen mit Hyperaktivität des Stresshormonsystems eingesetzt werden, etwa bei Depression, Angst oder bei übermäßiger Reizbarkeit und Aggression, beispielsweise bei der antisozialen Persönlichkeitsstörung. *Oxytocin* könnte bei frühen Bindungstraumatisierungen und bei Störungen der sozialen Interaktion additiv zu einer Psychotherapie eingesetzt werden; eine solche Kombination könnte synergistische Effekte haben. Das potentielle Anwendungsspektrum von Oxytocin umfasst Störungen des autistischen Spektrums, soziale Phobie, ängstlich-vermeidende Persönlichkeitsstörung, Borderline-Störung, Schizophrenie und Depression (Meyer-Lindenberg et al. 2011). Die Gabe von Oxytocin könnte aber auch mütterliche Vernachlässigung bei unsicher-abweisendem Bindungsstil der Mutter verhindern (Strathearn 2011) oder bei einer Depression der Mutter hilfreich sein (Apter-Levy et al. 2013).

In einer randomisierten, doppelblinden, placebokontrollierten Studie wurde Oxytocin intranasal bei sozialer Angststörung zusätzlich zu einer Expositionstherapie (Guastella et al. 2009) verabreicht. Es zeigten sich positive Auswirkungen auf die Selbsteinschätzung und das Sprechverhalten, allerdings bedarf es hierzu weiterer Studien. Es konnte gezeigt werden, dass Oxytocin die für Angststörungen charakteristische Hyperaktivität der Amygdala abschwächt (Labuschnage et al. 2010). Bei Patientinnen mit Borderline-Störung reduziert die intransale Gabe von Oxytocin die Hypersensitivität gegenüber bedrohlichen Gesichtern und vermindert die damit verbundene Hyperaktivität der Amygdala, was sich günstig auf die Abschwächung von Wut und Aggressivität bei Borderline-Patientinnen auswirken könnte (Bertsch et al. 2013). Die Abschwächung der überschießenden Amygdala-Aktivierung durch Oxytocin könnte auch bei Traumafolgestörungen genutzt werden. Hier könnte Oxytocin als Augmentierung einer traumaspezifischen Psychotherapie *(medication-enhanced psychotherapy)* eingesetzt werden (Koch et al. 2014).

> Für die *Augmentierung einer Psychotherapie* durch Oxytocin wurde der Begriff *psychobiologische Therapie (psychobiological therapy)* vorgeschlagen (Heinrichs et al. 2009; Meyer-Lindenberg et al. 2011). Damit ist gemeint, dass die Gabe von Neuropeptiden oder anderen Substanzen keine therapeutische Alternative zur Psychotherapie darstellt, sondern die Wirksamkeit psychotherapeutischer Interventionen synergistsich unterstützt und verstärkt. Ähnlich verstärkt *D-Cycloserin* die Wirksamkeit einer verhaltenstherapeutischen Expositionstherapie bei Angststörungen.

Eine Alternative zu Oxytocin-Nasenspray könnten Substanzen sein, welche die endogene Oxytocin-Ausschüttung stimulieren. Beispielsweise erhöht ein Melanocortin-4-Rezeptor-Agonist die Ausschüttung von Oxytocin im mesolimbischen Belohnungssystem. Derartige Substanzen stellen vielleicht eine neue Generation von Psychopharmaka zur Therapie von Störungen des autistischen Spektrums dar (Young und Barrett 2015).

4.4 Biologische Grundlagen von Monogamie, Eltern-Kind-Bindung und Liebe

Neuere Forschungsergebnisse weisen darauf hin, dass *Treue* und *Monogamie* neurobiologisch mitbedingt sind. Monogames Verhalten kommt nur bei 3 bis 5 % der Säugetiere vor (Insel und Young 2001; Donaldson und Young 2008; Insel 2003). Um die neurobiologischen Korrelate der Monogamie bei Tieren zu erforschen, bieten sich Wühlmäuse an, denn bestimmte Arten von Wühlmäusen sind von Natur aus monogam, andere jedoch nicht, so dass sich die neurobiologischen Unterschiede zwischen monogamen und promiskuitiven Arten untersuchen lassen. *Präriewühlmäuse* (Microtus ochrogaster) bilden selektive und dauerhafte Partnerbindungen und ziehen den Nachwuchs gemeinsam auf. *Bergwühlmäuse* (Microtus montanus) hingegen sind nicht monogam, und die Männchen beteiligen sich nicht an der Pflege der Nachkommen. In einer informativen Übersichtsarbeit kommen Young und Wang (2004) zu dem Ergebnis, dass für die Ausbildung von dauerhaften und selektiven Paarbindungen die gleichzeitige Aktivierung von Dopamin und Neuropeptiden (Oxytocin und AVP) eine zentrale Rolle spielt. Bei der Paarung kommt es zu einer gleichzeitigen Aktivierung von Rezeptoren für Dopamin, Oxytocin und AVP im mesolimbischen System, also dem Belohnungssystem im Gehirn (de Boer et al. 2012). Dadurch wird eine konditionierte Präferenz für den Sexualpartner erzeugt. Neurobiologische Mechanismen sorgen dafür, dass die Partnerbindung im Gehirn verankert wird.

> Sowohl bei der Partnerbindung als auch bei Suchtverhalten spielt das Belohnungssystem eine zentrale Rolle. Dies führte zu der plausiblen Hypothese, dass Suchtmittel dieselben neurobiologischen Systeme aktivieren, die auch bei Partnerbindung und Mutter-Kind-Bindung natürlicherweise involviert sind (Burkett und Young 2012). Es ist unwahrscheinlich, dass die Evolution ein eigenes System im Gehirn für die Wirkung von synthetischen Drogen hervorgebracht hat. Wahrscheinlicher ist, dass Kokain, Amphetamin oder Heroin bereits bestehende neuronale Systeme benutzen, die ursprünglich in der Evolution für natürliches Appetenzverhalten im Rahmen von Sexualität und Reproduktionsverhalten selektiert wurden (Insel 2003). Nach dieser Theorie setzen Drogen an denselben neuronalen Systemen an, die in der Evolution hervorgebracht wurden, um Bindung zwischen Eltern und ihren Kindern und zwischen monogamen Partnern zu gewährleisten.

Umgekehrt könnte man nach diesem Modell Bindungsverhalten als eine Art Abhängigkeit verstehen (Burkett und Young 2012). Im Einklang mit dieser neurobiologisch begründeten Auffassung ließe sich dependentes Verhalten in interpersonellen Beziehungen als exzessives und anklammerndes Bindungsverhalten auffassen mit defizitärer Autonomie und Abgrenzung. Oxytocin scheint beim Menschen die Aufrechterhaltung von bereits bestehenden Partnerbindungen und Monogamie zu verfestigen. Bei Männern, die in einer monogamen Beziehung leben, bewirkt Oxytocin-Nasenspray, dass sie größeren Abstand zu einer attraktiven Frau halten und zu große Nähe vermeiden (Scheele et al. 2012). Bei Männern ohne feste Partnerschaft war dieser distanzfördernde Effekt von Oxytocin interessanterweise nicht nachweisbar. Dieser Befund lässt vermuten, dass Oxytocin-Ausschüttungen in einer monogamen Beziehung dazu führen, dass diese aufrechterhalten und gefestigt wird, indem eher soziale Distanz gefördert und dadurch Untreue unwahrscheinlicher wird.

Bei den Neuropeptiden Oxytocin und AVP zeigen sich *Geschlechtsunterschiede*. Oxytocin scheint bei Frauen wichtiger zu sein, während AVP bei Männern größere Bedeutung hat. AVP ist beteiligt an typisch männlichem Verhalten wie Aggression, Paar-Bindungen bei Männern und Stressreaktionen. Die aggressionsfördernde Wirkung von AVP beruht wahrscheinlich darauf, dass unter dem Einfluss von AVP neutrale oder freundliche Personen eher als feindselig, bedrohlich und aggressiv erlebt werden (Heinrichs et al. 2009). Oxytocin spielt nicht nur bei Partnerbindungen eine Rolle, sondern auch bei der Mutter-Kind-Bindung. Beim Stillen wird die Oxytocin-Ausschüttung stimuliert, was die neuroendokrine Stressantwort (ACTH, Cortisol) bei Müttern abschwächt (Heinrichs et al. 2009). Sehr interessant ist der Befund, dass sich monogame Präriewühlmäuse und nicht-monogame Bergwühlmäuse neurobiologisch in der Verteilung der Neuropeptid-Rezeptoren im mesolimbischen Belohnungssystem unterscheiden: Monogame Präriewühlmäuse weisen eine höhere Dichte von Oxytocin-Rezeptoren (OTR) im Nucleus accumbens und von Vasopressin-Rezeptoren (V1aR) im ventralen Pallidum auf im Vergleich zu nicht-monogamen Bergwühlmäusen (Insel und Young 2001; Young und Wang 2004). Im Nucleus accumbens ist Dopamin der wichtigste Neurotransmitter. Die Dopaminfreisetzung im mesolimbischen System ist beteiligt bei natürlichen Verstärkern wie sexuelle Stimulation und Nahrungsaufnahme. Die Aktivierung des Nucleus accumbens bewirkt eine Freisetzung von endogenen Opioiden im präfrontalen Cortex. Das ventrale Pallidum ist eine wichtige Zielregion, in die der Nucleus accumbens projiziert.

Young und Wang (2004) haben das folgende *Modell der neurobiologischen Mechanismen selektiver Paarbindungen* vorgeschlagen: Bei der Paarung kommt es bei beiden Geschlechtern zu einer Aktivierung der Area tegmentalis ventralis (VTA, ventral tegmental area). Dies führt zu einer erhöhten dopaminergen Aktivität im Nucleus accumbens und im präfrontalen Cortex. Bei der Paarung kommt es zu einer zusätzlichen Ausschüttung von Oxytocin, das vor allem bei weiblichen Tieren Oxytocin-Rezeptoren im Nucleus accumbens und im präfrontalen Cortex stimuliert. Die Neurone, die Oxytocin im Nucleus accumbens und im präfrontalen Cortex freisetzen, haben ihren Ursprung wahrscheinlich in der präoptischen Region des Hypothalamus. Bei männlichen Tieren kommt es durch die Paarung zu einer Ausschüttung von AVP, das AVP-Rezeptoren im ventralen Pallidum stimuliert. Die Ursprungsorte für die Neurone, die in das ventrale Pallidum projizieren, liegen in der Amygdala und im BNST (bed nucleus of the stria terminalis). Es wird angenommen, dass die gleichzeitige Aktivierung von Dopamin- und Neuropeptid-Rezeptoren im Nucleus accumbens und im ventralen Pallidum zu einer konditionierten Präferenz des Sexualpartners führt. Bei Präriewühlmäusen konnte mittels intracerebraler Mikrodialyse nachgewiesen werden, dass es bei der Paarung zu einer Ausschüttung von AVP im ventralen Pallidum kommt (Young und Wang 2004). Bei Schafen führt vaginale Stimulation bei der Kopulation zu einer Ausschüttung von Oxytocin im Gehirn. Bei der Paarung kommt es zu einer gleichzeitigen Aktivierung von D2-Rezeptoren im Nucleus accumbens bei beiden Geschlechtern und zu einer Aktivierung von Oxytocin-Rezeptoren (OTR) im Nucleus accumbens und im präfrontalen Cortex bei weiblichen Tieren und von AVP-Rezeptoren (V1aR) im ventralen Pallidum bei männlichen Tieren (Insel 2003; Young und Wang 2004). Inwieweit diese tierexperimentellen Untersuchungen an Nagetieren und Schafen auf den Menschen übertragbar sind, ist nicht gesichert. Zu beachten ist, dass der Neocortex und insbesondere der präfrontale Cortex beim Menschen wesentlich stärker entwickelt und komplexer organisiert ist als bei anderen Säugetieren. Die Aktivität des subcorticalen limbischen Systems kann beim Menschen durch den präfrontalen Cortex erheblich differenzierter modifiziert und kontrolliert werden. Für eine Parallelität spricht allerdings, dass es bei Frauen während des Orgasmus zu einer Erhöhung der Oxytocin-Konzentrationen im Plasma kommt und dass bei Männern die AVP-Konzentrationen im Plasma bei sexueller Erregung ansteigen (Young und Wang 2004; Esch und Stefano 2005). Mittels Positronen-Emissions-Tomographie (PET) konnte gezeigt werden, dass es bei Männern während der Ejakulation zu einer Aktivierung des mesolimbischen Belohnungssystems kommt, das dem Aktivierungsmuster einer Heroingabe ähnelt (Holstege et al. 2003). Die Dopaminfreisetzung im mesolimbischen Belohnungssystem ist verantwortlich für die hedonischen Eigenschaften von Psychostimulanzien wie Amphetamin oder natürlichen Verstärkern wie Nahrungsaufnahme oder Sexualität.

Bei romantischer Liebe kommt es neben einer dopaminergen Aktivierung im mesolimbischen Belohnungssystem auch zu einer Ausschüttung von Neuropeptiden wie Oxytocin und AVP und noch zu weiteren biologischen Veränderungen: Bei Verliebten nehmen die Serotonin-Spiegel ähnlich wie bei Zwangsstörungen ab, so dass das Frühstadium von Liebesbeziehungen aus neurobiologischer Sicht als eine Obsession bezeichnet werden kann (Zeki 2007; de Boer et al. 2012). Die initiale Phase einer Liebesbeziehung ist aus neurobiologischer Sicht nicht nur ein Zustand der Euphorie, sondern auch mit Stress verbunden, denn es besteht Unsicherheit darüber, ob und wie sich die neue Beziehung weiterentwickelt. Dieser Stresszustand zeigt sich in einer erhöhten Aktivität des HPA-Systems mit verstärkter Cortisol-Ausschüttung (de Boer et al. 2012). Die erhöhte HPA-Aktivität im Frühstadium einer Liebesbeziehung könnte auf AVP zurückzuführen sein. Besteht eine Liebesbeziehung länger, wird das HPA-System wieder herunterreguliert. Dafür dürfte Oxytocin wichtig sein (de Boer et al. 2012). Bei Männern kommt es im Frühstadium einer neuen Liebesbeziehung zu einem Abfall der Testosteronwerte (de Boer et al. 2012). Der präfrontale Cortex wird bei Verliebtheit deaktiviert, so dass die kritische Bewertung und vernünftige Beurteilung des Partners milder ausfällt (Zeki 2007; de Boer et al. 2012). Das ist die neurobiologische Basis für das bekannte Phänomen, dass irrationale Handlungen für Verliebte charakteristisch sind. Die Neurobiologie bestätigt also die bekannte Wahrheit: Liebe macht blind. Der charakteristische Zustand der Verliebtheit mit Euphorie und einer partiellen und selektiv auf den Partner bezogenen Abschwächung des kritisch-rationalen Denkens findet seine neurobiologische Entsprechung in der Aktivierung des mesolimbischen Dopaminsystems und der Deaktivierung frontaler Gehirnareale (de Boer et al. 2012). Gleichzeitig findet sich bei Verliebten eine verminderte Amygdala-Aktivität, die wahrscheinlich durch Oxytocin bewirkt wird (de Boer et al. 2012). Dies dürfte das neurobiologische Korrelat für die Überwindung von Näheängsten und eine Aktivierung des Annäherungssystems darstellen. De Boer et al. (2012) haben die neurobiologischen Charakteristika verschiedener Phasen einer Liebesbeziehung herausgearbeitet: Das Initialstadium (Verliebtheit, das erste halbe Jahr) ist charakterisiert durch Leidenschaft, Euphorie, Intimität, aber auch Aufgeregtheit, Unsicherheit und Stress. Die Cortisolwerte sind erhöht. Bei Männern ist Testosteron herunterreguliert. Die Serotonin-Spiegel sind niedrig. Nach einigen Monaten geht die Frühphase in eine stabile Phase über, die durch Sicherheit, Ruhe und Ausgeglichenheit gekennzeichnet ist. Neurobiologisch findet eine Normalisierung der anfänglichen Auffälligkeiten statt. Das Stresshormonsystem und die serotonerge Dysfunktion beruhigen sich. Bei der Ausbildung stabiler Paarbindungen dürfte Oxytocin eine wichtige Bedeutung zukommen. Diese Phase der leidenschaftlichen Liebe (passional love) dauert meistens einige Jahre und geht dann in eine eher freundschaftliche Phase (companionate love) über. De Boer et al. (2012) beschreiben eine erhöhte Trennungsrate nach vier Jahren. Die Autoren argumentieren dafür, dass Partnerbeziehungen gerade in den ersten vier Jahren nach Geburt eines Kindes besonders stabil sein müssen, da die Kinder in den ersten Lebensjahren besonders vulnerabel sind. Sie vertreten aus einer neurobiologischen Perspektive heraus die These, dass Beziehungen bei Menschen nicht für die Ewigkeit gemacht sind. Menschen seien biologisch nicht dafür geschaffen, lebenslängliche Beziehungen einzugehen. Nach de Boer et al. (2012) sei der Mensch evolutionär eher auf serielle Monogamie programmiert. De Boer et al. (2012, S. 122) kommen zu folgender Schlussfolgerung: »Humans exhibit clear traits of social monogamy, but it seems unlikely that humans are naturally inclined to be sexually monogamous, and human pair-bonds seem not to be made for eternity.«

Das Zustandekommen einer selektiven und dauerhaften *Bindung zwischen Mutter und Kind* wurde bei Tieren untersucht. Ratten eignen sich nicht als Versuchstiere, da sie keine selektiven Bindungen ausbilden. Hier bieten sich Schafe an. Bei Schafen führt die vaginale Dilatation bei der Entbindung über Afferenzen, die über das Rückenmark und den Hirnstamm zum Nucleus paraventricularis geleitet werden, zu einer Stimulation von Oxytocin-Nervenzellen im Hypothalamus, sowohl im Nucleus paraventricularis als auch in der medialen präoptischen Region (Insel und Young 2001). Oxytocin in der medialen präoptischen Region reduziert beim Mutterschaf aggressives und aversives Verhalten gegenüber dem neugeborenen Lamm. Oxytocinhaltige Neurone aus dem Nucleus paraventricularis projizieren in verschiedene Hirnregionen, unter anderem in das ventrale tegmentale Areal (VTA) und in das Cingulum. Bei Ratten ist bekannt, dass Oxytocin im VTA mütterliches Aufzucht- und Pflegeverhalten erhöht. Sind diese Befunde zum mütterlichen Bindungsverhalten bei Schafen und Ratten übertragbar auf den Menschen? Übereinstimmend mit den tierexperimentellen Befunden finden sich Oxytocinrezeptoren beim Menschen in hoher Dichte in dopaminergen Gehirnregionen wie in den Basalganglien und in der präoptischen Region des Hypothalamus. Im Unterschied zu monogamen Präriewühlmäusen finden sich beim Menschen Oxytocin- und AVP-Rezeptoren nicht in hoher Dichte im ventralen Striatum (Nucleus accumbens) oder im ventralen Pallidum. Es gibt keinen überzeugenden Hinweis, dass diese Regionen auch für menschliche Paarbindung relevant sind (Insel und Young 2001). Beim Menschen zeigten fMRT-Studien, dass es beim Anschauen von Bildern des Partners (im Unterschied zu Bildern von Freunden) zu bilateralen Aktivierungen im anterioren cingulären Cortex und in der medialen Inselregion kommt.

Kürzlich konnte erstmals gezeigt werden, dass bei der *Paarbindung epigenetische Mechanismen* beteiligt sind (Wang et al. 2013): Bei Präriewühlmäusen bewirkt die Paarung eine erhöhte Histon-Acetylierung im Promotor des Oxytocin- (*oxtr*) und des Vasopressin-Rezeptorgens (*avpr1a*) im Nucleus accumbens (NAcc). Dadurch werden Oxytocin- (OTR) und Vasopressin-Rezeptoren (V1aR) im NAcc hochreguliert. Auf diesen epigenetischen Mechanismen basiert die selektive Paarbindung. Interessant ist, dass dieselben molekularen Veränderungen wie bei der Paarung experimentell dadurch ausgelöst werden können, dass man den Tieren einen Histon-Deacetylase-Inhibitor (Trichostatin) intracerebroventrikulär injiziert. Dies führt in Anwesenheit des Partners ebenfalls zur Ausbildung einer dauerhaften Paarbindung, auch wenn keine Paarung stattfindet.

4.5 Fazit für die Praxis

Frühe dyadische Beziehungserfahrungen werden internalisiert und im impliziten Gedächtnis gespeichert. Frühkindliche interpersonale Prozesse sind entscheidend für die Ausbildung intrapsychischer Strukturen und für die Entwicklung der Mentalisierungsfähigkeit. Mütterliches Fürsorgeverhalten hat epigenetische Effekte bei den Nachkommen. Dadurch erklärt sich die transgenerationale Weitergabe von Bindungsstilen. Die meisten Psychotherapiepatienten weisen ein unsicheres Bindungsmuster auf. An der Paar-Bindung sind epigenetische Mechanismen beteiligt. Hier spielt die gleichzeitige Aktivierung von Dopamin- und Neuropeptid-Rezeptoren (Oxytocin und AVP) im mesolimbischen Belohnungssystem eine wichtige Rolle. Oxytocin dämpft die endokrine Stress-Antwort und die Amygdala-Aktivität. Es wirkt anxiolytisch und verbessert soziale kognitive Fähigkeiten. Außerdem fördert es Nähe, Bindung, Vertrauen und Empathie. Wahrscheinlich kann Oxytocin zur Augmentierung einer Psychotherapie eingesetzt werden (psychobiologische Therapie).

5 Netzwerkmodelle und Psychotherapie-Effekte

5.1 Methodenkritische Einwände gegen Bildgebungsstudien

Anfang der 1990er Jahre wurde erstmals nachgewiesen, dass eine Psychotherapie neurobiologische Effekte hat, die sich mit bildgebenden Verfahren nachweisen lassen (Baxter et al. 1992). Inzwischen wurden zahlreiche Studien veröffentlicht, die belegen, dass eine Psychotherapie das Gehirn nachhaltig verändert. Derartige Befunde bedeuten einen nicht zu unterschätzenden Statusgewinn für die Psychotherapie in der Gesellschaft und in der Gesundheitspolitik, denn es war der Nachweis gelungen, dass Psychotherapie genauso wie eine Psychopharmakotherapie auch auf neurobiologischer Ebene wirkt. Diese Erkenntnis geht mit einer Aufwertung der Psychotherapie als Wissenschaft und mit einem Prestigegewinn einher. Bei technikaffinen Patienten erhöhen die Fortschritte der Bildgebungsforschung vielleicht die Motivation für eine Psychotherapie und die Therapieakzeptanz. Der Psychotherapieforscher Klaus Grawe (2004, S. 18) formulierte vor mehr als zehn Jahren einen Satz, den damals nicht wenige als provokant oder zumindest als unorthodox empfunden haben dürften: »Psychotherapie wirkt, wenn sie wirkt, darüber, dass sie das Gehirn verändert.« Vor nicht allzulanger Zeit war die Gegenüberstellung biologisch versus psychologisch noch eine gängige Dichotomie. Inzwischen kann kein Zweifel mehr daran bestehen, dass eine Psychotherapie über epigenetische Mechanismen die Genexpression verändert (Stahl 2012), wodurch Funktions- und Strukturveränderungen von Neuronen entstehen, die sich mit bildgebenden Methoden nachweisen lassen.

Die Frage ist allerdings berechtigt, ob die Psychotherapie überhaupt etwas Wesentliches gewinnt, wenn sich die Wirksamkeit mit Bildgebungsstudien untermauern lässt. Dass eine Psychotherapie bei einer bestimmten Störung wirkt, kann man auch mit adäquaten psychologischen Messinstrumenten wie Fragebögen überzeugend und aussagekräftig nachweisen. Für den Wirksamkeitsnachweis sind bunte Bilder entbehrlich. Es ist modern und prestigeträchtig, Studien zur Wirksamkeit von Psychotherapie mit zusätzlichen Bildgebungsbefunden anzureichern, deren Erkenntniswert allerdings oft gering ist. Vermeintlich lässt sich psychologische Forschung durch bunte Bilder aufwerten. Provokant könnte man in vielen Fällen fragen, ob durch die Bildgebung ein signifikanter Erkenntnisfortschritt erreicht wurde oder ob es sich nicht eher um eine dem Zeitgeist geschuldete »Garnitur« handelt. Über die Relevanz und Aussagekraft vieler Bildgebungsstudien lässt sich streiten. Zu beachten ist, dass diese Bilder nicht photographisch die Realität reproduzieren, sondern das Ergebnis von komplizierten statistischen Prozeduren graphisch darstellen. Jedenfalls haben bunte Bilder eine hohe Suggestivkraft und werden leicht überschätzt, da man buchstäblich etwas vor Augen geführt bekommt. Dadurch lassen sich nicht nur Laien beeindrucken. Der Rechtswissenschaftler Stephen Morse prägte hierfür den Begriff *Gehirnübertreibungssyndrom (brain overclaim syndrome)* (Schleim 2011, S. 95 ff.).

In der Medizin gibt es eine besorgniserregende Überbetonung des Visuellen, wofür der Medizinhistoriker Axel Bauer (1991) den Begriff *Hyperopsie* prägte. Bauer vermutet, dass die breite Ablehnung Freuds von seinen ärztlichen Fachkollegen auch darin begründet ist, dass diese in einer Art »kollektiver Hyperopsie« befangen waren und daher Freuds auditivem und narrativem Zugang wenig Verständnis entgegenbrachten. Bereits Matthias Claudius (1740–1815) übte in seinem bekannten *Abendlied* mit lyrischen Mitteln erkenntniskritische Kritik an der Übermacht der Bilder: »Seht ihr den Mond dort stehen? – / Er ist nur halb zu sehen / Und ist doch rund und schön! / So sind wohl manche Sachen, / Die wir getrost belachen, / Weil unsre Augen sie nicht sehn.« Diese Hyperopsie trifft heute auf eine boomende Neurowissenschaft, wobei der Erkenntnisfortschritt dieser Allianz im Ertrag recht dürftig ausfällt.

An die Bildgebungsforschung werden weitreichende Hoffnungen und Erwartungen geknüpft. Man erwartet ein besseres Verständnis der neurobiologischen Wirkmechanismen von Psychotherapie, um bereits existierende Therapieverfahren zu optimieren oder neuartige Therapiekonzepte zu entwickeln, die durch die Neurobiologie inspiriert sind. Ein Beispiel hierfür ist, dass das verhaltenstherapeutische Konzept der Löschung (Extinktion) dahingehend modifiziert werden muss, das Angst nicht buchstäblich gelöscht werden kann; vielmehr wird die Amygdala durch den präfrontalen Cortex gehemmt. Durch die Identifikation von Prädiktoren aus Bildgebungsstudien lassen sich vielleicht selektive Indikationsprozesse und dadurch die Differentialindikation verbessern. Beispielsweise ist die Aktivität in der Inselregion ein Biomarker für das Ansprechen auf Psychotherapie oder Psychopharmakotherapie: Ein Hypometabolismus in der Inselregion prädiziert ein gutes Ansprechen auf kognitive Verhaltenstherapie (KVT), aber einen geringen Erfolg von Escitalopram; umgekehrt sagt ein Hypermetabolismus in der Inselregion ein schlechtes Ansprechen auf KVT, aber eine gute Wirksamkeit von Escitalopram voraus (McGrath et al. 2013). In Zukunft lassen sich vielleicht fMRT-Untersuchungen zur Erfolgskontrolle einer Psychotherapie einsetzen. Es könnte nämlich sein, dass sich auf Symptomebene zwar ein Erfolg abzeichnet, aber die zugrundeliegenden Gehirnprozesse noch nicht ausreichend stabilisiert sind. Eine zu frühe Beendigung der Therapie könnte in diesem Fall mit einem erhöhten Rückfallrisiko einhergehen.

> Die Erforschung neurobiologischer Korrelate von Psychotherapieeffekten befindet sich auch nach mehr als 20 Jahren immer noch in einem frühen Stadium. Bildgebungsstudien sind aufgrund methodischer Probleme uneinheitlich und widersprüchlich. Die Datenlage ist insgesamt schmal. Meist finden sich kleine Fallzahlen. Katamnestische Untersuchungen fehlen weitgehend. Es begegnet eine erhebliche Divergenz von identifizierten Hirnarealen. Disparat ist zudem oft die Richtung der festgestellten Effekte (Zunahme, Abnahme oder keine Veränderung der Aktivität). Meist wurden nur kurze verhaltenstherapeutische Interventionen untersucht. Es existieren kaum Daten zu psychodynamischer Psychotherapie und zu Langzeiteffekten. In der Synopsis ist der Erkenntnisgewinn aus Bildgebungsstudien für die Psychotherapie zum jetzigen Zeitpunkt als gering einzustufen.

Für die erhebliche Uneinheitlichkeit der Befunde gibt es eine Reihe von Gründen (Frewen et al. 2008): Es werden diagnostische Entitäten wie »depressive Episode« untersucht, die heterogen sind und keine distinkten neurobiologisch fundierten Krankheitsentitäten darstellen. In vielen Studien sind Komorbidiäten zu beachten. In manchen Untersuchungen findet eine begleitende Psychopharmakotherapie statt, die wahrscheinlich die Ergebnisse verfälscht. Die Art der psychotherapeutischen Interventionen ist sehr variabel (Gruppentherapie, Einzeltherapie, Sitzungsanzahl, Manualisierung, Therapiedauer). Aus der Psychotherapieforschung ist bekannt, dass die Qualität der therapeutischen Beziehung einen (wenn nicht *den* zentralen) Wirkfaktor darstellt. Der Einfluss der Individualität des Therapeuten wurde bisher nicht systematisch untersucht. Die Heterogenität der Ergebnisse ist zudem darauf zurückzuführen, dass verschiedene Bildgebungsmethoden angewandt wurden. Zudem wurden unterschiedliche Phänomene untersucht (metabolische Aktivität, Änderungen des Blutflusses oder Oxygenierung von Hämoglobin, verschiedene Transmittersysteme mit radioaktiv markierten Substanzen). Ferner ist bei den einzelnen Studien zu beachten, ob die Ruheaktivität gemessen wurde oder ob ein Stimulationsparadigma zum Einsatz kam. Zudem unterscheiden sich die Stimulationsbedingungen erheblich voneinander und sind nicht standardisiert. Außerdem weichen die Zeitpunkte der Messungen stark voneinander ab, falls es überhaupt wiederholte Messungen und nicht nur einmalige Messzeitpunkte gibt.

Am häufigsten wird heute die *funktionelle Kernspintomographie (fMRT)* angewandt, da dieses Verfahren weniger aufwendig ist als emissionstomographische Verfahren wie Positronen-Emissions-Tomographie (PET) oder Einzelphotonen-Emissions-Tomographie (Single Photon Emission Computed Tomography, SPECT), bei denen radioaktiv markierte Substanzen (tracer) intravenös injiziert werden müssen. Wichtig für die Interpretation der Befunde von fMRT-Studien ist, dass man sich das Grundprinzip dieser Methode klarmacht (▶ Abb. 17): Das fMRT-Signal basiert auf der unterschiedlichen Magnetisierbarkeit von sauerstoffreichem (oxygeniertem) und sauerstoffarmem (desoxygeniertem) Hämoglobin. Dieses Phänomen wird *BOLD-Kontrast (Blood Oxygen Level Dependent)* genannt. Blut wird hier also als »internes Kontrastmittel« eingesetzt. Wichtig ist also, dass in der fMRT ausschließlich der Sauerstoffgehalt des Blutes in bestimmten Gehirnarealen gemessen wird, nicht mehr und nicht weniger. Die neuronale Aktivität wird also nicht direkt gemessen. Man nutzt die Tatsache aus, dass es einen Zusammenhang zwischen *neuronaler Aktivität* und *Durchblutungsänderung* gibt. Bei neuronaler Aktivität steigt die Oxygenierung in den Kapillaren und den venösen Gefäßen. Der Signalanstieg in der fMRT beruht also auf dem höheren Sauerstoffgehalt des Blutes in Kapillaren und im venösen System, was als neuronale Aktivierung interpretiert wird. Insgesamt handelt es sich um ein recht grobes und unspezifisches Verfahren, mit dem lediglich Durchblutungsänderungen topographisch erfasst werden können, das aber keine Aussagen über Neurotransmission oder molekulare Veränderungen erlaubt. Es ist unklar, welche Zellen (Neurone, Glia) und Transmittersysteme das BOLD-Signal in fMRT-Studien beeinflussen (Russo und Nestler 2013). Die heute zur Verfügung stehenden Bildgebungsmethoden sind insofern unbefriedigend und defizitär, als sie nicht hoch genug auflösen, um Zelltypen zu differenzieren. Außerdem erlauben sie keine funktionelle Unterscheidung zwischen Exzitation und Inhibition. Das BOLD-Signal ist also ein recht wenig aussagekräftiger neurobiologischer Parameter. Zudem handelt es sich um ein träges Signal, das sich innerhalb von mehreren Sekunden aufbaut und wieder zurückbildet. Psychische Prozesse hingegen laufen wesentlich schneller ab, nämlich im Millisekundenbereich. Damit laufen sie deutlich schneller ab, als es das BOLD-Signal überhaupt abbilden kann (Jäncke 2012).

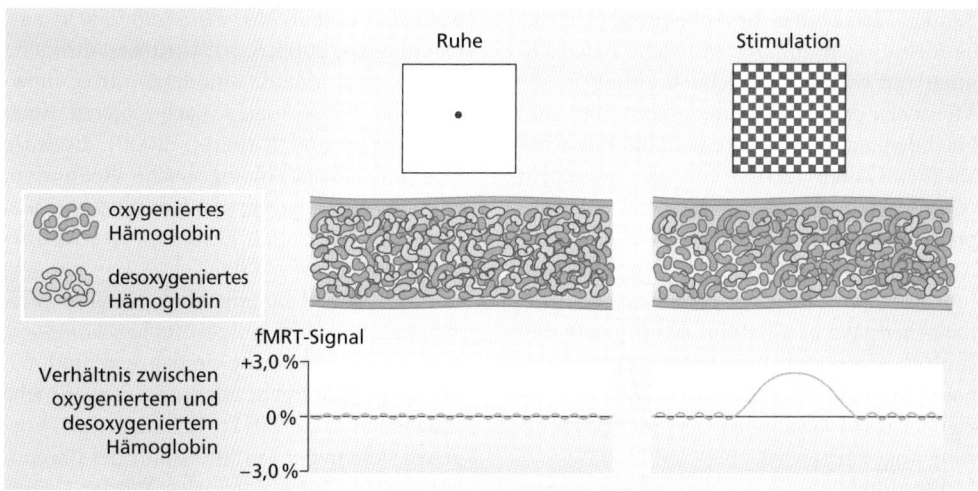

Abb. 17: Prinzip der funktionellen Magnetresonanztomographie (fMRT). BOLD-Effekt (blood oxygen level dependent, abhängig vom Sauerstoffgehalt des Blutes): Bei neuronaler Aktivität nimmt der regionale Blutfluss zu (neurovaskuläre Kopplung). Unter Stimulationsbedingungen (rechts) kommt es im Vergleich zu Ruhebedingungen (links) zu einer vermehrten lokalen Durchblutung, die das erforderliche Ausmaß übersteigt. Daher nimmt der relative Anteil des oxygenierten (sauerstoffreichen) Hämoglobins zu. Dadurch wird das Magnetfeld verstärkt. Das fMRT-Signal sagt also lediglich etwas über Durchblutungsänderungen aus. Insofern handelt es sich um einen groben und unspezifischen Parameter. Zudem ist die zeitliche Auflösung schwach. Sie liegt nur im Sekundenbereich. Neuronale Prozesse laufen erheblich schneller ab. Modifiziert nach Strik und Dierks (2011), S. 25, Abb. 2.4.

Die Faszination über die bunten Bilder lässt leicht vergessen, dass diese nicht wie eine Fotographie die Realität abbilden. Vielmehr sind sie das Ergebnis komplexer und manipulierbarer statistischer Prozeduren, die graphisch dargestellt werden (Henningsen 2009). Bei fMRT-Untersuchungen vergleicht man die gemessene Aktivität während eines Stimulationsparadigmas mit dem vorher gemessenen Ruhezustand. Bei diesen Messungen werden große Datenmengen generiert, die statistisch ausgewertet werden. Dabei können *falsch-positive Ergebnisse* produziert werden, wie ein etwas eigenwilliges Experiment von Bennett et al. (2010) eindrucksvoll zeigt: Die Forscher legten einen *toten Lachs* in den Scanner. Als Stimulationsparadigma wurde dem toten Fisch eine Reihe von Bildern mit Menschen in verschiedenen sozialen Situationen dargeboten. Die Mentalisierungsaufgabe der etwas anderen Art bestand darin, dass dem toten Lachs die Frage gestellt wurde, welche Emotion die auf dem Bild dargestellte Person in der sozialen Situation wohl erlebt. Tatsächlich fanden die Forscher eine Aktivierung im Gehirn des toten Fisches. Dieses Artefakt ist auf eine unzureichende statistische Kontrolle falsch-positiver Ergebnisse zurückzuführen. Durch eine adäquate statistische Kontrolle verschwand dieses Artefakt. In einer Reihe von veröffentlichen fMRT-Studien wurden aber nicht ausreichend strenge Kontrollverfahren angewandt. Daher dürfte sich unter den bildgebenden Befunden so mancher »toter Fisch« befinden (Schleim 2011, S. 171). Zur Vermeidung einer derartigen *Artefaktographie* braucht es strengere Kontrollen innerhalb der *scientific community*. Bennett et al. (2010) veröffentlichten ihre Ergebnisse im *Journal of Serendipitous and Unexpected Results*. Für diese Publikation erhielt Craig

Bennett 2012 den Ig-Nobelpreis. Hierbei handelt es sich um eine satirische Auszeichnung für wissenschaftliche Leistungen, die Menschen erst zum Lachen, dann aber zum Nachdenken bringen. In einem Interview mit Virgina Gewin (2012) für die Zeitschrift *Nature* sagte Bennett: »We tried to get it published in two major neuroimaging journals. One rejected it and the other sent it out for review. One reviewer said it was fantastic; the other gave us a hateful, livid review that sunk it.« Das wirft kein gutes Licht auf das heute übliche Peer-Review-Verfahren, das vielfach als Goldstandard der Qualitätssicherung angesehen wird.

Ein erheblicher erkenntniskritischer Einwand ist, dass der Unterschied zwischen Baseline und nach der Therapie der psychotherapeutischen Intervention monokausal zugeschrieben wird. Es können aber unspezifische Einflussmöglichkeiten zwischen den Messzeitpunkten bestehen. Außerdem sind Habituationseffekte nicht auszuschließen, die sowohl die psychometrische Erfassung als auch Umgebungsbedingungen im Zusammenhang mit der fMRT-Untersuchung betreffen (Balser et al. 2012). Zudem bleibt schleierhaft, wofür die gemessene Hirnaktivität bei psychischen Störungen ein Korrelat sein soll: für die Ursache oder die Folgen einer psychischen Störung, für die Prädisposition im Sinne eines Trait-Markers oder für adaptive Prozesse, Coping-Phänomene und Kompensationsmechanismen?

Es stellt sich die Frage, ob es überhaupt sinnvoll und statthaft ist, bestimmten neuronalen Aktivierungsmustern psychische Funktionen zuzuordnen. Beispielsweise ordnet Braus (2014, S. 124) einzelne Symptome bei affektiven Störungen tabellarisch spezifischen Hirnregionen zu: niedergedrückte Stimmung – ventromedialer präfrontaler Cortex und subgenuales anteriores Cingulum (sgACC); Ängste und Pessimismus – Amygdala, Hippocampus, sgACC; körperliche Missbefindlichkeit und Erschöpfungsgefühl – Insula. Eine derartige simplifizierende Zuordnung wird mit Recht als *Neo-Phrenologie* kritisiert. Henningsen (2003, S. 109) kritisiert die heute häufig anzutreffende »moderne farbig-intrakranielle Phrenologie« (siehe hierzu auch Henningsen und Kirmayer 2000). Es wäre eine unzulässige biologistische Reduktion, eine spezifische psychische Funktion in einem aktivitätsveränderten Hirnareal zu lokalisieren (Henningsen 2000).

Erschwerend kommt hinzu, dass in Bildgebungsstudien oft ausgesprochen *komplexe Konstrukte* untersucht werden wie Bindung, Fürsorge, mütterliche oder romantische Liebe (Buchheim et al. 2012). Ein derartiges Vorgehen steht in der Traditionslinie der Phrenologie oder Organologie des Wiener Arztes Franz Joseph Gall (1758–1828). Er zerlegte die bisher als einheitlich und unteilbar konzipierte Seele in verschiedene Einzelfunktionen, die er cerebralen Organen zuordnete. Ganz ähnlich verfahren einige Neurowissenschaftler heute im Prinzip noch immer, wenn sie komplexe psychische Phänomene umstandslos einzelnen Hirnfunktionen zuweisen. Heute hat man allerdings andere Konstrukte als Gall vor mehr als 200 Jahren, der Charaktereigenschaften, Neigungen, Talente und Dispositionen spezifischen Organen im Gehirn zuwies. Das Grundprinzip ist aber im Kern dasselbe geblieben.

Gegenwartsphilosophen kritisieren die Ausstattung subpersonaler Instanzen im Gehirn mit weitreichenden Fähigkeiten als Homunkulus-Fehlschluss. Auch bei Grawe wimmelt es nur so von Homunkuli. Da wird der anteriore cinguläre Cortex als »Konfliktmonitor« und als »Inkonsistenzmonitor« bezeichnet (Grawe 2004, S. 317). Die Amygdala ist die »Angstzentrale« (Grawe 2004, S. 90 ff.). Ähnlich bezeichnen Braus und Venter (2012, S. 278) die Amygdala als »Angst- und Aggressionsgenerator«. Der linke präfrontale Cortex »beherbergt« nach Grawe (2004, S. 146) positive Ziele und »generiert« positive Emotionen. Auch Roths populäre Einteilung des limbischen Systems in verschiedene Ebenen ist mit dem Homunkulus-

Vorwurf konfrontiert. So bezeichnet Roth (2012, S. 75) den insulären Cortex als »Verarbeitungsort des affektiven Körpergefühls einschließlich der affektiven Schmerzempfindung und der affektiv-emotionalen Eingeweidewahrnehmung«. Der orbitofrontale Cortex (OFC) ist nach Roth (2012, S. 75) der »Sitz von Netzwerken, die Regeln moralischen und ethischen Verhaltens repräsentieren«. Im OFC lokalisiert Roth (2012, S. 76) »Elemente von Moral und Ethik, die Freud als Über-Ich ansieht«. Der OFC habe eine »zügelnde Funktion gegenüber [...] den egoistisch-infantilen Antrieben aus den Zentren der mittleren limbischen Ebene, d. h. der Amygdala und des mesolimbischen Systems« (Roth 2012, S. 76). Die obere limbische Ebene ist nach Roth (2012, S. 76) »als psychodynamische Ebene der Ort der von Freud beschriebenen psychischen Konflikte«. Auch wenn man sich an derartige topographische Modelle inzwischen aufgrund ihrer Omnipräsenz gewöhnt haben mag und durch die mantraartigen Wiederholungen vielleicht schon abgestumpft ist, bleibt festzuhalten: Im Gehirn gibt es weder Zentralen noch sonstige Homunkuli oder subpersonale Instanzen. Auch führt im Gehirn keine Struktur über eine andere »Regie« (Rüegg 2011, S. 4). Dirigenten gibt es in Orchestern und in Ministerien als ganze Personen, aber nicht im Gehirn als Homunkuli. Auch Freuds topographisches Modell ist mit dem Homunkulus-Vorwurf konfrontiert, denn die psychischen Instanzen Ich, Es und Über-Ich sind mit einer Fülle von Eigenschaften und Fähigkeiten ausgestattet (Keil 2003; Kächele et al. 2012). Der Philosoph Keil (2007, S. 184) weist darauf hin, dass man die Wörter »ich« und »selbst« besser kleinschreibt.

Ein Blick in die Medizingeschichte zeigt, dass der erkenntnistheoretische Diskurs sogar vor mehr als 200 Jahren schon erstaunlich weit war. Bei einigen heutigen Neurowissenschaftlern scheint das aber entweder noch gar nicht angekommen oder wieder in Vergessenheit geraten zu sein. Im 18. Jahrhundert hatte man intensiv nach einem *Seelenorgan* gesucht. Berühmt ist der gescheiterte Lokalisierungsversuch der Seele von René Descartes in der Zirbeldrüse (Epiphyse, corpus pineale). Andere Kandidaten waren das Kleinhirn, das Corpus callosum, das Septum pellucidum, das Striatum, die Medulla oblongata oder die Brücke. Ein letztes Mal suchte der Anatom Samuel Thomas Soemmerring (1755–1830) einen Ort für das Seelenorgan. In seiner Schrift *Ueber das Organ der Seele* (1796) publizierte er seine abstruse Idee, das Seelenorgan sei im Liquor der Gehirnventrikel zu lokalisieren. Kein Geringerer als Immanuel Kant (1724–1804) hat im Nachwort der ihm gewidmeten Schrift klar und unmissverständlich dargelegt, dass jedweder Versuch einer Lokalisation der Seele prinzipiell unsinnig ist. Nach Kant kann Seelisches »bloß Object des inneren Sinnes« sein. Kant fasst den inneren Sinn, also die Introspektion, als eine mit physikalischen Methoden nicht zu erfassende Phänomenebene auf, die dadurch der naturwissenschaftlichen Forschung prinzipiell verschlossen bleibt. Das Dilemma ließe sich nur auflösen, wenn die Naturwissenschaft zeigen könnte, dass der innere Sinn keine eigene Realität besitzt. Nur dann ließe sich der Bereich des Seelischen auf physiologische Vorgänge reduzieren. Diesen materialistischen Ansatz verwirft Kant aber und spricht einer Lokalisierung der Seele grundsätzlich die Berechtigung ab. Damit antizipiert Kant im Kern den gegen den Physikalismus gerichteten Qualia-Diskurs der Gegenwartsphilosophie. Kants antireduktionistischer Einwand ist heute noch aktuell. Komplexe psychische Phänomene, die durch das Erleben geprägt sind und bei denen es entscheidend auf die Perspektive der ersten Person ankommt, verschließen sich einem objektivierenden neurowissenschaftlichen Zugang; hier muss die Bildgebung zwangsläufig versagen (Jäncke 2012). Derartige Einwände werden von vielen

Neurowissenschaftlern schlichtweg ignoriert, so dass der cerebrale Lokalisationismus heute noch sehr *en vogue* ist.

> Simplifizierende topographische Zuweisungen von komplexen geistigen Fähigkeiten zu einzelnen Gehirnregionen sind aus philosophischer Sicht problematisch. Ein wesentlicher Einwand ist der *Homunkulus-Fehlschluss (homunculus fallacy)* oder der *mereologische Fehlschluss* (Bennett und Hacker 2015, S. 87 ff.; Keil 2003; Keil 2007, S. 182 ff.). In der neueren Philosophie des Geistes ist ein *Homunkulus* eine postulierte menschenähnliche Instanz, die zur Erklärung der Arbeitsweise des menschlichen Gehirns herangezogen wird (Keil 2003; Keil 2007, S. 183). Der Kardinalfehler besteht darin, dass ein bestimmtes Vermögen einer Person dadurch zu erklären versucht wird, dass ein bestimmtes Gehirnareal dieses Vermögen besitzen soll. Einer subpersonalen Instanz im Gehirn werden in unzulässiger Weise spezifische Fähigkeiten zugeordnet. Das logische Substrat mentaler Prädikate ist aber die *Person* (Keil 2007, S. 184) und nicht etwa eine personenähnliche Instanz innerhalb einer Person.

In vielen neurowissenschaftlichen Darstellungen sind homunkulare Charakterisierungen Legion. So werden groteske Sätze formuliert, die von Gegenwartsphilosophen beanstandet werden: Es wird behauptet, dass »das Gehirn und seine mentalen Zustände zu neuen Erkenntnissen […] kommen« (Juckel und Edel 2014, S. 14). Weiter heißt es dort: Das Gehirn sei ein »sozialer Organismus«. In der Interaktion mit dem Psychotherapeuten »erfährt das Gehirn Begrenzungen, Zuspruch, Konfrontation, Widerstand«. Bei soviel philosophischer Naivität fällt es schwer, nicht zynisch zu werden. Der Neurowissenschaftler Bennett und der Philosoph Hacker (2015, S. 87 ff.) haben überzeugend dargelegt, dass die Zuschreibung psychologischer Attribute zum Gehirn unsinnig ist und eine mereologische Konfusion darstellt. Die unzulässige Ersetzung der Person durch das Gehirn ist heute weit verbreitet. Beispielsweise lautet der Titel des populärwissenschaftlichen Buches von Dick Swaab (2013): »Wir sind unser Gehirn« (original: »Wij zijn ons brein«). Der Philosoph Geert Keil (2007, S. 182) merkt zu der heute gängigen Verwechslung der Person mit dem Gehirn an: »Es ist eine bei Neurowissenschaftlern häufige *déformation professionelle*, sich gelegentlich mit ihrem eigenen Gehirn zu verwechseln, im Alltag passiert uns das eher selten.« Auf dem Cover des Buches von Juckel und Edel (2014) ist auf Freuds Couch keine Person abgebildet, sondern ein Gehirn mit rot markierten Arealen – geradezu ein Emblem für den Homunkulismus oder den mereologischen Fehlschluss.

Aus einer rein neurobiologischen Perspektive ist in diesem Zusammenhang einzuwenden, dass bei komplexen kognitiv-emotionalen Prozessen nicht nur einzelne Hirnregionen involviert sind. Vielmehr scheinen komplexe neuronale Netzwerke beteiligt zu sein, deren Funktionsweise heute nur fragmentarisch verstanden wird. Fest steht jedenfalls, dass aus der Aktivierung von bestimmten Hirnregionen nicht auf spezifische psychische Prozesse geschlossen werden kann. Aus neuronalen Aktivierungsmustern lässt sich nicht zurückschließen, welche subjektiven Empfindungen oder Affekte die Person in diesem Moment erlebt. Die Befunde aus Bildgebungsstudien sind keineswegs spezifisch für Störungen nach etablierten Diagnosekriterien. So findet sich eine präfrontale Hypoaktivität bei der Depression, aber auch bei Traumafolgestörungen, bei Angsterkrankungen, bei der Borderline-Störung und bei der Schizophrenie. Eine Überaktivität der Amygdala wird mit nahezu allen psychischen Störungen in Verbindung gebracht. Es wäre eine zu grobe Vereinfachung und daher verfehlt, die Amygdala als »Angstzentrale« oder

»Schaltzentrale der Angstentstehung« (Grawe 2004, S. 90) oder als »Angst- und Aggressionsgenerator« (Braus und Venter 2012, S. 278) zu bezeichnen. Zweifellos spielt die Amygdala eine besondere Rolle bei der Furchtkonditionierung, wie die Arbeiten von LeDoux (1998, 2000) überzeugend gezeigt haben. Unstrittig ist die Amygdala eine Schaltstelle im neuronalen Angstnetzwerk. Eine Stimulation der Amygdala löst unbewusst über subcorticale Verschaltungen eine Angst- und Fluchtreaktion oder Erstarrung aus (fight, flight, freeze, fright). Dies geschieht über Projektionen in den Hypothalamus. Dadurch kommt es einerseits zu einer Aktivierung des Sympathikus, andererseits wird die neuroendokrine Stressachse (das HPA-System) aktiviert. Außerdem gilt der Mandelkern vielfach als »Sitz« des impliziten (emotionalen) Traumagedächtnisses. Es darf aber nicht vergessen werden, dass die Amygdala noch zahlreiche andere Funktionen hat *(Plurifunktionalität)* und an fast allen emotionalen Prozessen beteiligt zu sein scheint (Roth und Dicke 2006). In zahlreichen Studien wurde eine Assoziation zwischen *Amygdala-Aktivierung* und *positiven Emotionen* gefunden (Sergerie et al. 2008). Daher sollte die Amygdala nicht als »das zentrale Angstareal« überinterpretiert werden (Wittmann et al. 2014, S. 115). Die Amygdala hat eine hohe Habituationsgeschwindigkeit. Die Hauptfunktion der Amygdala dürfte darin bestehen, bedeutsame Umweltreize zu detektieren und die Aufmerksamkeit auf saliente Reize zu richten.

Am Beispiel des mesolimbischen Belohnungssystems soll die Komplexität neuronaler Netzwerke und die methodische Insuffizienz von Bildgebungsstudien exemplarisch aufgezeigt werden. Bei affektiven Störungen (und bei Abhängigkeitserkrankungen) wird eine Dysfunktion des Belohnungssystems postuliert. Patienten mit Depression zeigen in fMRT-Untersuchungen eine abgeschwächte Aktivität im Nucleus accumbens; eine tiefe Hirnstimulation in dieser Region hat antidepressive Effekte (Russo und Nestler 2013). Dies passt vermeintlich gut zu den Leitsymptomen der Depression wie Anhedonie, Motivationsverlust und Reduktion des zielgerichteten Antriebs. Bei der Depression nimmt man daher an, dass es Defizite bei der Wahrnehmung von belohnenden Stimuli gibt und dass gleichzeitig aversive Aspekte und Erfahrungen fokussiert werden. Hinzu kommen dysfunktionale Kognitionen und Probleme beim Treffen von Entscheidungen. Unter funktionellem Aspekt erscheint es sinnvoll, das Belohnungssystem als komplexe Funktion eines neuronalen Netzwerks zu begreifen, an dem verschiedene Gehirnstrukturen partizipieren. Das am besten charakterisierte System sind dopaminerge Neurone, die in der Area tegmentalis ventralis (ventral tegmental area, VTA) ihren Ursprung haben und in den Nucleus accumbens projizieren, der zum ventralen Striatum gehört. Diese dopaminerge Bahn wird als mesolimbisches System bezeichnet (Roth und Dicke 2006). Bei der Depression wurde in einigen Bildgebungsstudien ein reduziertes Volumen im Nucleus accumbens gefunden. Allerdings wurden diese Studien an älteren Patienten durchgeführt, so dass das reduzierte Volumen in diesem Teil des Belohnungssystems auf den Verlust von grauer Substanz bei älteren Personen zurückzuführen ist und kein Korrelat der Depression darstellt (Russo und Nestler 2013). In funktionellen Untersuchungen wurde eine verminderte Aktivität des Nucleus accumbens und des ventralen Striatums bei der Depression gefunden. Dies wurde als dopaminerges Defizit im mesolimbischen System und als Korrelat der Anhedonie interpretiert. Allerdings ist es problematisch, aus dem wenig präzisen BOLD-Signal, derartige Schlussfolgerungen zu ziehen. Es ist nämlich anzunehmen, dass 98 % der Neurone im Nucleus accumbens GABAerg sind, so dass ein vermindertes BOLD-Signal und ein reduzierter cerebraler Blutfluss ein Korrelat für einen verminderten GABAergen Output aus dieser Region sein könnten (Russo und Nestler 2013). Außerdem sind die Effekte der GABAergen Efferenzen aus dem Nucleus accumbens auf belohnungsassoziiertes Verhalten ausgesprochen komplex (Russo und Nestler 2013). Zudem spricht das mesolimbische System nicht nur auf positive, sondern auch auf aversive Stimuli an (Russo und Nestler 2013). Noch komplizierter wird die Sache dadurch, dass dopaminerge VTA-Neurone auch andere limbische und corticale Strukturen innervieren: den präfrontalen Cortex, die Amygdala und den Hippocampus. Es existieren reziproke Verbindungen und komplexe Vernetzungen. Der Nucleus accumbens erhält beispielsweise glutamaterge Projektionen aus dem präfrontalen Cortex, der Amygdala und dem Hippocampus. Diese Hirnregionen sind zu allem Überfluss noch miteinander verschaltet und erhalten serotonerge Afferenzen aus den Raphekernen und noradrenerge Zuflüsse aus dem Locus coeruleus. Schließlich sind die vermeintlich »dopaminergen« VTA-Neurone nicht rein dopaminerg, sondern enthalten auch noch andere Transmitter wie Glutamat oder GABA (Russo und Nestler 2013). Bei den verstärkenden und suchterzeugenden Effekten von Kokain beispielsweise spielen cholinerge Interneurone im Nucleus accumbens eine wichtige Rolle, obwohl diese Nervenzellen im Nucleus accumbens mit weniger als 1 % zahlenmäßig in der Minderheit sind (Russo und Nestler 2013). Im Gehirn geht es aber nicht um Quantität und Mehrheitsverhältnisse, sondern um sehr komplexe funktionell relevante Zusammenhänge.

Dieses kurze Beispiel des vermeintlich einfach strukturierten und leicht zu verstehenden Belohnungssystems soll zeigen, dass eine simple topographische Zuschreibung von spezifischen Funktionen zu einzelnen Hirnregionen sinnfrei ist, da die neuroanatomischen Verknüpfungen und die funktionellen Aspekte zu komplex sind. Daher wäre es grob simplifizierend, einzelnen Strukturen eine spezifische Funktion zuzuschreiben. Das mesolimbische System als Belohnungssystem zu apostrophieren, ergibt also wenig Sinn. Genauso unzulässig wäre es, die Amygdala als Angstzentrale oder den präfrontalen Cortex als kontrollierende Steuerinstanz für subcorticale limbische Regionen zu bezeichnen. So simpel und homunkulistisch geht es im Gehirn nicht zu. Im Gehirn existieren keine subpersonalen Instanzen. Diese neuroanatomischen Strukturen haben weitaus breiter gefächerte Funktionen bei der Generierung, Verarbeitung und Regulation von Emotionen sowie bei kognitiven Prozessen und Gedächtnisfunktionen. Außerdem sind diese Strukturen nicht isoliert zu sehen, da sie multiple Verbindungen aufweisen und auf komplexe Weise miteinander interagieren. Schließlich sollte man sich vor Augen führen, dass die Bildgebung sogar bei Erkrankungen wie Demenz oder Schizophrenie versagt, bei denen von einer starken neurobiologischen Verursachung auszugehen ist. Trotz aller technischen Fortschritte ist es heute noch nicht einmal möglich, eine Demenz oder eine Schizophrenie allein aufgrund der Bildgebung verlässlich zu diagnostizieren (Jäncke 2012).

5.2 Netzwerkmodelle aus Bildgebungsstudien bei der Depression

Trotz der begrenzten Aussagekraft, der methodischen Probleme und der uneinheitlichen Befundlage werden im Folgenden einige Bildgebungsstudien exemplarisch und kursorisch herausgegriffen. Dabei besteht keinerlei Anspruch auf Vollständigkeit. Die selektive Auswahl orientiert sich an der möglichen Relevanz der Befunde für die psychotherapeutische Praxis. Die Darstellung beschränkt sich auf häufige Störungen wie Depression, Angststörungen und Traumafolgestörungen. Der Fokus liegt auf übergeordneten hypothetischen Modellen zu den Wirkmechanismen von Psychotherapie, die sich aus Bildgebungsstudien generieren lassen. Dabei ist jedoch zu beachten, dass diese Modelle ausgesprochen *spekulativen* Charakter haben und keineswegs als empirisch zweifelsfrei abgesichert gelten können. Dennoch sind diese *Modellvorstellungen* für die psychotherapeutische Praxis zumindest interessant und anregend. Es geht hier ausdrücklich nicht um die buchhalterische Auflistung von disparaten Einzelbefunden bei verschiedenen ICD-Störungen, da der Erkenntnisgewinn entsprechender Tabellen – nicht nur für praktisch tätige Psychotherapeuten – allenfalls marginal ist. Interessierte Leser seien auf einschlägige tabellarische Übersichten verwiesen (z. B. Schiepek et al. 2011a; Balser et al. 2012; Wittmann et al. 2014).

> Verbreitet und als orientierendes *hypothetisches Modell* geeignet ist das neuroanatomische *Netzwerkmodell der Depression* nach Mayberg et al. (1997, 2003). Nach diesem Modell ist von einer gestörten funktionellen Interaktion zwischen drei Komponenten auszugehen (▶ Abb. 18): (1) *Basale Strukturen* des limbischen Systems sind *hyperaktiv*. Zu diesen ventralen oder medialen limbischen Strukturen gehören die Amygdala, der Hypothalamus, das subgenuale Cingulum (Cg25), die Insel und der ventromediale präfrontale Cortex (vmPFC). Die Überfunktion dieser subcorticalen limbischen Strukturen geht mit einer *Dominanz der Bottom-up-Aktivität* einher. Auf Symptomebene bringt man negative Affektivität und psychovegetative Symptome (Schlaf- und Appetitstörungen) mit dieser Hyperaktivität in ventralen/medialen limbischen Strukturen in Verbindung. (2) *Dorsale/laterale corticale Strukturen* sind nach diesem Netzwerkmodell hingegen *hypoaktiv*. Hierzu zählen der dorsolaterale präfrontale Cortex (DLPFC), der dorsale Teil des Gyrus cinguli (dCg) und der inferiore Parietalcortex. Diese Strukturen haben überwiegend kognitive Funktionen. Auf Symptomebene erklärt man kognitive Einschränkungen bei der Depression sowie die häufig beeinträchtigte Fähigkeit zum Planen und Problemlösen mit der Hypoaktivität dorsaler Strukturen. Außerdem spielen dorsale/laterale Strukturen eine Rolle bei der Affektregulation, indem sie die Aktivität basaler limbischer Strukturen modulieren. Die Hypoaktivität in dorsalen/lateralen Strukturen bedingt demnach eine *Dysfunktion der Top-down-Kontrolle*. (3) Das rostrale Cingulum (rCg) hat eine regulatorische Rolle in der Interaktion zwischen dorsaler und ventraler Komponente, sorgt also für das dynamische Zusammenwirken dieser beiden Anteile. Es wird angenommen, dass das rostrale Cingulum bei der Depression versagt, so dass es zu einer unzureichenden Top-down-Regulation bei gesteigerter Bottom-up-Aktivität basaler limbischer Strukturen kommt.

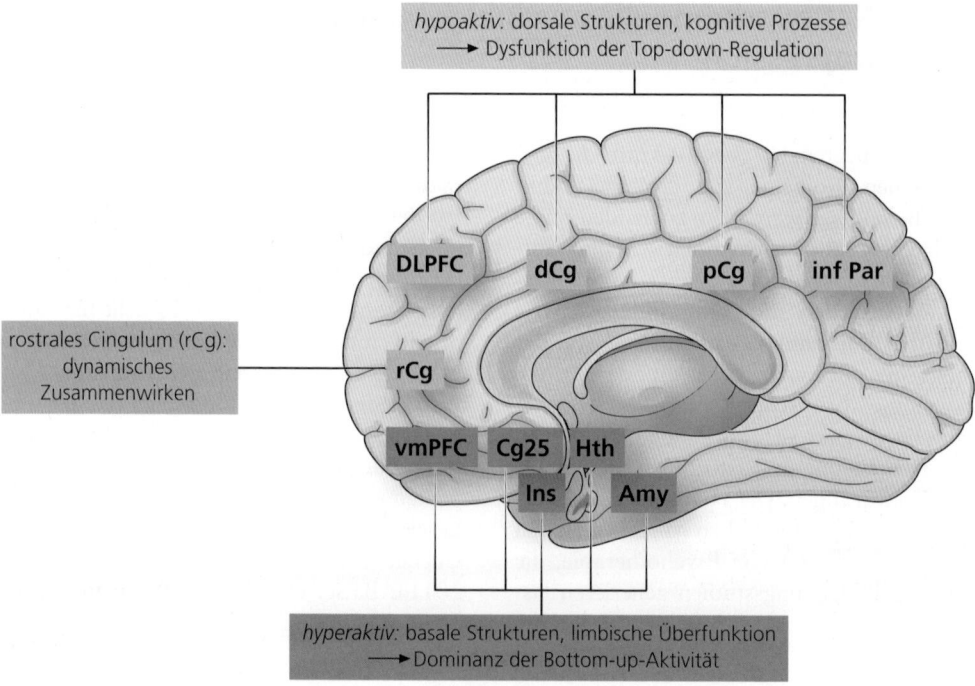

Abb. 18: Netzwerkmodell der Depression nach Mayberg. DLPFC: dorsolateraler präfrontaler Cortex, dCg: dorsales Cingulum, pCg: posteriores Cingulum, inf Par: inferiorer Parietalcortex, rCg: rostrales Cingulum, vmPFC: ventromedialer präfrontaler Cortex, Cg25: subgenuales Cingulum (Area subcallosa), Ins: Insel, Hth: Hypothalamus, Amy: Amygdala.

Dysfunktion des präfrontalen Cortex bei der Depression

Einige anatomische Strukturen werden mit psychopathologischen Auffälligkeiten bei der Depression in Verbindung gebracht. Auf diese Strukturen wird im Folgenden detaillierter eingegangen. Charakteristisch für die Depression ist eine *Dysfunktion des präfrontalen Cortex (PFC)*. Hier ist zu unterscheiden zwischen einer *Hypoaktivität des DLPFC* und einer *Hyperaktivität des vmPFC* (▶ Abb. 15). Die gesteigerte Aktivität des vmPFC ist ein wesentlicher Bestandteil des Netzwerkmodells der Depression. Die verstärkte Aktivität in diesem Teil des PFC korreliert mit negativem Affekt und einer negativ-ängstlichen Färbung des Erlebens. Die exzessive Induktion negativer Affekte ist wahrscheinlich auf die Überaktivität des vmPFC zurückzuführen. Zwischen vmPFC und der Amygdala besteht eine enge funktionelle Verbindung. Der orbitofrontale Cortex (OFC) inhibiert unangepasste und sich wiederholende emotionale Reaktionen. Der OFC ist bei Zwängen und Depressionen hyperaktiv, was als Korrelat der übermäßigen Hemmung von spontanen Impulsen zu werten ist. Bei der Depression ist also von einer komplexen Störung des PFC auszugehen, wobei dorsolaterale Strukturen hypoaktiv und ventromediale und orbitofrontale Anteile hyperaktiv sind.

Der DLPFC wird mit Planen, Problemlösen, dem Arbeitsgedächtnis und kognitiver Kontrolle in Verbindung gebracht. Der DLPFC ist bei der Depression hypoaktiv, was als Korrelat für depressionstypische kognitive Leistungseinbußen angesehen wird. Außerdem wird im Zusammenhang mit der Dysfunktion des DLPFC bei der Depression eine *Lateralitätshypothese* immer wieder diskutiert. Demnach liegt eine verminderte Aktivierung im linken DLPFC und eine gesteigerte Aktivierung im rechten DLPFC vor (Mayberg et al. 2003; Böker und Grimm 2012). Bezüglich optimistischer und pessimistischer Einstellungen wird eine *funktionelle Hemisphärenasymmetrie* angenommen (Hecht et al. 2013). Eine hohe linkshemisphärische Aktivität geht einher mit hohem Selbstwertgefühl, stärkerer Aufmerksamkeitslenkung auf positive Aspekte und optimistischer Zukunftseinschätzung. Hingegen wird die rechte Hemisphäre in Verbindung gebracht mit niedergedrückter Stimmung, Anhedonie, Angst, geringem Selbstwert, Fokussieren und Magnifizieren des Negativen, inhibitorischer Kontrolle sowie pessimistischen Zukunftsgedanken. Ein Überwiegen der *rechten Hemisphäre* versetzt die Person in einen *Vermeidungsmodus*. Es besteht eine erhöhte Aufmerksamkeit gegenüber Unsicherheit und Gefahren sowie eine Bestrafungserwartung. Die Dominanz der *linken Hemisphäre* hingegen ist mit einem *Annäherungsmodus* verknüpft. Die Person verfolgt aktiv Annäherungsziele und wird durch Belohnungserwartung motiviert.

Die präfrontale Dysfunktion (Hypofrontalität) wird mit Kernsymptomen der Depression in Verbindung gebracht: Mangel an positiven Gefühlen, Anhedonie, automatisierte negative Emotionen, Reduktion des zielgerichteten Antriebs, verminderte intrinsische Motivation, Vermeidungstendenzen, Verhaltensdefizite in den Bereichen Planung und Problemlösen und kognitive Einschränkungen. Grawe (2004, S. 148) folgert daraus, dass der Therapeut viel Geduld haben muss. Die Vorstellung, dass es für diese Symptome und Einschränkungen eine handfeste neuronale Grundlage gibt, kann beim Behandler zu einer entspannten Haltung führen und Ungeduld oder Frustrationen vermeiden helfen. Braus (2014, S. 37 f.) argumentiert dafür, dass der Versuch einer kognitiven Umstrukturierung bei schweren Depressionen aufgrund der gestörten Funktion des Frontalhirns oft nicht funktionieren kann. Daher empfiehlt Braus, mit diesem therapeutischen Schritt erst dann zu beginnen, wenn durch andere Therapieoptionen (Aktivitätenaufbau, antidepressive Psychopharmakotherapie) eine Besserung eingetreten ist. Erst wenn die Funktionsfähigkeit des Frontalhirns wieder einigermaßen hergestellt ist, hat eine kognitive Umstrukturierung überhaupt Aussicht auf Erfolg.

Dysfunktion des anterioren Cingulums bei der Depression

Der *Gyrus cinguli* ist eine wichtige Struktur des limbischen Systems (▶ Abb. 19). Er liegt direkt über dem Balken und windet sich wie ein Gürtel (cingulum) um das Knie des Balkens. Bei der Depression spielt das *anteriore Cingulum* eine wichtige Rolle. Der *anteriore cinguläre Cortex (ACC)* gilt als Schnittstelle zwischen Emotion, Kognition und Verhalten. Der ACC lässt sich in drei Abschnitte einteilen (▶ Abb. 15): (1) Der dorsale ACC hat kognitive Funktionen und ist mit dem DLPFC verbunden. Er spielt eine wesentliche Rolle beim Erkennen von Fehlern und Konflikten, weswegen Grawe (2004, S. 317) diese kognitive Region des ACC als »Überwachungssystem«, »Konfliktmonitor« oder »Inkonsistenzmonitor« bezeichnet hat. Eine adäquate Erkennung von Fehlern, motivationalen Konflikten und Inkonsistenzen ist die Voraussetzung dafür, dass situationsadäquate Reaktionen zur Konsistenzverbesserung eingeleitet werden können. (2) Der rostrale (ventrale, prägenuale) ACC ist uns im Netzwerkmodell nach Mayberg bereits begegnet. Diese affektive Region des ACC spielt eine Rolle bei der Affektregulation und steht in Verbindung mit der Amygdala, dem Nucleus accumbens und dem OFC. Der rostrale ACC ist hypoaktiv bei der Depression. (3) Unter dem Knie des Balkens befindet sich der subgenuale ACC. Diese Region wird auch subcallosales Cingulum, subgenual cingulate cortex oder kurz Cg25 genannt. Dieser Teil des ACC hat überwiegend autonome/vegetative Funktionen und ist bei der Depression hyperaktiv. Eine erfolgreiche antidepressive Psychopharmakotherapie oder eine Elektrokonvulsionsbehandlung dämpft die pathologische Hyperaktivität im subgenualen Cingulum. Außerdem ist Cg25 eine Zielregion für die tiefe Hirnstimulation bei der therapierefraktären Depression (Saveanu und Nemeroff 2012).

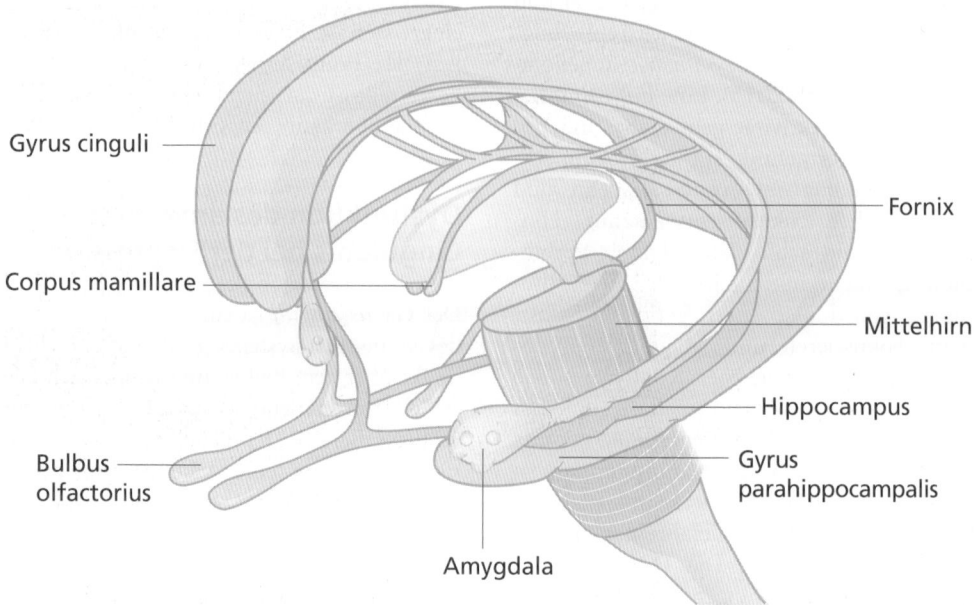

Abb. 19: Limbisches System. Modifiziert nach Strik und Dierks (2011), S. 55, Abb. 3.11.

Dysfunktion des Hippocampus bei der Depression

Ein häufig replizierter Befund bei der Depression ist die Dysfunktion des Hippocampus, der im Temporallappen lokalisiert ist (▶ Abb. 20 und ▶ Abb. 21). Die *Dysfunktion des Hippocampus* geht mit einer verzögerten und unzureichenden Terminierung der neuroendokrinen Stressreaktion einher, da Glucocorticoid-Rezeptoren im Hippocampus wesentlich an der negativen Feedback-Inhibition des HPA-Systems beteiligt sind. Dadurch ist eine gestörte Funktion des Hippocampus mit heftigen und überschießenden emotionalen Reaktionen assoziiert (Hautzinger 2012). Es entwickelt sich ein *circulus vitiosus*: Durch die Störung der negativen Feedback-Schleife der HPA-Achse (Disinhibition) kommt es zu einer Hypercortisolämie, die den Hippocampus schädigt, da der Cortisol-Exzess sich dort neurotoxisch auswirkt. Die Atrophie des Hippocampus wird dadurch erklärt, dass zuviel Cortisol das Neurotrophin BDNF herunterreguliert. Entsprechend finden sich bei der Depression verminderte BDNF-mRNA-Konzentrationen. BDNF ist wichtig für die Neuroplastizität, die Neuroprotektion und die Neuroneogenese, die im *Gyrus dentatus* des Hippocamps stattfindet. Die Behandlung mit Antidepressiva erhöht die Expression von BDNF. Chronischer Stress hemmt über den damit einhergehenden Hypercortisolismus die *adulte hippocampale Neuroneogenese*. Das reduzierte Hippocampusvolumen bei depressiven Patienten korreliert mit kognitiven Defiziten. Die Volumenreduktion des Hippocampus nimmt mit der kumulativen Zeitdauer der depressiven Episoden zu. Die Hippocampusatrophie geht mit kognitiven Defiziten und einer Störung des deklarativen Gedächtnisses bei der Depression einher.

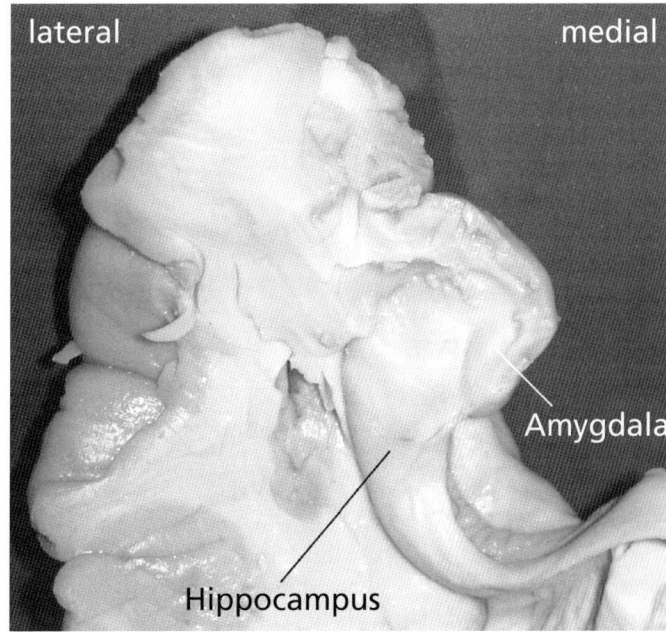

Abb. 20:
Aufpräparierter linker Temporallappen mit Hippocampus und Amygdala. Die Amygdala liegt im medialen Temporallappen. Abbildung aus Bösel (2006), S. 152, Abb. 14.3.

Dysfunktion der Amygdala bei der Depression

Bei der Depression wurde in einigen fMRT-Studien eine höhere Aktivität der Amygdala (▶ Abb. 20 und ▶ Abb. 21) unter Ruhebedingungen und nach Stimulation mit traurigen Gesichtern oder negativen Wörtern gefunden (Böker und Grimm 2012; Grawe 2004, S. 152 f.). Es bleibt jedoch bis heute unklar, wie das erhöhte BOLD-Signal zu interpretieren ist. Es könnte sich beispielsweise um eine erhöhte Aktivität von glutamatergen Projektionen handeln, aber auch um eine gesteigerte Aktivität von GABAergen Interneuronen oder Gliazellen (Russo und Nestler 2013). Außerdem zeichnet sich die Amygdala durch sehr komplexe Verschaltungen und Plurifunktionalität aus. Trotzdem wird die *Hyperaktivität der Amygdala* meist so interpretiert: Die Amygdala spielt eine wichtige Rolle beim emotionalen Lernen, insbesondere bei der Furchtkonditionierung. Tierexperimentell verursacht Stress eine Hypertrophie der Amygdala, die mit angstähnlichen Verhaltensweisen assoziiert ist (Russo und Nestler 2013). Zudem bewirkt eine Amygdala-Aktivierung die Stimulation der neuroendokrinen Stressachse. Durch die Amygdala-Hyperaktivität erklärt man daher die leichtere Aktivierbarkeit depressiver Personen durch negative Reize und die dispositionelle Bereitschaft für

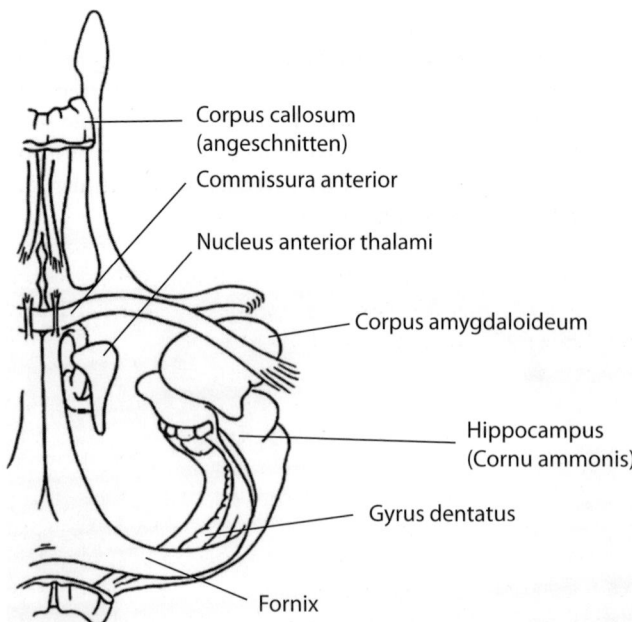

Abb. 21:
Hippocampus und Amygdala (Corpus amygdaloideum). Der Hippocampus hat eine zentrale Bedeutung für das explizite (deklarative) Gedächtnis. Im Gyrus dentatus findet bei Erwachsenen eine Neubildung von Nervenzellen statt (hippocampale Neuroneogenese). Die Amygdala spielt eine wichtige Rolle beim impliziten Furcht- und Traumagedächtnis. Abbildung aus Bösel (2006), S. 228, Abb. 21.4.

negative Affektivität. Auch die erhöhte Angstbereitschaft, die häufig mit der Depression vergesellschaftet ist, könnte dadurch begründet sein. Die habituelle Erwartung negativer Ereignisse führt dann zu Besorgnis, Grübeln und Vermeidungsverhalten. Die *Amygdala* kann als *funktioneller Gegenspieler zum mesolimbischen dopaminergen Belohnungssystem* (▶ Abb. 12) angesehen werden (Roth 2016). Das Überwiegen des amygdalären Angst- und Vermeidungssystems gegenüber dem dopaminergen Annäherungs- und Belohnungssystem (Nucleus accumbens) erklärt nach diesem Modell die Anhedonie und die übermäßige Fokussierung negativer Aspekte. Der Schweregrad einer Depression korreliert mit der Aktivierung der Amygdala, was mit der Rumination negativer Erinnerungen in Verbindung gebracht wird (Hautzinger 2012).

Die Amygdala wird auch aktiviert, wenn wir Musik mit vielen Dissonanzen hören. Untersuchungen an Orchestermusikern haben gezeigt, dass zu viele Dissonanzen regelrecht krank machen (Grawe 2004, S. 327 ff.; Spitzer 2014, 410 ff.). Das Spielen zeitgenössischer Musik führt bei Orchestermusikern zu psychosomatischen Symptomen wie Schlafstörungen, Kopfschmerzen, Nervosität, Reizbarkeit, Ermüdbarkeit sowie Herz-Kreislauf- und Magen-Darm-Beschwerden. In einem Orchester, das ausschließlich zeitgenössische Musik spielte, war der Konsum von Beruhigungs-, Schlaf- und Schmerzmittel signifikant höher als in Orchestern, die deutlich weniger oder gar keine zeitgenössische Musik spielten. Proben, in denen zeitgenössische Musik gespielt wurde, führten zu einer unmittelbaren Symptomprovokation. Macht zeitgenössische Musik krank? Die Ergebnisse der Hirnforschung weisen zumindest in diese Richtung. Musikalische Dissonanzen aktivieren den Gyrus parahippocampalis, der enge Verbindungen mit der Amygdala aufweist (Blood et al. 1999). Dissonanzen rufen also unangenehme Empfindungen hervor und aktivieren Hirnstrukturen, die an negativen Emotionen beteiligt sind (Grawe 2004, S. 330). Wenn wir hingegen unsere Lieblingsmusik hören, die Gänsehaut auslöst, werden andere Hirnareale aktiviert (Spitzer 2014, S. 372 ff.). »Gänsehaut-Musik« wirkt angstreduzierend und fährt das negative Emotionssystem herunter. Es kommt zu einer Deaktivierung der Amygdala und des Hippocampus-Mandelkern-Areals. Außerdem kommt es bei angenehmer und emotional positiv berührender Musik zu einer Aktivierung im ventralen Striatum, das zum Belohnungssystem des Gehirns zählt (Blood und Zatorre 2011; Spitzer 2014, S. 373 ff.). Konsonante und angenehme Musik führt also zu einer Ausschüttung von Dopamin im Nucleus accumbens und zu einer Freisetzung von endogenen Opioiden im Frontalhirn (Spitzer 2014, S. 374 f.). Angenehme Musik mit mehr Konsonanzen, die regelhaften Erwartungen entspricht, aktiviert Strukturen im Frontalhirn, die mit der Verarbeitung von Regeln und der Affektverarbeitung in Verbindung gebracht werden (Blood et al. 1999; Spitzer 2014, S. 372). Zusätzlich kommt es beim Hören angenehmer Musik zu einer verminderten Aktivierung von Hirnstrukturen wie der Amygdala, die mit negativen Emotionen wie Angst und Aversionen in Verbindung gebracht wird. Angenehme Musik kann in der Musiktherapie eingesetzt werden und Leiden lindern. Dieser therapeutische Effekt von Musik findet sich schon in der Bibel. David spielt vor dem melancholischen Saul und heitert dadurch sein Gemüt auf. Dies wurde in der bildenden Kunst und in der Musik aufgegriffen und dargestellt. Zu nennen sind Gemälde aus dem 17. Jahrhundert von Rembrandt und von Bernardo Cavallino sowie von Julius Kronberg in der zweiten Hälfte des 19. Jahrhunderts. In der Musik begegnet Musiktherapie im Oratorium *Saul* von Händel. Entsprechend betrachtete der Philosoph Schopenhauer die Musik als ein Allheilmittel. Nach diesen kurzen Ausführungen zur Musik wenden wir uns wieder der Depression zu.

5.3 Spekulative Wirkmechanismen von Psychotherapie und Psychopharmakotherapie nach dem Netzwerkmodell der Depression

Auf der Grundlage des Netzwerkmodells der Depression entwickelten DeRubeis et al. (2008) ein *spekulatives Modell* zu den unterschiedlichen *Wirkmechanismen von Psychotherapie und antidepressiver Psychopharmakotherapie* (▶ Abb. 22). Die Autoren postulieren, dass eine kognitive Verhaltenstherapie (KVT) darüber wirkt, dass automatisierte emotionale Prozesse dadurch besser reguliert werden, dass inhibitorische Kontrollprozesse gefördert werden, die über den präfrontalen Cortex (PFC) vermittelt werden. Über eine Stärkung der Top-down-Kontrolle (PFC) wird die Hyperaktivität in basalen limbischen Strukturen wie der Amygdala gedämpft. Psychotherapie stärkt nach diesem hypothetischen Modell Prozesse im PFC und im dorsalen Cingulum; dies fördert die inhibitorische Emotionsregulation (top-down). Antidepressiva hingegen wirken dämpfend auf hyperaktive basale limbische Strukturen (Amygdala, subgenuales Cingulum), wirken also über einen Bottom-up-Mechanismus; dadurch wird sekundär die Aktivität des PFC erhöht. Die Reduktion der Amygdala-Aktivität durch Antidepressiva wirkt sich positiv auf die Prozessierung negativer Emotionen aus und vermindert depressives Grübeln und die Rumination aversiver Erinnerungen.

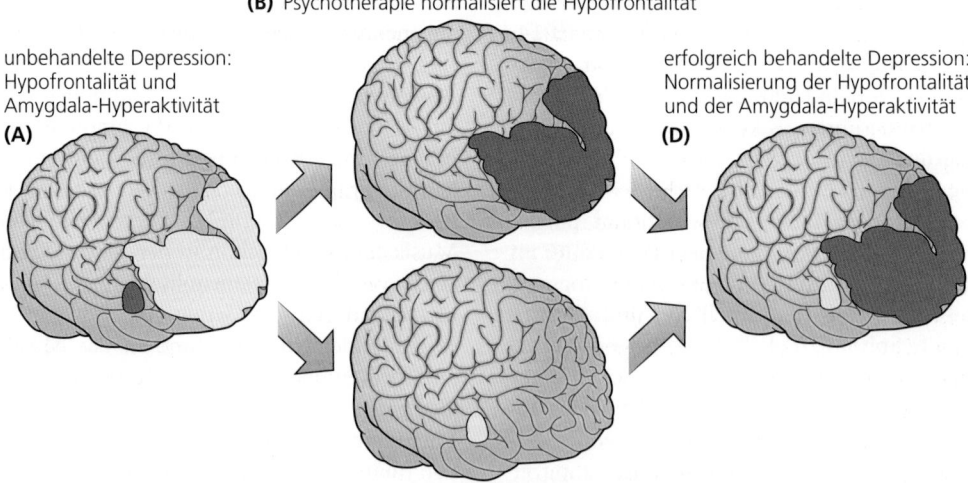

Abb. 22: Spekulative Wirkmechanismen von kognitiver Verhaltenstherapie (KVT) und Antidepressiva nach DeRubeis et al. (2008). (A): Charakteristisch bei der unbehandelten Depression sind eine Hyperaktivität basaler limbischer Strukturen (Amygdala) und eine Hypofrontalität. (B) KVT stärkt Prozesse im präfrontalen Cortex. (C) Antidepressiva schwächen die Amygdala-Hyperaktivität ab. (D) Die gemeinsame Endstrecke von KVT und antidepressiver Psychopharmakotherapie ist eine Besserung sowohl der Hypofrontalität als auch der Amygdala-Hyperaktivität.

Nach dem Modell von DeRubeis et al. (2008) führen Antidepressiva und Psychotherapie im Endeffekt also zum selben Ziel, allerdings auf unterschiedlichen Wegen (Böker und Grimm 2012). Wenn dieses Modell stimmt, könnte man es für die Differentialindikation nutzen: Eine KVT müsste besonders gut bei Patienten mit reduzierter Aktivität im PFC (also bei nachweisbarer Hypofrontalität) und im dorsalen anterioren Cingulum wirken; Antidepressiva hingegen müssten besonders gut bei Patienten mit gesteigerter Aktivität in der Amygdala und im subgenualen Cingulum wirken (Hautzinger 2012).

Eine aktuelle Metaanalyse zeigt eindrucksvoll, dass die Effektstärke von Psychotherapie höher ist als die einer reinen Psychopharmakotherapie (Huhn et al. 2014). Bei der unipolaren Depression ist Psychotherapie gleich wirksam wie Antidepressiva. KVT und Antidepressiva sind sogar in der Akutbehandlung einer schweren depressiven Episode gleich wirksam; das gilt allerdings nur dann, wenn der Therapeut gut ausgebildet ist (DeRubeis et al. 2005). Durch eine Psychotherapie lassen sich nachhaltigere Effekte erzielen als durch eine Monotherapie mit Psychopharmaka (Cuijpers et al. 2013). In diesem Zusammenhang spricht man von *Carry-over-Effekten*. Darunter versteht man Nachwirkungen einer Psychotherapie, die über das Therapieende hinaus anhalten. Carry-over-Effekte wurden insbesondere für die KVT nachgewiesen. Carry-over-Effekte erklären sich dadurch, dass KVT zu einem aktiven Prozess des Um- und Neulernens führt, bei dem Kompetenzen und *Fertigkeiten (skills)* neu gelernt sowie durch Übung gebahnt und konsolidiert werden. Durch KVT kommt es zu einer anhaltenden Umstrukturierung des Gehirns, die sich in Bildgebungsstudien nachweisen lässt. Die nachhaltigere Wirkung einer Psychotherapie erklären DeRubeis et al. (2008) dadurch, dass eine KVT neuronale Prozesse insbesondere im präfrontalen Cortex und im dorsalen Cingulum stärkt. Aus den unterschiedlichen Wirkmechanismen von Psycho- und Psychopharmakotherapie erklärt sich nach Einschätzung von DeRubeis et al. (2008) die längerfristig stabile Wirksamkeit einer KVT, aber auch das rasche Rezidivrisiko nach Absetzen einer antidepressiven Medikation. Es besteht kein Zweifel daran, dass eine erfolgreiche Psychotherapie der Depression messbare Veränderungen im Gehirn der Patienten bewirkt. Offensichtlich wirken Psychopharmakotherapie und Psychotherapie über unterschiedliche neuronale Wirkmechanismen. Dies erklärt vielleicht die synergistischen Effekte beider Therapieformen (Böker und Grimm 2012). Möglicherweise ist dieser unterschiedliche Wirkmechanismus auch die neurobiologische Basis dafür, dass eine Kombinationsbehandlung aus Psychotherapie und antidepressiver Medikation bei schweren Depressionen indiziert ist und gemäß der aktuell gültigen S3-Leitlinie die Therapie der Wahl darstellt. Zusätzlich zu den unterschiedlichen Wirkmechanismen nach diesem spekulativen makroskopischen Netzwerkmodell haben Antidepressiva noch zusätzliche Wirkungen auf molekularer Ebene: Weitere positive pharmakologische Effekte sind die Herrunterregulierung des Stresshormon- und die günstige Beeinflussung des Immunsystems. Außerdem können durch Antidepressiva wahrscheinlich epigenetische Auswirkungen von Trauma und Stress günstig beeinflusst oder sogar normalisiert werden. Diese Effekte können in ihrer Gesamtheit als Erklärung dafür dienen, warum die zusätzliche Gabe von Antidepressiva eine Psychotherapie augmentieren und optimieren kann.

Die Befundlage zu neurobiologischen Effekten von Psychotherapie bei der Depression ist schmal und uneinheitlich. Allerdings zeigt sich eine Konvergenz von immer wieder beteiligten Gehirnarealen wie Amygdala, Hippocampus, präfrontaler Cortex und Cingulum. Das kann allerdings auch nicht weiter verwundern, denn diese Strukturen sind als Bestandteile des *Emotionsnetzwerks* an der neuronalen Prozessierung von Emotionen beteiligt. Dementsprechend spielen diese limbischen und corticalen Strukturen auch bei anderen Störungen wie Angst- und Zwangsstörungen eine Rolle. Die Ergebnisse einiger Bildgebungsstudien sind mit dem Netzwerkmodell der Depression von Mayberg kompatibel: So untersuchten Fu et al. (2008) 16 Patienten mit Depression vor und nach einer KVT, wobei 16 wöchentliche Sitzungen durchgeführt wurden. Das Stimulationsparadigma der fMRT-Untersuchung bestand aus der Präsentation von traurigen Gesichtern. Die KVT führte zu einer Reduktion der Aktivität im Amygdala-Hippocampus-Komplex, während im dorsalen ACC, im posterioren Cingulum und im inferioren Parietalcortex eine Intensivierung der Aktivität zu verzeichnen war. Dieser Befund passt einigermaßen zu der Modellvorstellung, dass KVT Prozesse der kognitiven dorsalen Schleife stärkt, wodurch eine bessere inhibitorische Top-down-Kontrolle basaler limbischer Strukturen erreicht wird. Andere Studien ergaben allerdings diskrepante Befunde, die sich mit dem Netzwerkmodell von Mayberg nicht in Einklang bringen lassen (z. B. Goldapple et al. 2004; Kennedy et al. 2007). Interessant ist in diesem Kontext auch die fMRT-Studie zu psychodynamischer Langzeittherapie (15 Monate) an 16 depressiven Patienten von Buchheim et al. (2012). Die Stimulation erfolgte mit einem individualisierten Bindungs-Paradigma. Vor der Therapie zeigte sich eine vermehrte Aktivierung im sgACC (BA 25), im Hippocampus/Amygdala-Areal links und im medialen PFC. Eine erfolgreiche Behandlung reduzierte diese erhöhte Aktivierung. Dieser Befund ist kompatibel mit dem Netzwerkmodell. Psychodynamische Therapie bewirkt eine Normalisierung der pathologischen Hyperaktivität in basalen ventro-medialen limbischen Strukturen (Amygdala, medialer PFC, subgenuales Cingulum). Psychodynamische Psychotherapie und kognitive Verhaltenstherapie führen also zu ähnlichen neurobiologischen Effekten, die sich in Bildgebungsstudien darstellen lassen. Hier ist die Frage nach den spezifischen Wirkfaktoren von großem Interesse.

5.4 Das neuronale Angstnetzwerk

Das *Furchtnetzwerk* besteht aus corticalen und subcorticalen Strukturen (▶ Abb. 23). Zu den subcorticalen limbischen Strukturen zählen die Mandelkerne, die eine zentrale Rolle bei der *Furchtkonditionierung* spielen (Wittmann et al. 2014). Das Erlernen der Angstreaktion spielt sich unbewusst auf subcorticaler Ebene ab. Die Furchtkonditionierung ist amygdalär vermittelt. Die Konditionisierungsprozesse auf amygdalärer Ebene zeichnen sich dadurch aus, dass aversive Reize schnell und löschungsresistent abgespeichert werden. Das Furchtmodul wird automatisch aktiviert. Die Auslösung einer Furchtreaktion geschieht unabhängig von bewusster Wahrnehmung und kognitiver Analyse. Die Mandelkerne sind verbunden mit Gehirnarealen, die für die Exekution der Furchtreaktionen notwendig sind wie Hypothalamus und Hirnstamm. Über diese Efferenzen der Amygdala kommt es zu einer Sympathikusaktivierung und zu einer Aktivierung der neuroendokrinen Stressachse (HPA-System). Außerdem stehen die Mandelkerne in Verbindung mit Strukturen, die an der Regulation der Furcht und an der Terminierung der Stressantwort beteiligt sind. Hierzu zählen der orbitofrontale Cortex (OFC) und der Hippocampus (Balser et al. 2012). Insbesondere der OFC ist maßgeblich an der Regulation von negativen Affekten wie Angst beteiligt, indem er einen inhibitorischen Einfluss auf die Amygdala ausübt (Vaitl 2011, S. 241).

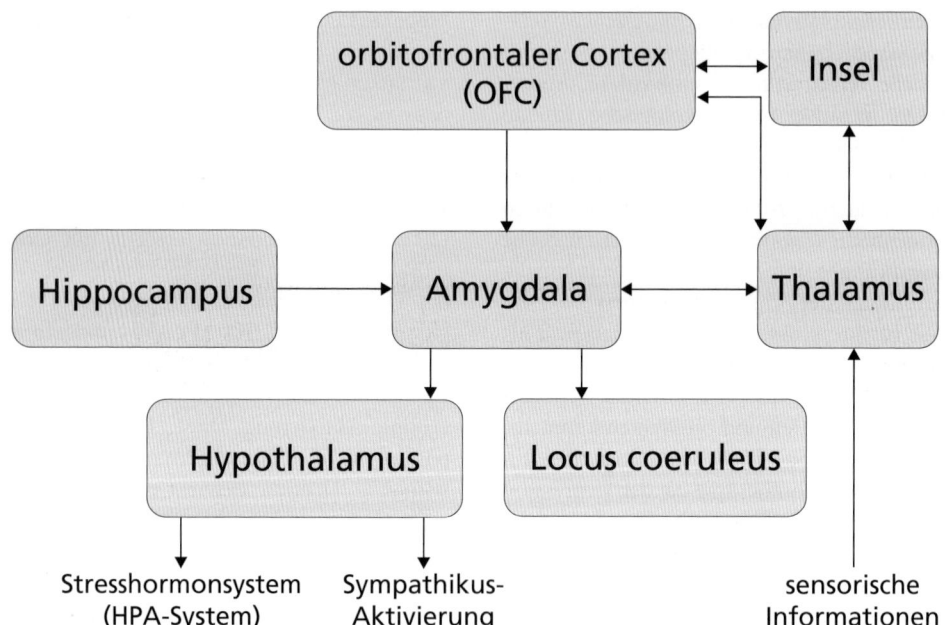

Abb. 23: Neuronales Angst- und Traumanetzwerk. Die Amygdala spielt eine zentrale Rolle bei der Furchtkonditionierung und beim impliziten Traumagedächtnis. Die Amygdala projiziert in den Hypothalamus und löst eine neuroendokrine Stressantwort aus. Der orbitofrontale Cortex (OFC) hemmt die Amygdala. Der Hippocampus ist wichtig für das autobiographische Gedächtnis und das Kontextumlernen.

> Ein charakteristischer Befund bei Angststörungen ist eine *Hyperaktivität der Amygdala*. Der Amygdala-Überaktivität wird eine wesentliche Rolle bei der Furchtkonditionierung und bei der Entwicklung des Furchtgedächtnisses zugeschrieben. Hemmende Mechanismen, die über den präfrontalen Cortex vermittelt werden, sind bei Angststörungen zu wenig ausgeprägt. Ähnlich wie beim Netzwerkmodell der Depression geht man auch bei Angststörungen von einer originär erhöhten Aktivität der subcorticalen limbischen Komponenten des Angstnetzwerks aus. Zusätzlich ist der hemmende Einfluss auf die überaktiven subcorticalen Areale durch präfrontale Strukturen defizitär.

5.5 Neurobiologische Effekte von Psychotherapie bei Angststörungen

Hypothetische Modelle zur Wirkungsweise der KVT postulieren wie bei der Depression Top-down-Mechanismen, so dass es über den präfrontalen Cortex zu einer Normalisierung der Überaktivität in subcorticalen limbischen Strukturen kommt. Empirische Befunde zeigen, dass die Habituation von Angstreaktionen kein passiver Prozess ist. Der veraltete verhaltenstherapeutische Begriff *Löschung (Extinktion)* ist unglücklich gewählt und aus neurobiologischer Sicht unzutreffend, denn heute ist bekannt, dass die konditionierten Gedächtnisinhalte in der Amygdala hartnäckig und löschungsresistent als Engramme im emotionalen Gedächtnis gespeichert werden: »Die Amygdala vergisst nicht« (Rüegg 2011, S. 94). Die Persistenz des Furchtgedächtnisses ist darauf zurückzuführen, dass die »Gedächtnisneurone« der Amygdala durch ein »chemisches Netz« (aus Chondroitinsulfat-Proteoglykanen) umhüllt werden (Gogolla et al. 2009). Diese »Schutzschicht« schirmt die Gedächtnis-Engramme ab und bewahrt sie vor dem Löschen (Rüegg 2011, S. 102). Die Exktinktionsresistenz subcorticaler Furchtnetzwerke hat ein molekulares Korrelat. Ängste werden in das emotionale Gedächtnis förmlich eingebrannt und wie eine Datei mit einem Schreibschutz versehen. Das ist aus evolutionärer Sicht ein Überlebensvorteil, denn das Vergessen von aversiven Erfahrungen und Gefahren kann fatale Folgen haben. Das Verlernen der Angstreaktion läuft indirekt ab über eine corticale Hemmung der Amygdala.

> *Habituation* ist aus neurobiologischer Perspektive kein passiver Prozess, sondern aktives Neu- und Umlernen (Sah und Westbrook 2008). Basale emotionsverarbeitende Regionen des Furchtnetzwerks (insbesondere die Amygdala) werden durch den präfrontalen Cortex gehemmt. Früher gebahnte Verbindungen werden also gehemmt und nicht gelöscht. Löschung (Extinktion) kann man angemessener als Bahnung von inhibitorischen Verbindungen zwischen orbitofrontalem Cortex (▶ Abb. 24) und Amygdala (▶ Abb. 20 und ▶ Abb. 21) auffassen (Berkowitz et al. 2004).

Diese neurobiologischen Erkenntnisse legen die praktische Konsequenz nahe, dass während der *Exposition* eine direkte Anleitung zu einem *aktiven Reaktions- und Emotionsmanagement* erfolgen sollte (Rufer 2012,

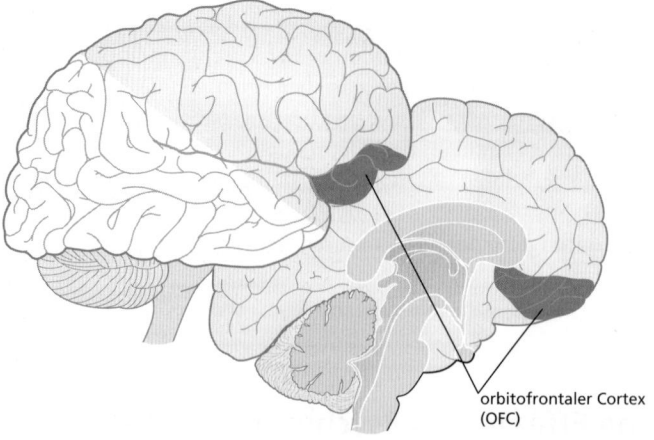

Abb. 24:
Orbitofrontaler Cortex (OFC). Der OFC spielt eine wichtige Rolle bei der Hemmung subcorticaler limbischer Strukturen. Die »Löschung« von Angst entspricht neurobiologisch einer Hemmung der Amygdala durch den OFC. Modifiziert nach Strik und Dierks (2011), S. 61, Abb. 3.14.

S. 493 f.). Daher ist in diesem Kontext der Begriff *Reaktionsmanagement* sinnvoller als der ältere Begriff Reaktionsverhinderung. Statt Habituation wäre aus einer neurobiologischen Perspektive der Begriff *Angstbewältigungstraining* angemessener, denn es geht nicht nur um das Verhindern von Vermeidungsverhalten, sondern um die aktive Förderung der differenzierten Wahrnehmung von Emotionen, Kognitionen und Körperreaktionen. Dadurch wird der aktive Umgang mit induzierten emotionalen und physiologischen Reaktionen gefördert. Neurobiologisch betrachtet entspricht die »Löschung« von Angst eher dem Aufbau von Alternativverhalten und wirksamen und funktionalen Bewältigungsstrategien, wodurch die Selbstwirksamkeit erhöht wird. Psychotherapie ist also eine Erweiterung des bisher eingeschränkten Repertoires. Bei Phobien findet beispielsweise durch systematische und wiederholte Konfrontation eine Neu- und Umbewertung des affektiven Gehalts des phobischen Reizes statt.

Die Neurobiologie hat das Verständnis über Wirkmechanismen einer *Expositionstherapie* bei Ängsten wesentlich erweitert. Was als Löschung oder Habituation bezeichnet wird, ist neurobiologisch betrachtet in Wahrheit der Aufbau situationsadäquater Hemmprozesse. Hieran ist der Frontallappen wesentlich beteiligt (Berkowitz et al. 2007). Durch eine gelungene Expositionstherapie wird also nichts weggenommen oder gelöscht, vielmehr wird durch die Therapie etwas Neues geschaffen; neue neuronale Netze werden aufgebaut und konsolidiert. Die Hemmung subcorticaler Furchtnetzwerke ist ein aktiver Prozess. Die Hemmung limbischer Strukturen durch den präfrontalen Cortex ist das Ergebnis wiederholter Bahnung. *Bahnung* kann als Grundprinzip jeder Veränderung durch Lernen angesehen werden. Nicht nur in der Verhaltenstherapie, sondern in jeder wirksamen Psychotherapie finden Bahnungsprozesse statt. Auch unter neurobiologischem Aspekt ist Psychotherapie eine Bereicherung, denn neue Strukturen werden aufgebaut und gestärkt. Durch die Hemmung subcorticaler limbischer Strukturen unter Beteiligung des Frontalhirns kommt es zu einer Unterbrechung der Weiterleitung der Erregung von der Amygdala zu anderen Hirnregionen. Das ist keine Frage von Einsicht; die Angst kann keinem ausgeredet werden. Vielmehr braucht es wiederholte Erfahrungen *in vivo*, die erlebbar machen, dass in der gefürchteten Situation nichts real Bedrohliches oder Gefährliches passiert (Grawe 2004, S. 425). Das zentrale Therapieprinzip bei einer Expositionsbehandlung könnte man insofern als *implizites*

Kontextumlernen bezeichnen. Bei Expositionsübungen ist ein Hauptbestandteil des technischen Vorgehens die Herstellung eines angsthemmenden Gehirnzustandes. Der Begriff *kognitive Vorbereitung* ist hier etwas irreführend, denn man könnte mit gleicher Berechtigung von einer gleichzeitigen *emotionalen* Vorbereitung sprechen. Der Patient muss aktiv motiviert werden, sich den bisher vermiedenen angstauslösenden Situationen auszusetzen und aufkommende Angst, körperliche Begleitreaktionen und angstverstärkende Kognitionen auszuhalten. Der Patient muss in einen Annäherungszustand versetzt werden, damit er nach und nach sein Vermeidungsverhalten abbauen kann, denn das Vermeidungsverhalten ist der wesentliche aufrechterhaltende Faktor, indem es korrigierende, situationsadäquate Bewertungen verhindert. Wichtig ist in diesem Zusammenhang ein *Annäherungspriming* (Grawe 2004, S. 399 et passim): Der Patient muss lernen, sich den angstauslösenden und bisher vermiedenen Situationen zu stellen und mit aufkommenden negativen Affekten umzugehen, um dadurch langfristig emotional positiv besetzte und motivational bedeutsame Annäherungsziele zu erreichen. Insofern sind Reaktionsmanagement und Angstbewältigungstraining zutreffendere Begriffe als Reaktionsverhinderung. Eine Reizkonfrontation darf nur dann erfolgen, wenn sich der Patient in einem Annäherungsmodus befindet. Vor jeder problembearbeitenden Intervention ist es daher wichtig, die intrinsische Motivation noch einmal explizit herauszuarbeiten. Vor einer Induktion von negativen Emotionen im Rahmen der Exposition ist eine Fokussierung auf wichtige und emotional ausreichend hoch besetzte Annäherungsziele empfehlenswert (Grawe 2004, S. 438 f.). Die hier beschriebene Herstellung eines mit Angst und negativen Affekten inkompatiblen Gehirnzustandes weist eine gewisse inhaltliche Nähe zu Joseph Wolpes (1915–1997) aus der Physiologie entlehntem Konzept der »reziproken Hemmung« auf, die er in seinem berühmten Buch *Psychotherapy by Reciprocal Inhibition* (1958) formulierte. Auf der Grundlage der reziproken Hemmung wurde ursprünglich die systematische Desensibilisierung zu erklären versucht. Die systematische Desensibilisierung ist die wohl berühmteste Methode der Verhaltenstherapie, die aber heute durch wirksamere Methoden weitgehend ersetzt wurde. Durch die Neurobiologie erfährt Wolpes frühes Konzept der reziproken Hemmung, das lange als überholt galt, heute eine gewisse Renaissance.

Die empirischen Befunde aus Bildgebungsstudien zu neurobiologischen Effekten von Psychotherapie bei Angststörungen sind uneinheitlich (Schiepek et al. 2011a; Wittmann et al. 2014). Im Folgenden beschränke ich mich exemplarisch und selektiv auf Ergebnisse, die mit dem vorgestellten neuronalen Netzwerkmodell der Angststörungen kompatibel sind. Häufig wird die Spinnenphobie untersucht, da eine einfache Stimulation mit Spinnenbildern oder -videos im Scanner möglich ist. Goossens et al. (2007) fanden bei Patienten mit Arachnophobie vor der Therapie eine übermäßige Amygdala-Aktivierung. Eine Expositionstherapie bewirkte eine Reduktion der pathologischen Amygdala-Hyperaktivität. Auch Schienle et al. (2007) fanden ähnliche neurobiologische Effekte einer KVT. Die Abnahme der Angst korrelierte mit der Abnahme der Aktivierung in der Amygdala und in der Inselregion. Die Behandlung verstärkte die Aktivierung des PFC. Dieser Befund kann als kompatibel mit Hypothese einer Hemmung furchtassoziierter Netzwerke durch den PFC interpretiert werden.

Interessant sind Befunde zur psychodynamischen Therapie der Panikstörung von Beutel et al. (2010). Vor der Therapie fanden die Autoren eine hohe Aktivität in basalen limbischen Strukturen (Amygdala), gleichzeitig jedoch eine geringe präfrontale Aktivierung. Dieses pathologische Aktivierungsmuster kann im Einklang mit dem Modell als

Hinweis auf eine gestörte fronto-limbische Emotionsregulation bei der Panikstörung gewertet werden. Der Erfolg einer psychodynamischen Kurzzeittherapie korrelierte mit der Normalisierung der vorher gestörten fronto-limbischen Aktivierungsmuster. Diese Ergebnisse zeigen, dass eine psychodynamische Behandlung vergleichbare neurobiologische Effekte hat wie eine Verhaltenstherapie.

Die moderne Auffassung, dass die Löschung von Angstreaktionen eigentlich ein Prozess des Neu- und Umlernens ist, wird bekräftigt durch Untersuchungen zur *Augmentierung* einer Verhaltenstherapie durch *D-Cycloserin*. Diese Substanz, die ursprünglich als Tuberkulosemittel eingesetzt wurde, hat selbst keine anxiolytische Wirkung, verbessert aber die Wirksamkeit einer Expositionstherapie bei verschiedenen Angststörungen. D-Cycloserin ist ein partieller NMDA-Rezeptor-Agonist (NMDA = N-Methyl-D-Aspartat). Am NMDA-Rezeptor bindet der Neurotransmitter Glutamat. NMDA-Rezeptoren sind beteiligt an Lern- und Gedächtnisleistungen (Langzeitpotenzierung) und an neuronaler Plastizität. Insbesondere NMDA-Rezeptoren in der Amygdala spielen eine Rolle bei der »Extinktion« von Furcht (Davis und Myers 2002; Garakani et al. 2006). Die Augmentierung einer Expositionstherapie durch D-Cycloserin wurde inzwischen für verschiedene Angststörungen belegt: Eine Meilenstein-Studie ist die von Ressler et al. (2004) zur Höhenangst. Positive Effekte zeigten sich auch bei der sozialen Phobie (Hofmann et al. 2006) und bei der Panikstörung (Otto et al. 2010; Norberg et al. 2008).

5.6 Das Netzwerkmodell der posttraumatischen Belastungsstörung

Bei der posttraumatischen Belastungsstörung (PTBS) spielen sowohl beim subjektiven Erleben als auch bei der Verarbeitung des Traumas opferbezogene Merkmale eine wichtige Rolle. Zu diesen individuellen Faktoren zählen die neurobiologisch mitbedingte Vulnerabilität, der biographische Hintergrund, das subjektive Erleben der traumatischen Situation und die aktuelle Bewältigungskompetenz. Bei der *individuellen Prädisposition* sind genetische Faktoren von erheblicher Bedeutung, so dass man heute eine komplexe Ätiologie annehmen muss und nicht länger von einer rein externen Verursachung ausgehen kann. In der modernen Psychotraumatologie wird der *individuellen Vulnerabilität oder Resilienz* neben dem Trauma als externem Kausalfaktor besondere Bedeutung beigemessen. *Relationale Traumadefinitionen* verweisen auf die subjektive Wahrnehmung und Interpretation von traumatischen Erlebnissen, die individuelle Bedeutungszuschreibung und die vorhandenen Bewältigungsmöglichkeiten. Die Verarbeitung des Traumas oder die Ausbildung einer Traumafolgestörung hängt wesentlich von der subjektiv erlebten Traumatisierung und persönlichkeitsabhängigen Variablen ab. Auf psychologischer Ebene spielen Kontroll- und Autonomieverlust sowie das Erleben von existentieller Angst, Hilflosigkeit und Ohnmacht eine wichtige Rolle. Eine Traumatisierung durch andere Menschen (man made), eine Verletzung der körperlichen Integrität und sich wiederholende traumatische Ereignisse führen in der Regel zu einer besonders schweren posttraumatischen Pathologie.

Außerdem haben *interpersonelle Faktoren* einen erheblichen Einfluss auf die Pathogenese von Traumafolgestörungen. Zu nennen sind in diesem Zusammenhang Verrat, unterlassener Schutz, Verweigerung der Zeugenschaft, Wegschauen, Verleugnung und Schuldzuweisungen an das Opfer. *Dysfunktionale Schuldattributionen und Schamgefühle* müssen in der Therapie bearbeitet werden. Häufige Phänomene sind in psychodynamischer Terminologie die von Ferenczi beschriebene *Identifikation mit dem Aggressor* und die Ausbildung von *malignen Täterintrojekten*. Auch Erwachsene entwickeln Täterintrojekte, insbesondere wenn eine existenzielle Abhängigkeitsbeziehung zum Täter vorliegt; die Beispiele von Jan Philipp Reemtsma, Natascha Kampusch und das Stockholm-Syndrom zeigen dieses Phänomen auf eindrucksvolle Weise. Täterintrojekte haben eine Schutzfunktion, denn so kann der Täter als gutes Objekt erhalten bleiben, während das Täterintrojekt ein Fremdkörper im »Selbst« bleibt. Neurobiologisch betrachtet dürfte dies damit zusammenhängen, dass Menschen in extremen Bedrohungssituationen als Überlebensstrategie das Bindungssystem aktivieren. Traumatische Erfahrungen lösen die Suche nach Schutz und Sicherheit aus. Trotz einer schwerwiegenden Beziehungstraumatisierung können sich die Betroffenen nicht adäquat vom Täter distanzieren, so dass es zu einer pathologischen Bindung an den Aggressor kommt.

Ein nicht geringer Teil der Betroffenen kann allerdings selbst extreme Belastungen wie Vergewaltigung oder Folter verarbeiten, ohne eine PTBS zu entwickeln. Es ist davon auszugehen, dass individuelle Vulnerabilitäts- und Resilienzfaktoren hierfür entscheidend sind. Die Heritabilität der PTBS wird heute auf 30–35 % geschätzt (Domschke 2012; Segman und Shalev 2003). Die Reife und Robustheit des cerebralen Verarbeitungssystems hat einen nicht unerheblichen Einfluss auf die Fähigkeit zur Traumabewältigung. Eine besondere Vulnerabilität besteht bei wiederholten Traumatisierungen in der Phase der Gehirnreifung und der Persönlichkeitsentwicklung im Kindes- und Jugendalter. Art und Ausmaß der neurobiologischen Schädigung durch ein Trauma hängt davon ab, in welcher kritischen Phase sich die Gehirnentwicklung zum Zeitpunkt der Traumatisierung befindet. Davon hängt die spezifische Vulnerabilität ab. Sexueller Missbrauch in der Kindheit führt zu einer Volumenreduktion des Hippocampus, während sexueller Missbrauch in einer späteren Entwicklungsphase eher den präfrontalen Cortex schädigt (Heim und Binder 2012).

Hyperaktivität der Amygdala

Eine wichtige Rolle spielt auch hier die *Amygdala* (▶ Abb. 20 und ▶ Abb. 21). Dort ist das *implizite Traumagedächtnis* lokalisiert. Konditioniert werden perzeptive Details ohne Würdigung des Gesamtkontextes. Der sensorische Input erreicht die Amygdala über den Thalamus ohne Beteiligung des Cortex. Damit finden unbewusst ablaufende Konditionierungsprozesse auf amygdalärer Ebene statt, die Sinneseindrücke mit vegetativen Angstreaktionen koppeln. Über direkte Verschaltungen der Amygdala mit vegetativen Zentren im Hypothalamus und im Hirnstamm kommt es zu physiologischen Alarmreaktionen. Die Aktivierung amygdalär gesteuerter Angstnetzwerke löst eine Stressantwort aus mit einer Aktivierung des Sympathikus und Ausschüttung von Adrenalin und Noradrenalin. Diese Vorgänge laufen ebenfalls automatisch über subcorticale Verschaltungen und daher ohne Beteiligung des Bewusstseins ab. Daher sind *Intrusionen* mit psychovegetativen Begleitreaktionen wie Blutdruckanstieg, Herzklopfen, Pulsbeschleunigung und Schwitzen verbunden. Das Angstnetzwerk (Amygdala, Thalamus, Hypothalamus) wird ein Teil des *Traumanetzwerks*. Die Abspeicherung traumatischer Erfahrungen im impliziten Gedächtnis geschieht unbewusst und unterliegt nicht der willentlichen Kontrolle. Traumaassoziierte Triggerreize können unbewusst das Traumanetzwerk (▶ Abb. 23) aktivieren. Die Riechnerven projizieren direkt in das limbische System und insbesondere in die Amygdala (▶ Abb. 19). Daher sind Intrusionen leicht durch Gerüche triggerbar. Aber auch durch andere Sinnesreize können Flashbacks evoziert werden. Über neuronale Konsolidierungsprozesse werden traumatische Erinnerungsfragmente fest ins implizite (amygdaläre) Traumagedächtnis regelrecht eingebrannt. Daraus resultiert eine stabile neuronale Gedächtnisrepräsentation. Das Gehirn ist ein komplexes, sich selbst organisierendes System. Auf dem Boden dieser Selbstorganisation entsteht durch automatisierte neuronale Konsolidierung ein *circulus vitiosus*: Unverändertes emotionales Wiedererleben stabilisiert über Bahnungsprozesse das neuronale Traumanetzwerk. Vermutlich besteht eine lebenslange Löschungsresistenz der amygdalär eingespeicherten traumatischen Gedächtnisinhalte. Intrusionen und Alpträume sind möglicherweise ein Versuch des Gehirns, unverarbeitete traumatische Gedächtnisrepräsentationen durch eine Art »Wiedervorlage« einer nachträglichen Integration zuzuführen.

Vermeidungsverhalten und dysfunktionale Bewältigungsversuche (Alkohol, Drogen) lassen sich als untaugliche Versuche zur Symptomkontrolle verstehen, die zwar kurzfristig entlasten, langfristig aber eine Integration des Traumas verhindern. Ähnlich stellt die Aktivierung dissoziativer Mechanismen eine Art Schutzschirm dar. Durch Dissoziation, Derealisation und Depersonalisation werden nicht bewältigbare Traumaerinnerungen kurzfristig abgespalten, langfristig werden aber die explizite Gedächtnisbildung und damit die Integration des Traumas erschwert. Die Amygdala-Hyperaktivität kann durch den orbitofrontalen Cortex gehemmt werden. Im günstigen Fall kann das fronto-limbische Kontrollsystem das implizite Traumagedächtnis (Amygdala) dämpfen. Eine Löschung (Extinktion) der traumatischen Gedächtnisinhalte ist aufgrund der Persistenz des amygdalären Traumagedächtnisses eher unwahrscheinlich. Eine adäquate Hemmung der Amygdala erfordert die Intaktheit der Frontalhirnfunktionen. Zusätzlich setzt die Eingliederung des Traumas in das autobiographische Gedächtnis einen funktionierenden Hippocampus voraus. Ressourcen und Bindungssicherheit ermöglichen die Verarbeitung und Bewältigung des Traumas.

Das amygdaläre Angstsystem lässt sich unter funktionellem Aspekt als Gegenspieler des mesolimbischen Dopaminsystems auffassen (Roth 2016). Das Überwiegen der Amygdala-Aktivierung gegenüber dem Belohnungssystem bei der PTBS kann neurobiologisch die Suchtgefährdung traumatisierter Menschen erklären. Nicht selten besteht bei Traumafolgestörungen ein erhöhter Konsum von Alkohol oder anderen psychotropen Substanzen. Durch diesen Substanzkonsum wird das mesolimbische System stimuliert; dies dämpft die amygdaläre Hyperaktivität und führt zu einer Ausschüttung von endogenen Opioiden im Frontalhirn.

Dysfunktion des Hippocampus

Ein robuster Befund bei Traumapathologie ist eine Volumenreduktion und *Dysfunktion des Hippocampus* (Smith 2005). Der Hippocampus ist wichtig für das bewusstseinsfähige *deklarative (explizite) Gedächtnis* und für das *Kontextumlernen*, also die Einordnung traumatischer Erfahrungen in den autobiographischen Kontext und die genaue zeitliche und örtliche Zuordnung (▶ Abb. 20, ▶ Abb. 21 und ▶ Abb. 23). Eine defizitäre Funktion des Hippocampus könnte daher die Löschung (oder besser Hemmung) von konditionierten Furchtreaktionen im emotionalen Traumagedächtnis (Amygdala) beeinträchtigen; außerdem könnte die Diskrimination zwischen gefährlichen und sicheren Umgebungsbedingungen erschwert sein (Heim und Nemeroff 2009).

Interessant ist hier die Frage nach Henne oder Ei. Ist die Volumenreduktion des Hippocampus eine Folge des Traumas oder eine Ursache dafür, dass das Trauma nicht funktional verarbeitet und bewältigt werden kann. Diese Frage ist bis heute nicht abschließend geklärt und wird kontrovers diskutiert. Wahrscheinlich trifft beides zu: Ein kleineres Hippocampusvolumen beeinträchtigt als Risikofaktor die Verarbeitung und Integration eines Traumas; zusätzlich verursacht ein Trauma eine hippocampale Volumenreduktion (Pitman et al. 2012). Die klassische Hypothese lautet: Massiver Stress aufgrund traumatischer Erlebnisse führe zu einer Hypercortisolämie. Dies wiederum bewirke eine stressinduzierte Hippocampusatrophie, da ein Glucocorticoid-Exzess neurotoxisch wirkt. Diese Annahme erscheint auf den ersten Blick einleuchtend. Allerdings passt dazu nicht, dass die Reaktivität des HPA-System bei PTBS *reduziert* ist. Man findet *niedrige* basale Cortisolwerte (Hypocortisolismus). Dieser Befund ist überraschend, denn eigentlich könnte man eine Aktivierung der HPA-Achse ähnlich wie bei der Depression erwarten. Im Unterschied zur Depression liegt bei der PTBS aber eine *Down-Regulation der HPA-Achse* vor. Verminderte Serum-Cortisol-Konzentrationen sind bei der PTBS schon seit den 1980er Jahren bekannt. Auf den ersten Blick erscheinen diese Befunde paradox, denn bei Depression und bei akuter Belastung finden sich erhöhte Cortisol-Werte und eine überschießende Antwort der neuroendokrinen Stressachse. Die Stressantwort ist bei der PTBS insofern gestört, als die normale Erhöhung der Cortisol-Ausschüttung unter Stressbedingungen eingeschränkt ist. Zudem besteht eine erhöhte negative Feedback-Sensitivität.

Man spricht von einer *Super-Suppression* (Krämer und Schnyder 2012). Die Dysregulation des HPA-Systems bei der PTBS scheint *keine Folge des Traumas* zu sein. Vielmehr handelt es sich um eine *anlagebedingte Dysregulation*, die durch genetische Unterschiede, pränatale Stressbedingungen oder frühkindliche Stresserfahrungen bedingt ist (Krämer und Schnyder 2012). Individuen mit einer anlagebedingten erhöhten Vulnerabilität für PTBS weisen also einen fehlenden oder ungenügenden Cortisol-Anstieg auf. Dieser Befund wird mit dem »Einbrennen« traumatischer Erinnerungen im impliziten Traumagedächtnis sowie mit der charakteristischen emotionalen Abstumpfung in Verbindung gebracht. Heute nimmt man an, dass die eingeschränkte Reagibilität der HPA-Achse bei Traumafolgestörungen nicht Folge des Traumas ist, sondern einen prädisponierenden Faktor darstellt (Marshall und Garakani 2002). Es ist bekannt, dass ein niedriger Cortisol-Spiegel zum Zeitpunkt des Traumas das Risiko für die Entwicklung einer PTBS erhöht. Die Dysfunktion der HPA-Achse ist also vielleicht ein entscheidender Vulnerabilitätsfaktor für die Entwicklung einer Traumafolgestörung. Vermutet wird eine erhöhte Feedback-Sensitivität auf hypophysärer Ebene (Newport et al. 2004), also eine erhöhte Empfindlichkeit von Glucocorticoid-Rezeptoren. Mütterlicher Stress oder eine Traumatisierung der Mutter während der Schwangerschaft stehen im Zusammenhang mit niedrigen Cortisol-Konzentrationen der Kinder. Daher betrachtet man pränatalen Stress und/oder genetische Unterschiede als Risikofaktoren für die Entwicklung einer PTBS (Broekman et al. 2007). Eine erfolgreiche Psychotherapie (traumafokussierte kognitive VT) erhöht die basalen Cortisolwerte im Vergleich zum Therapiebeginn (Olff et al. 2007).

Jedenfalls spricht der Hypocortisolismus gegen die traditionelle Hypothese einer stressinduzierten Hippocampusatrophie aufgrund neurotoxischer Glucocorticoid-Effekte. Gegen diese Annahme sprechen auch Untersuchungen von Gilbertson et al. (2002) bei eineiigen Zwillingen, von denen der eine im Krieg traumatisiert wurde, der andere jedoch nicht. Der eineiige Zwilling ohne traumatische Erfahrung wies ebenfalls eine hippocampale Volumenreduktion auf. Das Hippocampusvolumen unterschied sich nicht von dem Zwillingsbruder mit PTBS. Der traumatisierte Bruder hatte nicht einen noch kleineren Hippocampus. Dieser Befund spricht gegen eine erworbene Genese der Hippocampusatrophie. Vielmehr legt dieser Befund die Vermutung nahe, dass ein anlagemäßig kleinerer Hippocampus einen Vulnerabilitätsfaktor für die Entwicklung einer PTBS darstellt. Demnach wäre ein kleinerer Hippocampus nicht Folge des Traumas, sondern Ursache dafür, dass belastende Lebensereignisse nicht besser verarbeitet werden können. Dazu passt die Tatsache, dass die Mehrzahl der Trauma-Überlebenden keine Traumafolgestörungen entwickelt (Heim und Nemeroff 2009). Ob sich eine PTBS manifestiert oder nicht, hängt also überwiegend von der individuellen Prädisposition ab, also von anlagebedingten oder vor dem Trauma erworbenen Vulnerabilitäts- oder Resilienzfaktoren (Grawe 2004, S. 165).

Funktionelle Dissoziation des expliziten und impliziten Traumagedächtnisses

> Die Folge der Amygdala-Hyperaktvität und der defizitären Funktion des Hippocampus ist eine funktionelle Dissoziation des impliziten und des expliziten Traumagedächtnisses. Nach diesem Modell ist das Trauma defizitär im expliziten Gedächtnis gespeichert. Das neurobiologische Korrelat ist die Hippocampus-Atrophie. Die funktionelle Folge daraus ist eine Amnesie für wichtige Ereignisse.

> Hingegen ist das Trauma gut und löschungsresistent ins implizite Gedächtnis eingespeichert. Das neurobiologische Korrelat hierfür ist Amygdala-Hyperaktivität. Daraus resultiert, dass implizite traumatische Erinnerungen nur als vegetative und emotionale Zustände erfahrbar sind. Traumatische Erinnerungen werden ohne bewusste Steuerung getriggert. Zusätzlich ist die Funktion des präfrontalen Cortex (PFC) bei Traumapatienten beeinträchtigt. Der PFC übt eine inhibitorische Kontrolle über die Amygdala aus. Die Dysfunktion des präfrontalen Cortex bedingt eine insuffiziente Top-down-Hemmung der amygdalären Alarmreaktion und der im impliziten Gedächtnis eingespeicherten Traumaerinnerungen (Etkin und Wager 2007). Dies erklärt die unkontrollierbaren Intrusionen bei der PTBS. Die eingeschränkte Funktion des PFC bedingt also eine verringerte fronto-limbische Inhibition der Amygdala. Dadurch sind erfahrungs-, kontext- und vernunftbasierte Bewertungen durch den präfrontalen Cortex unzureichend. In einer Metaanalyse von Bildgebungsstudien bei der PTBS (Patel et al. 2012) zeigte sich die beschriebene Hyperaktivität der Amygdala sowie die präfrontale Hypoaktivierung.

Nicht bewusstseinsfähige Erinnerungsanteile sind wichtig für gutachterliche Fragen. Juristen und Entscheider in Asylverfahren werteten vage Erinnerungen oftmals als Zeichen für mangelnde Glaubwürdigkeit. Aus neurobiologischer Perspektive ist gegen eine solche Auffassung einzuwenden, dass der Abruf expliziter traumatischer Gedächtnisinhalte aufgrund der Dysfunktion des Hippocampus beeinträchtigt ist. Erschwerend kommt hinzu, dass linkshemisphärische sprachdominante Areale unteraktiviert sind. Es kommt zu einer Minderaktivierung des motorischen Sprachzentrums (Broca-Areal). Die erschwere Verbalisierbarkeit des erlebten Traumas erklärt sich durch die unzureichende Einbindung des Sprachzentrums in das Traumanetzwerk. Die überwiegend rechtshemisphärische Aktivierung des pathologischen Traumanetzwerks bedingt den *sprachlosen Terror (speechless terror)*. Das ist bei gutachterlichen Fragestellungen besonders zu berücksichtigen. Ein wesentliches Ziel einer traumafokussierten Behandlung besteht darin, dass das Trauma zu einem verbalisierbaren Bestandteil des autobiographischen Narrativs wird, denn dadurch wird es integriert und bewältigt.

5.7 Konsequenzen aus dem neurobiologischen Modell für die Trauma-Therapie

> Das zentrale *Ziel* bei der Behandlung von Traumafolgestörungen ist die *Beseitigung der Dissoziation von explizitem und implizitem Traumagedächtnis* und der Aufbau eines voll ausgebildeten expliziten Traumagedächtnisses. Gestärkt werden sollen fronto-limbische Inhibitionsprozesse und die Hippocampusfunktion. Dies ermöglicht eine Hemmung der im impliziten (amygdalären) Traumagedächtnis repräsentierten Gedächtnisinhalte.

Die adäquate Methode ist die *Konfrontation* mit traumarelevanten Reizen in einem angsthemmenden und Sicherheit gewährenden Kontext. Nach internationalen Leitlinien gilt Psychotherapie als die Behandlung erster Wahl bei der PTBS. Für *traumafokussierte verhaltenstherapeutische Verfahren* liegt aktuell die höchste Evidenzbasierung vor. Traumafokussierte Verfahren stellen *auch bei komplexen Traumafolgestörungen* die Behandlung der Wahl dar (Ehring et al. 2014). Pharmakotherapie ist lediglich als Ergänzung zu einer störungsspezifischen Psychotherapie sinnvoll. Psychopharmaka sollten bei PTBS nur dann eingesetzt werden, wenn eine Psychotherapie nicht erfolgreich war (Therapieresistenz), nicht verfügbar ist oder wenn eine mittelschwere bis schwere komorbide Depression vorliegt. Aufgrund aktueller Metaanalysen (Watts et al. 2013; Hoskins et al. 2015) können Paroxetin, Venlafaxin und Fluoxetin als medikamentöse Therapieoptionen empfohlen werden. In Deutschland sind zur Behandlung der PTBS Paroxetin und Sertralin zugelassen. Benzodiazepine sind sowohl als medikamentöse Frühintervention als auch zur längerfristigen Behandlung ungeeignet (Brunner 2016a).

Zunächst stehen der Aufbau einer tragfähigen und vertrauensvollen therapeutischen Beziehung und Psychoedukation im Vordergrund. Wenn der Patient interpersonale Sicherheit in der therapeutischen Beziehung erfährt, wird sein mesolimbisches Dopamin-System aktiviert, das als Gegenspieler des amygdalären impliziten Angstsystems anzusehen ist. Die erlebte Bindungssicherheit erhöht die Oxytocin-Ausschüttung, was einen stressdämpfenden Effekt hat. Außerdem werden die anxiolytische GABAerge Neurotransmission gefördert und die noradrenerge Überstimulation reduziert.

Erst auf dem Boden eines stabilen und Sicherheit gewährenden Arbeitsbündnisses kann eine behutsame *Traumakonfrontation* erfolgen. Gestärkt werden sollen dabei fronto-limbische Kontrollprozesse. Über eine präfrontale Aktivierung soll das amygdaläre implizite Traumagedächtnis inhibiert werden. Daher sind regressionsfördernde Interventionen ungünstig, da dadurch der inhibitorische Einfluss des PFC auf die Amygdala eher reduziert als gestärkt wird. Angestrebt wird also ein erwachsenes Arbeitsbündnis. Beim Setting und bei der Differentialindikation muss die *Gefahr einer malignen Regression* berücksichtigt werden. Aus diesen Überlegungen heraus ist einem klassischen, regressionsfördernden psychoanalytischen Vorgehen bei Traumafolgestörungen eine klare Absage zu erteilen (Boll-Klatt und Kohrs 2014, S. 283). Erschwerend kommt hinzu, dass hierfür keine ausreichenden empirischen Wirksamkeitsnachweise vorliegen. Bei der komplementären (motivorientierten) Beziehungsgestaltung steht insbesondere das verletzte Grundbedürfnis des Patienten nach Orientierung und Kontrolle im Zentrum. Gefördert werden müssen daher die Realitätskontrolle, die Selbstkontrolle und die Affektkontrolle. Die Therapieziele und der Behandlungsplan müssen transparent und partizipativ festgelegt werden (informed consent, shared decision-making).

Neben einer Stärkung fronto-limbischer Kontrollmechanismen soll durch die Therapie die defizitäre Hippocampusfunktion gefördert werden. Dadurch wird ermöglicht, dass eine explizite Gedächtnisneubildung und damit eine autobiographische Kontextualisierung gelingt. Durch die Therapie kommt es also zu einem cerebralen Neuorganisationsprozess, indem hypoaktive Areale gezielt gestärkt werden. Durch die Verbalisierung von traumatischen Erlebnissen soll außerdem der »sprachlosen« rechtshemisphärischen Dominanz des Traumanetzwerks entgegengewirkt werden. Die Überwindung der Sprachlosigkeit entspricht neurobiologisch einer Reaktivierung der Führungsrolle der linken, sprachdominanten »bewussten« Hemisphäre

Ein zentraler Bestandteil einer wirksamen Traumatherapie ist die *imaginative Exposition*, also die Konfrontation mit den traumatischen Erinnerungen in sensu. Hierzu eignen sich die Bildschirmtechnik und andere imaginative Verfahren. Bei der Exposition geht es um ein Reaktionsmanagement. Betont werden soll das Erleben von Sicherheit im Hier und Jetzt. Affekt- und Selbstregulation und Selbstwirksamkeit sollen gefördert werden. Das Ziel ist die Vermittlung einer *Kontrollerfahrung* als Korrektiv zu dem erlebten Kontrollverlust. Als die wichtigste Regel bei der Durchführung von Konfrontationsverfahren kann gelten, dass die neu in der Therapie erlebbare Bewältigungskompetenz des Patienten stets größer sein muss als die Intensität des Traumaerlebens, damit es nicht zu einem erneuten Erleben von Kontrollverlust und damit zu einer Retraumatisierung kommt (Zarbock 2014, S. 263). Die Traumakonfrontation muss also immer mit *Bewältigungserfahrungen* verbunden sein. Dysfunktionale Muster wie Vermeidungsverhalten, zwanghafte Rituale, Suchtmittelabusus und selbstverletzendes Verhalten sollen abgebaut werden. Zum Abbau von Vermeidungsverhalten ist auch eine Exposition *in vivo* sinnvoll. Aus einer neurobiologischen Perspektive heraus ist es wichtig, dass der Erwerb von adaptiven Bewältigungsstrategien geübt werden muss. Hierzu eignen sich Stabilisierungstechniken wie Entspannungsverfahren und geeignete Imaginationen (Tresorübung, Imagination eines sicheren Ortes). Eine Identifikation von traumarelevanten Triggerreizen erlaubt es, Techniken zum Dissoziationsstop zu erarbeiten.

Neurobiologisch gesehen ermöglicht der wiederholte Abruf traumatischer Erinnerungen, dass Inhalte des Traumanetzwerks vor einer erneuten Rekonsolidierung erweitert und verändert werden können. Die Neueinspeicherung wird geprägt durch die affektiven und kognitiven Bedingungen der Abrufsituation. Durch das Durcharbeiten der Traumatisierung in einer stabilen und haltgewährenden therapeutischen Beziehung erfährt der Patient Kontrollierbarkeit, Sicherheit und Bewältigungkompetenzen. In der Traumatherapie geht es um die Ergänzung von Kontextinformationen, damit die *Integration des Traumas* gelingen kann. Bewährt hat sich die Schubladen- oder Schrankmetapher nach Ehlers: Vor der Behandlung gleicht die Traumaerinnerung einer unsortierten Schublade, in der alles durcheinander ist. Beim Öffnen der Schublade fällt einem wahllos alles entgegen. Ähnlich sind im impliziten Traumagedächtnis Erinnerungsfragmente und perzeptive Details repräsentiert ohne ausreichende autobiographische Kontextualisierung und Ordnung. Ziel der Traumatherapie wäre nach dieser Metapher, das Traumagedächtnis durch wiederholtes Erzählen, Nachfragen und Gliedern zu ordnen und neu zu strukturieren.

Dieses Vorgehen steht im Einklang mit modernen Vorstellungen zur Funktionsweise des Gedächtnisses. Für das explizite oder deklarative Gedächtnis gilt ein simples *Speicher-Zugriffs-Modell* heute als überholt (Henningsen 1998, 2009). Erinnern ist nach neueren neurobiologischen Befunden zur Organisation des Gedächtnisses nicht das einfache und wahrheitsgetreue Abrufen gespeicherter Inhalte. Moderne Gedächtnistheorien begreifen die Gedächtnisleistung als einen aktiven Prozess der Rekonsolidierung und Rekategorisierung von neuronalen Repräsentationen. Das Resultat dieses komplexen Prozesses der Re- und Neuorganisation ist ein *Narrativ*, das von verschiedenen Faktoren beeinflusst ist: vom aktuellen Lebenskontext, von Intentionen, Erwartungen, motivationalen Bedingungen und der Geschichte früherer Interaktionen. Erinnern funktioniert anders als das Lesen eines Textes. Während die Buchstaben durch den Lesevorgang unverändert bleiben, werden durch den Gedächtnisabruf die engrammierten Gedächtnisinhalte immer wieder verändert. Man könnte das mit einer Datei auf einem Speichermedium vergleichen, die nicht schreibgeschützt ist und daher bei jedem Aufruf etwas verändert und überschrieben wird. Gedächtnisspuren sind im Gehirn als synaptische Verknüpfungen in neuronalen Ensembles gespeichert. Diese *Engramme* werden bei einer Wiedererinnerung labilisiert und dadurch plastisch und verformbar (Rüegg 2011, S. 22 ff.). Dadurch kommt es zu einer Labilisierung der Synapsen des Ensembles und dadurch zu einer Modifikation der Engramme, so dass beim erneuten Abspeichern ein modifizierter Gedanke abgespeichert wird. Diesen Vorgang nennt man *Rekonsolidierung*. Durch den Prozess des Erinnerns in einer Psychotherapie werden Gedächtnisspuren gleichsam »umgeschmolzen« und »überschrieben«. So ließe sich hypothetisch die Wirkungsweise einer Traumatherapie neurobiologisch erklären. Denn durch Wieder-Erinnern und Durcharbeiten in einer sicheren therapeutischen Beziehung werden die beteiligten neuronalen Gedächtnisspuren wieder plastisch und veränderbar, so dass sie sich überarbeiten lassen. Wichtig ist, dass in der Therapie das »Hochkommen« traumatischer Erlebnisse mit vegetativen Angstreaktionen begleitet sein muss. Es ist davon auszugehen, dass die konsolidierten neuronalen Gedächtnisspuren durch dieses Wiedererinnern labilisiert werden. Das Durcharbeiten darf nicht auf der kognitiven Ebene steckenbleiben. Insbesondere das emotionale Durcharbeiten ist von entscheidender Bedeutung. Nur so können über das Frontalhirn in der Amygdala gespeicherte Gedächtnisinhalte gehemmt werden. Nur wenn das amygdaläre Traumanetzwerk in der Therapie aktiviert wird, kann es überhaupt erst zu einer »emotionalen Umstrukturierung« (Rüegg 2011, S. 98) kommen. Durch die Therapie können (hypothetisch) pathogene neuronale Verknüpfungen »umgeschmolzen« werden. Diese These wurde von dem israelischen Neurobiologen und Gedächtnisforscher Yadin Dudai (2000) aufgestellt und von dem Physiologen Johann Caspar Rüegg (2011, S. 97 f.) rezipiert. Entscheidend ist, dass der Patient während der Konfrontation mit traumatischen Erinnerungen neue Bewältigungs-,

Kontroll- und Selbstwirksamkeitserfahrungen macht.

Die neurowissenschaftlichen Erkenntnisse zur Funktionsweise des Gedächtnisses ermöglichen allerdings nicht nur eine spekulative Erklärung der Funktionsweise einer Psychotherapie bei posttraumatischen Belastungsstörungen, sie erodieren auch die vermeintliche Authentizität und Untrüglichkeit des autobiographischen Gedächtnisses. Die neurobiologische Gedächtnisforschung hat nämlich auch gezeigt, dass Erinnerungen trügerisch und veränderbar sind. Der Grund dafür ist die *Plastizität* unseres Gehirns. Autobiographische Gedächtnisinhalte sind nicht in Stein gemeißelt. Es ist keineswegs so, dass beim Gedächtnisabruf ein Inhalt wie Wörter in einem Buch abgelesen wird. Die Erkenntnis, dass aufsteigende Erinnerungen unbewusst modifiziert und umgestaltet werden, lässt starke Zweifel daran aufkommen, ob es sich bei autobiographischen Gedächtnisinhalten um reale Fakten oder nur um ein *Narrativ*, eine *biographische Rekonstruktion*, handelt. Skepsis an Zeugenaussagen ist also angebracht. Schon im alten Testament (5. Mose 17,6) ist zu lesen, dass die Todesstrafe nur auf der Grundlage von mindestens zwei übereinstimmenden Zeugenaussagen verhängt werden darf. Durchdrungen von der Skepsis gegenüber der Aussage eines einzigen Zeugen lässt Goethe (1996, S. 96) Mephistopheles im »Faust« sagen: »[…] durch zweier Zeugen Mund / Wird allerwegs die Wahrheit kund«.

5.8 Fazit für die Praxis

Bildgebungsstudien sind *en vogue*, obwohl der Erkenntnisgewinn oft dürftig ist. Die funktionelle Kernspintomographie (fMRT) basiert auf der unterschiedlichen Magnetisierbarkeit von oxygeniertem und desoxygeniertem Hämoglobin. Mit dieser Methode werden Durchblutungsveränderungen gemessen, die einen groben indirekten Rückschluss auf die neuronale Aktivität erlauben sollen. Bildgebungsstudien sind aufgrund methodischer Probleme artefaktanfällig. Die Befunde sind oft diskrepant und ergeben bei fast allen Störungen kein einheitliches Bild. Bei vielen psychischen Störungen wurden Veränderungen in Strukturen des Emotionsnetzwerks gefunden. Dazu zählen beispielsweise die Amygdala, das mesolimbische Belohnungssystem, der Hippocampus, der präfrontale Cortex, das anteriore Cingulum und die Inselregion. Eine simplifizierende Zuordnung von komplexen psychologischen Konstrukten zu einzelnen Hirnregionen wird als *Neo-Phrenologie* kritisiert. Philosophen kritisieren die Ersetzung der Person durch das Gehirn und die Ausstattung subpersonaler Instanzen im Gehirn mit weitreichenden Fähigkeiten als *Homunkulus-Fehlschluss* oder als *mereologischen Fehlschluss*. Heute gilt als gesichert, dass eine erfolgreiche Psychotherapie mit neurobiologischen Veränderungen einhergeht, die sich mit bildgebenden Methoden nachweisen lassen. Diese Erkenntnis führt zu einer Aufwertung der Psychotherapie als Wissenschaft und als effektive Behandlungsmethode, die auch auf neurobiologischer Ebene wirkt. Nach dem Netzwerkmodell der Depression besteht eine Überaktivität subcorticaler limbischer Strukturen (gesteigerte Bottom-up-Aktivität) und eine verminderte Top-down-Kontrolle durch den präfrontalen Cortex (PFC). Charakteristisch für die Depression sind Hypofrontalität, Dysfunktion des anterioren Cingulums,

Hippocampusatrophie und Amygdala-Hyperaktivität. Diese Konstellation ist nicht spezifisch für die Depression. Auch bei Angststörungen findet sich eine Hyperaktivität der Amygdala und eine ungenügende Top-down-Kontrolle durch den PFC. Eine wesentliche Erkenntnis aus der neurobiologischen Forschung zu Psychotherapieeffekten ist, dass Angst nicht buchstäblich gelöscht wird. Psychotherapie ist ein aktiver Prozess des Neu- und Umlernens, wobei subcorticale Angstnetzwerke durch den präfrontalen Cortex inhibiert werden. Nach dem Netzwerkmodell der PTBS werden traumatische Erinnerungsfragmente gut im impliziten Gedächtnis (Amygdala) gespeichert. Gleichzeitig sind die Funktionen des Hippocampus und des PFC beeinträchtigt. Eine traumafokussierte Psychotherapie mit Exposition ermöglicht neue Bewältigungs- und Kontrollerfahrungen in einer sicheren therapeutischen Beziehung. Auf neurobiologischer Ebene bewirkt eine erfolgreiche traumafokussierte Psychotherapie die Beseitigung der Dissoziation von explizitem und implizitem Traumagedächtnis. Ziel ist der Aufbau eines voll ausgebildeten expliziten Traumagedächtnisses. Gestärkt werden sollen fronto-limbische Inhibitionsprozesse und die Funktion des Hippocampus. Dies ermöglicht eine Hemmung der im amygdalären Traumagedächtnis repräsentierten Gedächtnisinhalte.

6 Konsequenzen für die psychotherapeutische Praxis

6.1 Nachbeelternde Grundhaltung des Therapeuten bei Patienten mit Bindungs- und Mentalisierungsdefiziten

Basal für die psychische Entwicklung ist das Bindungssystem, das sich im ersten Lebensjahr in der Interaktion mit der primären Beziehungsperson ausbildet. Ein Risikogenotyp kann durch soziale Unterstützung, elterliche Fürsorge und eine emotional warme und haltgewährende Bindungsbeziehung kompensiert werden. Durch günstige Umweltbedingungen und insbesondere durch unterstützende und entwicklungsfördernde interpersonelle Erfahrungen lässt sich das Risiko für die Entwicklung einer psychischen Störung trotz genetischer Prädisposition erheblich absenken. Insbesondere durch die Epigenetik rückt die zentrale Bedeutung von frühkindlichen Beziehungs- und Bindungserfahrungen zunehmend in den Fokus. Neurobiologie, Genetik, Epigenetik, empirische Säuglings- und Kleinkindforschung und die Bindungsforschung sind miteinander kompatibel und bereichern moderne entwicklungspsychologische und pathogenetische Konzepte. Hieraus ergeben sich konkrete Konsequenzen für die psychotherapeutische Praxis, die verschiedene Therapieschulen und Denktraditionen beeinflusst haben. Ein verhaltenstherapeutisch sozialisierter Psychotherapieforscher wie Klaus Grawe betont die Wichtigkeit frühkindlicher interpersoneller Erfahrungen und das Bindungsbedürfnis. Außerdem hebt er die Qualität der therapeutischen Beziehung als zentralen Wirkfaktor einer Psychotherapie besonders hervor.

Neuere psychodynamische Entwicklungen wie die *mentalisierungsbasierte Psychotherapie nach Peter Fonagy* und die *strukturbezogene Psychotherapie nach Gerd Rudolf* sind gut mit dem neurobiologischen Paradigma in Einklang zu bringen. Auch die Verhaltenstherapie hat die Relevanz von frühkindlich entstandenen maladaptiven kognitiv-emotionalen Schemata entdeckt und in zeitgemäße Therapieansätze der dritten Welle integriert. Zu nennen ist insbesondere die *Schematherapie nach Jeffrey Young*, die klassische verhaltenstherapeutische Konzepte und psychodynamische Elemente zu einem integrativen Konzept vereint. Moderne Ansätze zeigen auch frappierende Übereinstimmungen in der therapeutischen Grundhaltung. In der Schematherapie wird das Prinzip der *begrenzten Nachbeelterung (limited reparenting)* in der therapeutischen Beziehungsgestaltung und in therapeutischen Interventionen verwirklicht. Ganz ähnlich wie Young empfiehlt auch Rudolf (2013c, S. 126) in seinem wirkmächtigen Buch *Strukturbezogene Psychotherapie* »therapeutisches Beeltern des Patienten für eine begrenzte Zeit«. Das Prinzip der Nachbeelterung (reparenting) geht zurück auf Sándor Ferenczi (1873–1933), der eine stärkere Aktivität und ein höheres Engagement des Therapeuten verlangte und den heute etwas antiquierten Begriff

Nachnährung verwendete. Verwandt ist auch das auf Franz Alexander (1891–1964) zurückgehende Konzept der *korrigierenden emotionalen Erfahrung*.

Zusätzlich zu der beelternden Grundhaltung weist Rudolfs strukturbezogener Ansatz (zusammen mit der OPD) noch weitere Übereinstimmungen mit der modernen Verhaltenstherapie auf: Strukturbezogene Interventionen nach Rudolf und die verhaltenstherapeutische Arbeit an Fertigkeiten (skills) nach Konzepten der dialektisch-behavioralen Therapie nach Marsha Linehan weisen eine inhaltliche Nähe auf. Vielleicht erleichtern Neurobiologie und Epigenetik die Integration überkommener Therapieschulen des 20. Jahrhunderts. Die Zukunft liegt in therapieschulenübergreifenden, störungsspezifischen und hinsichtlich der Wirksamkeit empirisch abgesicherten Therapiekonzepten, die mit gesicherten neurobiologischen Erkenntnisfortschritten nicht im Widerspruch stehen dürfen.

Die ätiologischen Grundlagen der meisten psychischen Störungen werden in der frühen Kindheit gelegt, insbesondere in den ersten Lebensmonaten. Frühe Verletzungen des basalen Bindungsbedürfnisses hinterlassen *psychobiologische Narben* im Gehirn und dauerhafte *epigenetische Veränderungen in der Chromatin-Struktur* (▶ Kap. 3). Die Folgen sind eine überschießende Reaktion des Stresshormonsystems auch bei relativ geringfügigen emotionalen Belastungen, eine defizitäre Selbstwert- und Affektregulation, das Vorherrschen negativer Affekte und eine leichte Aktivierbarkeit des Vermeidungssystems (Grawe 2004, S. 442). An die ungünstigen Einflüsse und Erlebnisse in der frühen Kindheit kann sich als Erwachsener niemand erinnern, denn sie fallen in die präverbale Entwicklungsphase und sind im *impliziten Gedächtnis* neuronal repräsentiert. Diese Erfahrungen sind grundsätzlich nicht erinnerbar, weil sie nicht im expliziten oder deklarativen Gedächtnis codiert wurden. Die frühen Bindungs- und Erfahrungseinflüsse, welche den Bindungsstil, die spätere Persönlichkeitsentwicklung und damit die Vulnerabilität bzw. Resilienz für psychische Störungen maßgeblich prägen, verschließen sich daher einem retrospektiven Zugang. Weder durch eine mehrere hundert Stunden umfassende analytische Psychotherapie noch durch Hypnose können die verborgenen Gedächtnisinhalte des impliziten Gedächtnisses explizit gemacht werden. Viele Patienten haben verständlicherweise ein Kausalitätsbedürfnis und wollen den Ursachen ihres Leidens auf den Grund gehen. Hier ist es aber wichtig, als Therapeut unrealistische Erwartungen oder Hoffnungen des Patienten zu dämpfen, um Enttäuschungen vorzubeugen. Wahrscheinlich ist es nicht sinnvoll, zu lange in der Vergangenheit zu graben, denn dadurch werden eher narrative Pseudo-Kausalitäten konstruiert, die zwar das Kausalitätsbedürfnis des Patienten befriedigen, aber die wahren Ursachen keineswegs aufdecken können. Erinnerbar sind nur solche Lebensereignisse, die nach Ausreifung des Hippocampus im expliziten Gedächtnis gespeichert wurden (Grawe 2004, S. 358). Die *infantile Amnesie* endet mit der Ausreifung des Hippocampus (Boll-Klatt und Kohrs 2014, S. 114). Der Hippocampus zeigt in der frühen Kindheit den stärksten Volumenzuwachs, danach nimmt das Volumen ständig ab (Heim und Binder 2012). Durch die ausschließliche Zurückführung der Genese psychischer Störungen auf erinnerbare Fakten wird ein Narrativ konstruiert, das die wirklichen Ursachen unentdeckt lässt, denn das eigentliche Fundament für die Disposition oder Vulnerabilität wurde schon viel früher angelegt, nämlich in den ersten Lebensjahren. Wenn in einer Psychotherapie ausführlich das autobiographische Gedächtnis nach vermeintlichen Ursachen durchforstet wird, befriedigt dieses Vorgehen eher das hermeneutische Bedürfnis des Patienten nach Verstehen,

Sinnkonstruktion und Kohärenz. Allerdings bleiben die frühen Ursachen für Bindungsstile und maladaptive kognitiv-emotionale Schemata prinzipiell verborgen. Es wäre naiv zu glauben, dass die ursächlichen prädisponierenden Bedingungen einem retrospektiven Ansatz zugänglich sind. Vor einer solchen *Vergangenheitsfalle* schützt ein neurowissenschaftlich inspiriertes Erklärungsmodell: Es hilft dem Patienten vielleicht und befriedigt ausreichend sein Kausalitätsbedürfnis, wenn man auf der Basis von neurowissenschaftlichen Erkenntnissen erläutert, dass Erfahrungen aus der frühen Kindheit im impliziten Gedächtnis gespeichert werden und sich daher einer autobiographischen Rekonstruktion prinzipiell verschließen. Es wäre ein Irrweg und eine Vergeudung wertvoller Therapiezeit, über Gebühr die Generierung von Erinnerungen zu fördern und biographische Narrative von fraglicher Relevanz zu konstruieren. Fakten können erst unter Mitwirkung des Hippocampus im Langzeitgedächtnis abgespeichert werden. Der Hippocampus ist in den ersten Lebensjahren aber noch gar nicht ausgereift. Emotionale Erinnerungen und frühkindliche Bindungsrepräsentanzen werden im impliziten Gedächtnis abgelegt. Eine moderne Psychotherapie sollte daher grundsätzlich stark gegenwarts- und zukunftsorientiert sein. Das gilt auch für eine zeitgemäße psychodynamische Therapie.

Nach den Ergebnissen der Bindungsforschung und der Neurowissenschaften werden die Grundlagen für die Persönlichkeitsentwicklung in den ersten Lebensjahren gelegt. Die Weiterentwicklung dieses früh angelegten Kerns der Persönlichkeit macht das *implizite Selbst* des Erwachsenen aus (Grawe 2004, S. 356). Dieses implizite Selbst bestimmt unser Erleben und unser Verhalten. Dies geschieht zum größten Teil unbewusst und ist einem direkten introspektiven Zugriff verschlossen. Im späteren Leben haben wir es mit den Abkömmlingen und Niederschlägen früher biographischer Erfahrungen zu tun, die sich in der Gegenwart manifestieren.

Strukturelle Defizite können als indirekte, aber valide Hinweise auf pathogene Entwicklungsbedingungen in den ersten Lebensjahren gelten. Sie lassen Rückschlüsse auf eine gestörte Interaktion zwischen Säugling und Mutter im ersten Lebensjahr zu (Rudolf 2013c, S. 10 ff.). Patienten mit strukturellen Störungen brauchen in der Therapie ein Gegenüber, das beeltert, fördert und antwortet (Rudolf 2013c, S. 25, 123 ff.). Eine solche Grundhaltung wird in der strukturbezogenen Psychotherapie nach Rudolf, aber auch in der Schematherapie nach Young (limited reparenting) mit Erfolg praktiziert. Eine abstinente, distanzierte Haltung und eine zu konfrontative und deutende Technik wären hier schädlich.

Auch die Verhaltenstherapie hat entdeckt, dass der Kern der meisten psychischen Störungen in der frühen Kindheit angelegt wird. Auch das Unbewusste wird von Autoren verhaltenstherapeutischer Provenienz wie Klaus Grawe in seiner Bedeutung umfassend gewürdigt. Die Annahme, unsere Handlungen seien in erster Linie vernünftig und von einem bewussten »Ich« gesteuert, bezeichnet Grawe (2004, S. 357) als eine Illusion, die unser Kontrollbedürfnis befriedigt. Die Einsicht, dass die Mehrheit der psychischen Erkrankungen auf frühkindliche Einflüsse zurückzuführen ist, hat Auswirkungen auf die Haltung gegenüber der »Störung«, die Krankheitsbewältigung und die Förderung von Fertigkeiten. Eine Depression ist weit mehr als eine bloße Stoffwechselstörung, die sich durch das richtige Antidepressivum wieder ins Lot bringen lässt. Eine psychische Erkrankung ist mehr als eine Dysbalance von Neurotransmittern, Neuropeptiden oder Neuromodulatoren. Wie wir heute wissen, entstehen psychische Störungen aus einer komplexen Interaktion zwischen genetischen Anlagen und ungünstigen sowie förderlichen Erfahrungen in der frühen Kindheit (▶ Kap. 2). Damit ist der Kern einer späteren Krankheit wie Depression fest in der Persönlichkeit verankert. Diese Disposition ist damit ein fester Bestandteil der Individualität (Grawe 2004, S. 357). Diese Einsicht kann entlastend wirken, denn weder für die genetischen Anlagen noch für negative Erfahrungen in der frühen Kindheit ist man selbst verantwortlich. Man könnte es hier mit Goethe halten: »[W]as geht es mich an, ich habe mich nicht gemacht« (Eckermann 1999, S. 108). Da man sich seine Eltern und seine Gene nicht selbst aussuchen kann, sind Vulnerabilität oder Resilienz eine Frage von Glück oder Pech, das man aufgrund der genetischen Ausstattung und in der frühkindlichen Interaktion mit den Eltern hatte. Eine günstige Haltung im Umgang mit einer psychischen Erkrankung ist demnach von der Grundüberzeugung getragen, dass man zunächst einmal akzeptiert, wer man ist und wie man geworden ist. Es ist förderlich, achtsam mit sich umzugehen, sich selbst möglichst gut kennenzulernen und die Verantwortung dafür zu übernehmen, dass die eigenen Bedürfnisse aktuell und in der Zukunft so gut wie möglich befriedigt werden können. Nur wenn man akzeptiert, wie man geworden ist, kann man das Beste daraus machen und sein Schicksal in die Hand nehmen. Es hilft wenig, sich übermäßig über pathogene frühkindliche Beziehungserfahrungen und zu wenig bedürfnisbefriedigende Entwicklungsbedingungen zu grämen oder zu empören. Dies kann zu einer verbitterten und unangemessen vorwurfsvollen Haltung gegenüber den eigenen Eltern führen, die vielleicht selbst überfordert und deren interaktionelle Fähigkeiten eingeschränkt waren. Eine zu starke Vergangenheitsorientierung ist einer Verbesserung der gegenwärtigen Situation abträglich, denn sie führt leicht dazu, dass man mit seinem Gewordensein und seinem Schicksal hadert und resigniert oder gar eine vorwurfsvollanklagende Opferrolle einnimmt. Sinnvoller ist es, wenn man akzeptiert, dass die normalen und altersadäquaten Bedürfnisse des Kindes nicht ausreichend befriedigt wurden. Statt mit der unabänderlichen Vergangenheit unzufrieden zu sein, ist es konstruktiver, *Selbstwirksamkeit* zu entwickeln und zu überlegen, wie man seine gegenwärtige Situation und seine aktuelle Beziehungsgestaltung verbessern kann. Der ausschließliche Blick in die Vergangenheit verändert kaum die neuronal verankerten Grundlagen, die durch frühkindliche Belastungen, Traumatisierungen und Deprivationserfahrungen entstanden sind.

> Echte Veränderungen entstehen durch wiederholte *korrigierende und emotional verändernde Beziehungserfahrungen* in der Gegenwart. Eingeschliffene dysfunktionale Muster und Reaktionsbereitschaften können nicht allein durch Einsicht und Klärung wirksam verändert werden. Das von Alexander entwickelte Konzept der korrigierenden/verändernden (emotionalen) Beziehungserfahrung in der Therapie ist mit neurobiologischen Erkenntnissen gut vereinbar. Diese alternativen Beziehungserfahrungen sollten so oft wie möglich sowohl in der therapeutischen Beziehung als auch in wichtigen Außenbeziehungen immer wieder gemacht werden. Aus neurobiologischer Sicht müssen in der Gegenwart wiederholte alternative Verhaltensweisen entwickelt, ausprobiert und konsolidiert werden. Erst durch diesen Übungsprozess werden neue neuronale Muster etabliert und gestärkt, so dass eingeschliffene Pfade seltener aktiviert und damit dysfunktionale Schemata seltener aufgerufen und reinszeniert werden müssen (Grawe 2004, S. 358 f.).

In einer sehr interessanten Studie untersuchten Nemeroff et al. (2003) das Ansprechen auf eine störungsspezifische Psychotherapie für chronische Depression (CBASP) und antidepressive Psychopharmakotherapie. Patienten mit einer Traumatisierung im Kindesalter (früher Verlust der Eltern, Gewalterfahrungen, sexueller Missbrauch, Vernachlässigung) sprachen besonders gut auf Psychotherapie an. Die zusätzliche Gabe eines Antidepressivums erbrachte bei diesen Patienten keinen Vorteil und war nicht wirksamer als alleinige Psychotherapie. Diese Arbeit belegt die Wichtigkeit einer sorgfältigen biographischen Anamnese und zeigt, dass eine rein deskriptiv-syndromale Diagnostik nach operationalisierten Symptomlisten (ICD oder DSM) keineswegs ausreicht. Insbesondere Patienten mit Belastungsfaktoren in der Kindheit scheinen von einer Psychotherapie besonders zu profitieren, hingegen auf eine Psychopharmakotherapie weniger gut anzusprechen. Depressive Patienten, die in ihrer Kindheit traumatisiert wurden, weisen ungünstige biologische und psychologische Faktoren auf, welche die Prognose ungünstig beeinflussen (Nanni et al. 2012) und eine intensive Psychotherapie aussichtsreich erscheinen lassen. Zu den psychologischen Charakteristika dieser Patienten zählen mangelndes Vertrauen, wenige und instabile Beziehungen, häufige soziale Isolation, geringes Selbstwertgefühl, unsichere Bindung, dysfunktionale Kognitionen und eine gestörte Emotionsregulation. Je nach Therapieschule kann man diese Auffälligkeiten als strukturelle Defizite oder als mangelnde Fertigkeiten (skills) auffassen. Dieses charakteristische psychologische Profil ist das Spiegelbild zu dem von resilienten Personen.

Saveanu und Nemeroff (2012) kommen zu dem Ergebnis, dass gerade *psychodynamische Therapieverfahren* bei depressiven Patienten mit kindlicher Traumatisierung aussichtsreich sein könnten, denn diese Therapieform betont Konflikte, Entwicklungsdefizite, Bindung und interpersonelle Beziehungen. Eine moderne, integrative Psychotherapie muss diese zentralen Problembereiche fokussieren. Wichtig sind insbesondere *strukturbezogene Interventionen* zur Verbesserung der Fähigkeit zur Emotionsregulation und zur Förderung der Bindungs- und Beziehungsfähigkeit. Traumatische Erfahrungen sollten in einer sicheren und vertrauensvollen therapeutischen Beziehung behutsam exploriert werden, was die Möglichkeit zum Reframing beinhaltet. Um die zentralen Bereiche zu behandeln und der Komplexität der Störung bei kindlicher Traumatisierung gerecht zu werden, sollte die Therapie ausreichend lange dauern (Saveanu und Nemeroff 2012). Eine Metaanalyse von Leichsenring und Rabung (2011) zeigt, dass bei komplexen psychischen Störungen eine psychodynamische Langzeittherapie (im Durchschnitt 120 Sitzungen) einer kürzeren Therapiedauer (im Durchschnitt 45 Sitzungen) überlegen ist.

6.2 Komplementäre (motivorientierte) Beziehungsgestaltung

Aus den Grundbedürfnissen (Bindung, Kontrolle, Selbstwert, Lustgewinn) resultieren *motivationale Schemata* (▶ Abb. 25). Es erscheint sinnvoll, zwischen *Annäherungs und Vermeidungsschemata* zu unterscheiden. Entsprechend kann man in Anlehnung an die Theorie von Jeffrey Alan Gray ein *behavioral activation system (BAS)* von einem *behavioral inhibition system (BIS)* abgrenzen. Das *Annäherungssystem* ist durch die Leitaffekte Freude und Stolz gekennzeichnet und reagiert auf Belohnungen. Neurobiologisch kommt es zu einer Aktivierung des *mesolimbischen Belohnungssystems* mit Freisetzung von Dopamin im Nucleus accumbens. Das *Vermeidungssystem* ist affektiv durch Angst und Scham charakterisiert und zielt auf die Vermeidung von Bestrafung. Hier spielen die Aktivierung der *Amygdala* und das limbische Angstnetzwerk (▶ Abb. 23) eine zentrale Rolle. Die Amygdala kann man unter funktionellem Aspekt als Gegenspieler des mesolimbischen Belohnungssystems (▶ Abb. 12 und ▶ Abb. 13) ansehen (Roth 2016).

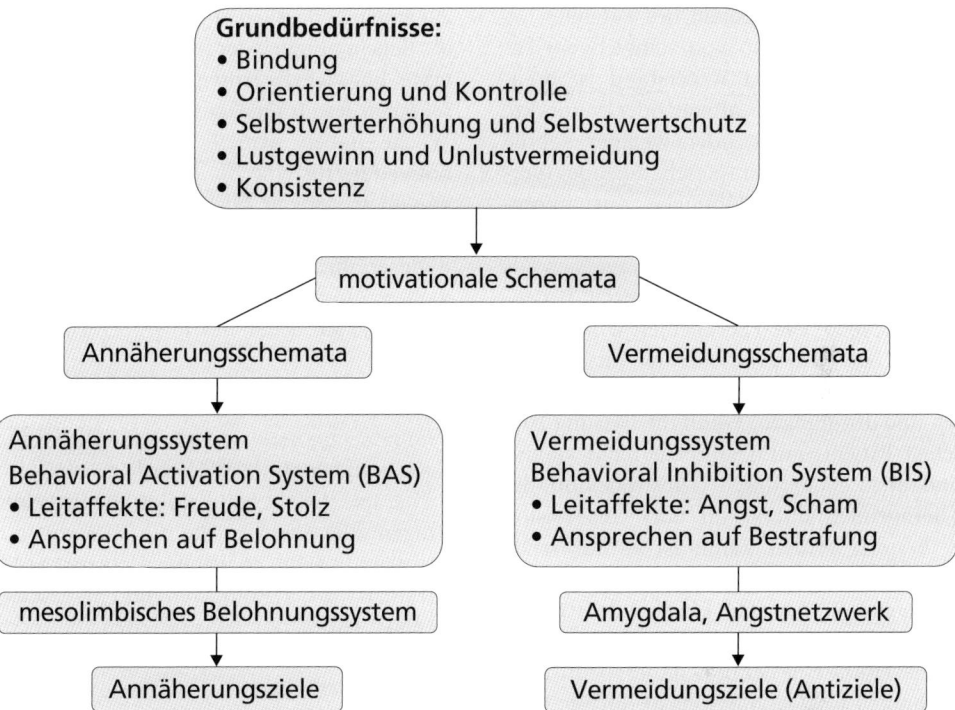

Abb. 25: Grundbedürfnisse, motivationale Schemata, Annäherungs- und Vermeidungssystem.

Es sollte immer das Ziel des Psychotherapeuten sein, dass der Patient in der Therapie implizite Erfahrungen macht, die seine Grundbedürfnisse befriedigen. Das ist mit maßgeschneiderter *komplementärer oder motivorientierter Beziehungsgestaltung* gemeint. Zentral ist in einer Therapie das *Bindungsbedürfnis*. Nur auf der Grundlage einer vertrauensvollen und tragfähigen therapeutischen Beziehung kann eine Psychotherapie gelingen. Eine Kernthese von Sándor Ferenczi (1999) lautet: »ohne Sympathie keine Heilung«. Patient und Therapeut müssen gut genug zusammenpassen, die Chemie muss stimmen, damit eine Therapie überhaupt Erfolg haben kann. Wesentliche Teile der Interaktion laufen im impliziten Modus ab und sind für den Patienten, oft aber auch für den Therapeuten unbewusst. Wesentlich für eine Psychotherapie sind Zeitpunkte intensiver Übereinstimmung zwischen Therapeut und Patient, sogenannte Momente der

Übereinstimmung oder Begegnung *(moments of meeting)*. Diese Momente der Übereinstimmung können in einer gut verlaufenden Psychotherapie Veränderungen im impliziten Beziehungserleben des Patienten bewirken. Bei Widerstand kann es hilfreich sein und einen Wendepunkt in eine konstruktive Richtung im therapeutischen Prozess initiieren, wenn es gelingt, hinter dysfunktionalem Patientenverhalten die bedürftigen Anteile und die kindlichen Seiten des Patienten zu sehen. Das Spektrum von schwierigem Patientenverhalten und Widerstand ist breit. Die Palette umfasst offene oder verdeckte Aggressionen, mehr oder weniger subtile Entwertung und therapieschädigendes Verhalten wie Suizidandrohungen, Zuspätkommen oder »Vergessen« von Terminen. Viele Handlungen von Patienten lassen sich als Beziehungstests verstehen. Oft testen Patienten, ob potentielle Therapeuten willens und in der Lage sind, vom Patienten ausgehende Belastungen und Schwierigkeiten auszuhalten und abzufangen. Wenn die Passung zwischen Patient und Therapeut nicht stimmt und auch nicht durch Selbstreflexion des Therapeuten, Intervention oder Supervision verbessert werden kann, ist es für beide besser, den Patienten zu einem anderen Therapeuten zu überweisen. Hier gilt der Rat von Arnold Allan Lazarus (1932–2013), dass Überweisung eine der besten therapeutischen Techniken ist. Das Bindungsbedürfnis wird auch dadurch befriedigt, dass die Rahmenbedingungen verlässlich und transparent sind. Vielen Patienten hilft es, wenn sie ihren Therapeuten in vorher abgesprochenen Situationen auch außerhalb der Sitzungen erreichen können. Für manche Patienten kann es hilfreich sein, wenn sie in Notfallsituationen ihren Therapeuten auch auf dem privaten Handy anrufen können. Manche Therapeuten haben auch mit E-Mails gute Erfahrungen gemacht. Hier ist es wichtig, dass der Therapeut nur das anbietet, was auch zu ihm passt, womit er ein gutes Gefühl hat. Der Therapeut sollte immer nur das zugestehen, was er selbst verantworten und sich zumuten kann und was auch ihm im Sinne der Selbstfürsorge zuträglich ist. Auch wenn erfahrungsgemäß nur wenige Patienten von einem solchen Angebot tatsächlich Gebrauch machen, kann es für einige Therapeuten belastend sein, permanent das Gefühl zu haben, ständig erreichbar zu sein und rund um die Uhr und auch im Urlaub oder am Wochenende zur Verfügung zu stehen. Zu einem verlässlichen Rahmen gehört auch die Regelmäßigkeit der therapeutischen Kontakte. Für viele Patienten ist es günstig, wenn sie einen festen regelmäßigen Termin in der Woche haben. Rituale und Geduld sind notwendig für eine Bindungsbeziehung; das wusste schon der Fuchs in Saint-Exupérys *Der kleine Prinz*. Wichtig für positive Bindungserfahrungen des Patienten sind Wohlwollen, Sympathie, Zuversicht, Interesse und Resonanz auf Seiten des Therapeuten.

> Die Qualität der therapeutischen Beziehung ist eine äußerst wichtige, wenn nicht sogar *die* zentrale Wirkkomponente der Therapie. Die besten Erfolge haben diejenigen Therapeuten, die als empathisch, verständnisvoll, akzeptierend, warm, vertrauenswürdig, kompetent und unterstützend wahrgenommen werden (Grawe 2004, S. 404). Diese Merkmale, die einen guten Therapeuten ausmachen, zeichnen eine gute Bindungsperson aus. In der Regel geht eine erfolgreiche Therapie mit einer Befriedigung des Bindungsbedürfnisses in der Therapie einher. Zur Verbesserung der therapeutischen Beziehung ist das Konzept der maßgeschneiderten *komplementären oder motivorientierten Beziehungsgestaltung* nach Grawe fruchtbar (Grawe 2004, S. 407 f.).

In diesem Zusammenhang ist es auch wichtig, dass ein Therapeut gut für sich selbst sorgt. Es gibt hilfreiche Bücher zum Thema *Selbstfürsorge*, die sich explizit an Therapeuten richten, zum Beispiel das lesenswerte Buch von Hoffmann und Hofmann (2008). Selbsterfahrung ist ein lebenslanger Prozess, der nicht mit der Ausbildung und der Approbation oder Facharzt-Anerkennung abgeschlossen ist. Für eine gute Beziehung sind Validierungstechniken hilfreich, wie sie von Marsha Linehan in der dialektisch-behavioralen Therapie der Borderline-Störung konzeptualisiert wurden. Echtheit, bedingungsloses Akzeptieren und einfühlendes Verstehen sind Basisvariablen jeder Therapieform, nicht nur der Gesprächspsychotherapie nach Rogers. Eine zu abstinente und übermäßig distanzierte therapeutische Haltung ist in der Regel schädlich für den Therapieprozess und frustriert das Bindungsbedürfnis des Patienten. Eine wohldosierte und selbstreflektierte *Selbstöffnung (self-disclosure)* des Therapeuten kann sich günstig auf den Therapieprozess auswirken, solange die professionelle Distanz gewahrt und ethische Aspekte beachtet werden. Dosierte und reflektierte Selbstoffenbarungen können das Machtgefälle abmildern und eine Begegnung auf Augenhöhe erleichtern. Allerdings ist die professionelle Distanz eine Grundvoraussetzung dafür, lege artis therapeutisch arbeiten zu können. Eine therapeutische Beziehung unterscheidet sich in zentralen Punkten von einer Freundschaft. Hervorzuheben sind die fehlende Reziprozität und die Rahmenbedingungen des Settings. Außerdem sind in einer therapeutischen Beziehung einige soziale Regeln und Konventionen aufgehoben: Die Selbstdarstellung des Therapeuten und sein Bedürfnis zu beeindrucken sollten in den Hintergrund treten zugunsten der Verfolgung der therapeutischen Ziele. Von vielen Patienten wird eine solche professionelle Distanz explizit gewünscht und geschätzt. Einige Patienten erleben selbst wohldosierte Selbstoffenbarungen des Therapeuten als irritierend oder sogar als störend. Bei allen Bemühungen um eine Verringerung des immer vorhandenen und letztlich unvermeidbaren Gefälles darf man die Spezifika der therapeutischen Beziehungsgestaltung nicht vergessen. Als wichtigste Regel kann gelten, dass der Therapeut keine eigenen Interessen verfolgt. Gemeint sind nicht nur erotische oder sexuelle Grenzüberschreitungen, sondern auch narzisstischer Missbrauch, der dann vorliegt, wenn der Patient zur Stabilisierung des Selbstwertgefühls des Therapeuten instrumentalisiert wird und dadurch Schaden nimmt. Dazu gehört auch finanzieller Missbrauch, wenn Therapien länger als nötig fortgeführt werden. Das in der Verhaltenstherapie gültige *Prinzip der minimalen Intervention* schützt vor solchen Auswüchsen. Eine Ausdehnung der Therapie über das nötige Maß hinaus birgt die Gefahr einer Abhängigkeitsbeziehung, die unbedingt zu vermeiden ist.

Das Bedürfnis nach *Orientierung und Kontrolle* kann dadurch befriedigt werden, dass der Patient adäquat über die Diagnose aufgeklärt wird. Die *Aufklärung* ist die Basis jeglichen therapeutischen Handelns. Eine Psychotherapie ohne erfolgte Aufklärung stellt juristisch eine Körperverletzung dar. Die Aufklärung ist im Patientenrechtegesetz von 2013 fest verankert. Die Aufklärung muss in einem persönlichen Gespräch und individualisiert erfolgen. Neben der Diagnose müssen auch Therapieverfahren, Behandlungsalternativen, zu erwartender Nutzen und Risiken einer Therapie Gegenstand des Aufklärungsgesprächs sein. Eine mangelhafte Aufklärung wird als Kunstfehler gesehen, der rechtliche Konsequenzen für den Therapeuten haben kann. *Psychoedukation* ist für die meisten Patienten entlastend. Es ist hilfreich und empfehlenswert, ein *plausibles Störungsmodell* zu erarbeiten. Dies trägt viel zu der oft propagierten *Entpathologisierung* bei. Damit ist nicht eine Bagatellisierung des Leidens oder eine Beschwichtigung des Patienten gemeint. Vielmehr geht es darum, eine psychische Störung dadurch zu *entstigmatisieren* und zu entdämonisieren, dass man prädisponierende, auslösende und aufrechterhaltende

Bedingungen transparent erarbeitet. Vielen Patienten hilft es, wenn man sie darüber informiert, dass etwa jeder Dritte in seinem Leben eine psychische Störung entwickelt oder dass fast jeder Fünfte an einer Depression erkrankt. Eine *neurobiologisch fundierte Psychotherapie* kann dem Bedürfnis nach Orientierung und Kontrolle in besonderer Weise entgegenkommen. Gerade in der Psychotraumatologie können neurobiologische Informationen über das implizite Traumagedächtnis entlastend wirken. Wenn der Patient Grundkenntnisse über die Bedeutung der Amygdala für das implizite Traumagedächtnis und über Traumanetzwerke im Gehirn hat, kann er unerklärliche Symptome wie Intrusionen und psychovegetative Begleitsymptome besser einordnen. Hier kann man sogar anatomische Schaubilder verwenden, in denen die entsprechenden Gehirnareale eingezeichnet oder farblich hervorgehoben werden. Tegethoff und Meinlschmidt (2012) haben eine für die Praxis brauchbare Sammlung von psychobiologischen Therapiematerialien zusammengestellt. Das Bedürfnis nach Orientierung und Kontrolle wird erheblich befriedigt durch ein transparentes therapeutisches Vorgehen. Hilfreich ist es, konkrete Therapieziele gemeinsam zu definieren. Dies dient nicht nur der Transparenz, sondern verhindert, dass der Therapeut Therapieziele verfolgt, die nicht diejenigen des Patienten sind. Im »Stern« (4.3.2015) gab es einen kritischen Artikel (»Wenn Psychotherapie das Leid verschlimmert«) über Therapieschäden und juristische Auseinandersetzungen, die daraus entstanden sind, dass Therapieziele nicht transparent und explizit gemacht wurden. Unter diesem Aspekt kann man in Anlehnung an Joseph Wolpe (1915–1997) die gemeinsame und transparente Absprache von Therapiezielen als den *kategorischen Imperativ der Psychotherapie* bezeichnen. Neben *Transparenz* und *evidenzgesicherter partizipativer Entscheidungsfindung (shared decision-making)* bei der Auswahl und der Formulierung von Therapiezielen wird das Bedürfnis nach Kontrolle und Orientierung dadurch befriedigt, dass man die *Autonomie* des Patienten möglichst stark wahrt und ihn wichtige Entscheidungen selbst treffen lässt.

Konfliktaufdeckende und einsichtsfördernde psychodynamische Verfahren befriedigen ebenfalls das Bedürfnis nach Kontrolle und Orientierung und entfalten wahrscheinlich dadurch einen nicht unerheblichen Teil ihrer Wirkung. Neben der Einsicht in intrapsychische Konflikte und unbewusste Dynamiken ist es wichtig, dass der Patient neue positive Kontrollerfahrungen macht. Gerade bei Angststörungen ist es unabdingbar, dass der Patient sich mit angstauslösenden Situationen konfrontiert und die Erfahrung macht, dass Angst habituierbar ist und dass er auftretende Angstsymptome aushalten und bewältigen kann. Positive Selbstwirksamkeitserfahrungen ermöglichen Kontrolle und den Abbau von Vermeidungsverhalten, wodurch sich der Aktionsradius und das Spektrum positiver Erfahrungen erweitert.

Viele Patienten, die in Therapie kommen, haben ein vermindertes Selbstwertgefühl. Daher ist es wichtig, dass sie in der Therapie Erfahrungen machen, die ihr Grundbedürfnis nach Selbstwertschutz und Selbstwerterhöhung befriedigen. Es kostet fast alle Patienten Überwindung, sich eingestehen zu müssen, dass sie an einer psychischen Störung leiden, die sie alleine nicht bewältigen können. Viele Patienten erleben ihre psychische Erkrankung als persönliche Schwäche und als Versagen. Auf dem Boden einer mangelhaften frühen Bindungsbeziehung konnten die meisten Psychotherapie-Patienten nur eine fragile Selbstwertregulation entwickeln. Ungünstig wäre hier neben einer emotional distanzierten therapeutischen Haltung ein pathozentrischer, defizitorientierter und zu einseitig auf die Probleme fokussierender Blick des Therapeuten. Ein notwendiges Korrektiv ist eine ressourcenorientierte Haltung des Therapeuten. Auch im Hinblick auf das Grundbedürfnis nach Lustgewinn und Unlustvermeidung ist das wichtig (Grawe 2004, S. 405 f.). Die Befriedigung oder Frustration des Bedürfnisses nach Lustgewinn und Unlustvermeidung ist neurobiologisch auf der mittleren limbischen Ebene nach Roth (2016) anzusiedeln.

> *Positive Emotionen* gehen mit einer Aktivierung des *dopaminergen mesolimbischen Systems (Nucleus accumbens)* einher. Positive Emotionen aktivieren den *Annäherungsmodus*. Negative Emotionen hingegen aktivieren *Vermeidungsschemata*. Dies ist mit einer *Amygdala-Aktivierung* verbunden. Eine zu starke Fokussierung auf Probleme, Defizite und die Psychopathologie in der Therapie induziert negative Emotionen und aktiviert den Vermeidungsmodus des Patienten. Auch in einer Psychotherapie finden ständig *Konditionierungsprozesse* statt. Zu starke Problem- und Defizitorientierung bei unzureichender Ressourcenaktivierung führt dazu, dass mit der Zeit bereits die Therapiesituation negativ konnotiert ist und unangenehme Emotionen und Vermeidungstendenzen beim Patienten auslöst. Dadurch entsteht die Gefahr, dass der Patient sich verschließt und Widerstand aufbaut, um sich zu schützen, oder die Behandlung sogar abbricht. Der Therapeut sollte also versuchen, dass der Patient in der Therapie von Anfang an und kontinuierlich im Therapieprozess auch positive Emotionen erlebt. Nur wenn der Patient in einer Therapie immer wieder Erfahrungen macht, die seine Grundbedürfnisse befriedigen, befindet er sich in einem Annäherungsmodus, in dem er ausreichend offen ist für störungs- und problemspezifische Interventionen (Grawe 2004, S. 409). Positive Emotionen sollten also immer wieder vom Therapeuten aktiv induziert werden.

Damit sich der Patient in der Therapie wohlfühlt und die Therapiesituation überwiegend mit positiven und nicht mit unangenehmen Affekten assoziiert wird, haben sich Methoden zur Tiefenentspannung wie Hypnose oder progressive Muskelrelaxation nach Jacobson bewährt. Der Patient sollte in der Therapie immer wieder ausreichend Gelegenheit bekommen, in seinen *Stärken, Kompetenzen und Ressourcen* gesehen zu werden. Wichtig ist es, Zukunftsorientierung, Eigenverantwortung und Selbstwirksamkeit zu fördern. Potreck-Rose und Jacob (2015) haben psychotherapeutische Interventionen zum Aufbau von Selbstwertgefühl zusammengestellt, die sich bei den meisten psychischen Störungen mit großem Gewinn anwenden lassen. Selbstwerterhöhende Interventionen auf der Basis einer ressourcenorientierten therapeutischen Grundhaltung sind deshalb so wichtig, weil Defizitorientierung und Pathozentrik wahrscheinlich eine häufige Ursache für Misserfolge einer Therapie sind (Grawe 2004, S. 402).

Motivorientierte Beziehungsgestaltung dient der *prozessualen oder impliziten Ressourcenaktivierung* (Willutzki und Teismann 2013, 33 f.). Grawe und Grawe-Gerber (1999) betrachten es als eine vordringliche Aufgabe des Therapeuten, darauf hinzuwirken, dass die Therapiebeziehung für den Patienten zu einer wichtigen interpersonalen Ressource und nicht zu einem Problemraum wird. Die folgenden Strategien zur ressourcenorientierten Gestaltung der therapeutischen Beziehung haben sich bewährt (Willutzki und Teismann 2013, 35 ff.): Der Therapeut sollte die vorhandenen Reaktions- und Prozessbereitschaften nutzen. Beispielsweise ist es günstig, zwanghaft strukturierten Patienten die Möglichkeit zu geben, ihre Strukturiertheit und Ordentlichkeit in der Therapie konstruktiv zur Erreichung der Therapieziele einzubringen. Es empfiehlt sich, die Sprache und die Metaphern des Patienten aufzugreifen (Grawe und Grawe-Gerber 1999), ohne allerdings unauthentisch oder anbiedernd zu wirken (Flückiger und Wüsten 2015, S. 24). Zentral ist, dass der Patient in der Therapiesitzung möglichst viele angenehme Emotionen erlebt. Positiven Gefühlen sollte breiter Raum gegeben werden. Dies befriedigt das Bedürfnis des Patienten nach Lustgewinn und Unlustvermeidung. Außerdem sind ungünstige *Konditionierungsprozesse* in der Psychotherapie zu beachten: Wenn der Patient in den Sitzungen aufgrund übermäßiger Problemaktivierung überwiegend negative und aversive emotionale Zustände erlebt, triggert die Therapiesituation an sich schon unangenehme Affekte, die den Patienten in einen Vermeidungsmodus bringen (Grawe 2004, S. 406).

Problematisches Interaktionsverhalten des Patienten in der Therapie kann aus einer *Ressourcenperspektive* häufig *konstruktiv umgedeutet* werden *(reframing)*. Viele Widerstandsphänomene lassen sich unter Beachtung zugrundeliegender Vermeidungspläne oder motivationaler Faktoren aufgreifen und therapeutisch nutzen. So kann beispielsweise Reaktanzverhalten des Patienten unter dem Aspekt ausgeprägter Autonomiewünsche betrachtet werden, die in anderen Lebensbereichen vielleicht erfolgreich umgesetzt werden. Im Hinblick auf eine komplementäre Beziehungsgestaltung ist es hier wichtig, als Therapeut den Autonomiewünschen Rechnung zu tragen, in starker Weise non-direktiv vorzugehen und dem Patienten möglichst viele Wahl- und Entscheidungsoptionen im Sinne einer partizipativen Entscheidungsfindung (shared decision-making) zu lassen (Grawe und Grawe-Gerber 1999).

6.3 Ressourcenorientierung

> Die Orientierung an Ressourcen ist eine notwendige Ergänzung zu einer pathozentrischen oder defizitorientierten Perspektive (Brunner 2016b). Problem- und Ressourcenorientierung sind keine Alternativen, sondern sich ergänzende Betrachtungsweisen. *Ressourcenorientierung* verfolgt das Ziel, vorhandene Kompetenzen und Möglichkeiten systematisch für den intendierten psychotherapeutischen Veränderungsprozess zu nutzen. Es hat sich bewährt, Probleme und Ressourcen unabhängig und getrennt voneinander zu explorieren. Ressourcenorientierung ist mehr als nur eine therapeutische Technik, sondern entspricht eher einer *therapeutischen Grundhaltung* (Grawe und Grawe-Gerber 1999). Klaus Grawe betrachtet die *Ressourcenaktivierung* als einen eigenständigen *therapeutischen* Wirkfaktor und argumentiert überzeugend dafür, dass der Erfolg einer Psychotherapie insbesondere davon abhängt, inwieweit es gelingt, die Ressourcen des Patienten für therapeutische Zwecke zu aktivieren und einzusetzen (Grawe und Grawe-Gerber 1999).

Frühzeitige Ressourcenorientierung im Therapieprozess geht mit günstigen Ergebnissen einher (Willutzki und Teismann 2013, S. 74). In erfolgreichen Therapien werden Ressourcen signifikant stärker aktiviert. Kompetenzen und Stärken sollten explizit angesprochen und im Therapieprozess erlebbar gemacht werden. Ressourcenaktivierung sollte früh und kontinuierlich eingesetzt werden und parallel zur Problemaktualisierung erfolgen und nicht später bei unbefriedigendem Therapieverlauf nachgeschoben werden

(Willutzki und Teismann 2013, S. 75). Als *Kapitalisierung* bezeichnet man das gezielte Aufgreifen und Nutzen der beim Patienten vorhandenen Stärken, Kompetenzen und Fertigkeiten (Flückiger und Wüsten 2015, S. 10). Ressourcenaktivierung bedeutet, verfügbare Ressourcen zu aktivieren, die Nutzung vorhandener Ressourcen zu optimieren und bestehende, aber subjektiv vom Patienten nicht wahrgenommene, brachliegende oder verschüttete Ressourcen aufzuzeigen und nutzbar zu machen.

> Neurobiologisch betrachtet versetzt Ressourcenaktivierung durch die Förderung positiver Affekte den Patienten in einen *Annäherungsmodus*, der eine günstige Ausgangsposition für erfolgreiche Lernvorgänge in der Therapie darstellt (Willutzki und Teismann 2013, S. 18; Grawe 2004, S. 383). Dadurch wird ein *Annäherungspriming* (Grawe 2004, S. 399) erreicht. Positive Affekte sind mit einer *Aktivierung des mesolimbischen Belohnungssystems* verbunden (Mentha 2013). Dies geht einher mit einer *Dopaminfreisetzung im Nucleus accumbens* und einer Ausschüttung von endogenen Opioiden (Endorphinen) im Frontalhirn (Rüegg 2011, S. 10 f.). Durch wiederholte Ressourcenaktivierung in der Therapie wird die Bahnung neuer neuronaler Netzwerke erleichtert, die mit dem Problemverhalten inkompatibel sind.

Durch Ressourcenaktivierung kommt der Patient mit positiven Affekten und Erwartungen in Kontakt, die mit der Zielerreichung verknüpft sind. Ressourcenorientierung setzt einen positiven Aufschaukelungsprozess in Gang, der mit dem vermehrten Erleben positiver Emotionen einhergeht (Flückiger und Wüsten 2015, S. 19; Willutzki und Teismann 2013, S. 17 f.). Dies fördert günstiges Coping-Verhalten, Durchhaltevermögen, Selbstakzeptanz und Sinnerleben.

Eine Ressourcenperspektive stärkt die Selbstwirksamkeitserwartungen und begünstigt selbstwerterhöhende Erfahrungen in der Therapie (Grawe und Grawe-Gerber 1999). Ressourcenorientierung wirkt sich günstig auf eine kooperative Arbeitsbeziehung aus. Dadurch macht der Patient mehr bedürfnisbefriedigende Erfahrungen in der Therapie. Die Ressourcenperspektive eröffnet den Blick auf Handlungs- und Lösungsoptionen und trägt zu mehr Kreativität, Offenheit und Aktivität des Patienten bei. Dadurch wird auch ein resilienter Umgang mit negativen Erlebnissen gefördert. Außerdem wird die Akzeptanz unabänderlicher Ereignisse begünstigt. Die positiven Effekte eines ressourcenorientierten Vorgehens lassen sich auf neuroendokriner Ebene nachweisen: Ein ressourcenorientiertes Stressmanagement-Training führt zu einer abgeschwächten Cortisol-Antwort in einer standardisierten psychosozialen Stress-Situation, dem Trier Social Stress Test (Storch et al. 2007).

Von Klaus Grawe wurde die Ressourcenorientierung systematisch erforscht. In seinem Buch *Neuropsychotherapie* (2004) betont er die Notwendigkeit der Ressourcenaktivierung als notwendige Ergänzung zur Problemaktualisierung. In einschlägigen aktuellen Publikationen werden Möglichkeiten zur differenzierten Diagnostik von Ressourcen sowie konkrete Interventionen zur Ressourcenaktivierung dargestellt. Die stringenten Manuale von Willutzki und Teismann (2013) sowie von Flückiger und Wüsten (2015) enthalten wertvolle Anregungen und Materialien für die psychotherapeutische Praxis. Ressourcen sind für die Bewältigung von Lebensaufgaben und Problemen erforderlich. Jeder Mensch verfügt über Ressourcen, auch Personen mit psychischen Störungen. Ressourcenorientierung entspricht einer therapeutischen Haltung: Der Therapeut begegnet dem Patienten auf Augenhöhe und sieht in ihm mehr als nur einen Träger von Symptomen oder Defiziten. Dem Patienten wird in der Therapie eine aktive Aufgabe bei der Bewältigung seiner Probleme zugestanden. Der Therapeut betrachtet es als seine Aufgabe, die Selbstveränderungsbemühungen des Patienten zu fördern, anzuleiten und zu strukturieren (Willutzki und Teismann 2013, S. 3).

> Ressourcenaktivierung lässt sich therapieschulenübergreifend, integrativ und transdiagnostisch einsetzen. Die Indikation für ein ressourcenorientiertes Vorgehen ergibt sich insbesondere aus der *Demoralisierung* oder *Resignation* des Patienten.

Psychotherapiepatienten haben oft den Glauben an ihre eigene Handlungsfähigkeit verloren und trauen sich nicht mehr zu, die anstehenden Lebensaufgaben selbst zu bewältigen (Willutzki und Teismann 2013, S. 7 f.). Viele psychische Störungen und das Erleben von Kontrollverlust und Ohnmacht erodieren das Selbstwertgefühl. Charakteristisch ist für viele Patienten vor Aufnahme einer Psychotherapie ein Teufelskreis aus habituell negativer Affektivität, pessimistischen Erwartungen, geringen Selbstwirksamkeitsüberzeugungen, eingeschränkter Handlungsfähigkeit, negativen Erfahrungen und sich verstärkender Demoralisierung. Ressourcenorientierte Psychotherapie intendiert eine *Remoralisierung*. Hierzu bedarf es einer Verschiebung der Perspektive: weg von den Symptomen, hin zu möglichen Lösungen. Ressourcenorientierung lenkt die Aufmerksamkeit hin zu Fortschritten, Erfolgen und Lösungen. Dabei ist es wichtig, ein perfektionistisches Anspruchsniveau, unerbittliche Selbstansprüche, eine übermäßige selbstkritische Haltung und die Tendenz zur Fokussierung und Magnifizierung des Negativen zu relativieren.

Bei der *systematischen Ressourcendiagnostik* werden drei Bereiche erfasst: Ressourcen jenseits des Problembereichs, Ressourcen im Zusammenhang mit der Bewältigung früherer Probleme und Krisen und Ressourcen im Zusammenhang mit dem aktuellen Problembereich (Willutzki und Teismann 2013, S. 22 ff.). Besonders wichtig sind Ressourcen, die für die aktuelle Problematik in der Therapie genutzt werden können. Hier geht es um *Ausnahmen* vom Problemverhalten, symptomarme Intervalle, Remissionen und *Fortschritte* im Therapieverlauf. Die Grundannahme ist hier, dass Ausnahmen und Fortschritte von der Person zumindest mitbestimmt werden. Bei der Identifikation von Ressourcen im Zusammenhang mit der aktuellen Problematik darf der Therapeut die negative Bewertung des Problems nicht unkritisch übernehmen. Hier bietet sich eine funktionsanalytische Perspektive an, denn problematische Verhaltensweisen stellen einen suboptimalen Lösungsversuch dar. Es gilt also, die konstruktiven Aspekte der Symptombildung dezidiert herauszuarbeiten.

Bei der Analyse des Problemverhaltens empfehlen sich *selbstwertschützende Strategien*. Hilfreich ist die *Externalisierung von Problemen* (Willutzki und Teismann 2013, S. 52 f.). Dabei wird für das Problem eine Metapher gesucht. Beispielsweise wird das Symptom/Problem als ein Lebewesen imaginiert. Eine solche Symbolisierung ist emotionsaktivierend, lebendig und regt die Phantasie an. Durch eine derartige *Distanzierungsstrategie* können Patient und Therapeut gemeinsam auf das Problem blicken. Eine weitere wichtige Technik in diesem Kontext ist das *Reframing (Umdeuten) von Defiziten und Problemen*. Dadurch wird versucht, dem Patienten eine positive und ressourcenorientierte Sichtweise zu erschließen (Flückiger und Wüsten 2015, S. 78 ff.).

Bei der inhaltlichen oder expliziten Ressourcenaktivierung werden Kompetenzen und Stärken explizit herausgearbeitet, direkt thematisiert und für den Therapiefortschritt genutzt. Unmittelbar dargebotene Ressourcen werden vom Therapeuten wahrgenommen und verstärkt. Der Patient wird an brachliegende oder verschüttete Ressourcen aktiv herangeführt (Flückiger und Wüsten 2015, S. 21 f.). Ressourcen können direkt verbalisiert und unmittelbar erlebbar gemacht werden. Das zentrale Prinzip ressourcenorientierter Arbeit besteht darin, konstruktive Schritte in Richtung auf die Zielerreichung zu explorieren. Eine wichtige Strategie ist die fokussierte Exploration von Ausnahmen. Die systematische Nutzung von Ausnahmen wurde in der lösungsorientierten Kurzzeittherapie von Steve de Shazer (2002) herausgearbeitet. Dabei geht man davon aus, dass die Person selbst einen wesentlichen Beitrag zu den Ausnahmen geleistet hat, auch wenn eigene Anteile und Aktivitäten selbst nicht gesehen oder heruntergespielt werden. Die zentrale Strategie besteht darin, schrittweise herauszuarbeiten, welchen Anteil die Person selbst am Zustandekommen der Ausnahmesituation hypothetisch hatte. Imaginationsübungen bieten sich an, um die mit der Ausnahme verbundenen positiven Emotionen spürbar werden zu lassen. Bei der gezielten Exploration von Ausnahmen werden Problembewältigungskompetenzen herausgearbeitet, die sich als hilfreich erwiesen haben.

Bei der ressourcenorientierten Arbeit mit Fortschritten und ersten positiven Veränderungen haben sich die folgenden Prinzipien bewährt (Willutzki und Teismann 2013, S. 59): *Lob und Komplimente* für die Anstrengungen und Bemühungen des Patienten sind in der Regel eher hilfreich als von Nachteil. Die unternommenen Schritte werden markiert, positiv bewertet und vor habituellen unerbittlichen Selbstansprüchen und überhöhten Standards geschützt. Fortschritte werden möglichst internal attribuiert, wodurch der Selbstwert und ein positives Selbstkonzept gestärkt werden. Positive Gefühle im Zusammenhang mit Fortschritten sollten gezielt herausgearbeitet werden. Häufig ist das Ansprechen positiver Gefühle für den Patienten mit Scham verbunden.

Flagging the minefield ist eine humorvolle Strategie zur Ressourcenaktivierung, die gut in der Abschlussphase einer Therapie zur Rezidivprophylaxe eingesetzt werden kann (Willutzki und Teismann 2013, S. 60): Dabei wird dem Patienten in etwas paradoxer Weise die Rolle eines Experten für sein eigenes Problem zugewiesen. Der Therapeut übernimmt die Rolle desjenigen, der vom Patienten lernen will, wie man es am besten anstellt, das Problem zu bekommen (Brunner 2016b). Bei vielen Patienten sind negative Emotionen und dysfunktionale Kognitionen über Jahre bis Jahrzehnte hinweg fest eingeschliffen und immer wieder gebahnt worden. Als Korrektiv bieten sich *ressourcenorientierte Selbstbeobachtungsaufgaben* an. Das kann durch Positiv- oder Ressourcen-Tagebücher erfolgen (Flückiger und Wüsten 2015, S. 75; Willutzki und Teismann 2013, S. 63 f.).

> Obwohl Ressourcenaktivierung ganz überwiegend positive Effekte hat und nebenwirkungsarm ist, sollten dennoch einige Fallstricke und Risiken beachtet werden. Es gilt hier die Regel, dass eine ausgewogene *Balance zwischen Ressourcenorientierung und Problemperspektive* den besten Schutz vor einer Bagatellisierung des subjektiven Leidens des Patienten darstellt.

Eine überstarke Ressourcenperspektive kann beim Patienten den Eindruck erwecken, seine Störung werde bagatellisiert oder tabuisiert. Wenn Patienten in Therapie kommen, dürfen sie mit Fug und Recht erwarten, dass ihre Erkrankung, ihre Not und ihr subjektiver Leidensdruck angemessen gesehen und vom Therapeuten gewürdigt werden. Ihre Erwartung ist berechtigt, dass der Therapeut sich um das Problem angemessen kümmert (Grawe und Grawe-Gerber 1999). Eine systematische und gründliche psychopathologische Diagnostik kann das Vertrauen in die Kompetenz des Therapeuten erhöhen. So gewinnt der Patient das Vertrauen, dass der Therapeut gewissenhaft, sorgfältig, ernsthaft und nach einer etablierten Methode vorgeht und nach bestem Wissen und verantwortungsvoll handelt. Ein Patient, der wegen einer Gallenkolik zum Internisten geht, erwartet auch, dass die Ursache seiner akuten Problematik gezielt erforscht wird. Er wäre zurecht irritiert, wenn der Arzt darauf fokussieren würde, dass das Herz aber ganz gesund sei und die Nieren normal funktionieren (Brunner 2016b; Flückiger und Wüsten 2015, S. 57). Eine nachträgliche Ressourcenaktivierung bei frustranen Therapieverläufen und stagnierenden Therapiefortschritten kann vom Patienten als Beschwichtigung und Bagatellisierung des Problems empfunden werden. Daher sollte Ressourcenaktivierung möglichst früh und parallel zur Problembearbeitung erfolgen und nicht als mildernde Entlastung nachgeschoben werden (Flückiger und Wüsten 2015, S. 41). Häufig haben Therapeuten eine gewisse Scheu vor expliziter Ressourcenaktivierung, weil sie befürchten, dass Komplimente und Lob vom Patienten als übertrieben und zu dick aufgetragen empfunden werden könnten. Meist sind solche Befürchtungen allerdings unbegründet (Brunner 2016b; Flückiger und Wüsten 2015, S. 41 f.). Es besteht viel eher die Gefahr, in der Psychotherapie die Ressourcen eines Patienten zu vernachlässigen und zu übersehen als sie überzubetonen (Grawe und Grawe-Gerber 1999). Allerdings können bestimmte Patienten auf Komplimente und zu starkes Lob auf dem Boden dysfunktionaler Grundannahmen und früherer negativer Beziehungserfahrungen geradezu paradox reagieren, da ressourcenaktivierende Interventionen auch Widerstand induzieren können (Brunner 2016b). Bei der ressourcenorientierten Exploration von Fortschritten und Verbesserungen können positive Gefühle und Stolz auftreten, die mit dem negativen Selbstkonzept des Patienten unvereinbar sind und kognitive Dissonanz sowie Scham auslösen. Bei der Exploration von Fortschritten ist die implizite Metabotschaft unbedingt zu vermeiden, dass nur ein Patient, der schnelle Fortschritte erzielt und diese stolz dem Therapeuten berichten kann, ein guter Patient ist. Übermäßiges Lob von Banalitäten, Selbstverständlichkeiten und minimalen Fortschritten kann zudem vom Patienten als Abwertung seiner Person empfunden werden (Flückiger und Wüsten 2015, S. 41). Zu beachten ist auch, dass Ressourcen auch problematische Anteile haben und dysfunktional eingesetzt werden können. Ressourcen sind nicht selten janusköpfig und können sogar zu einem Problem werden. Der Übergang zwischen Ressource und Problem kann fließend sein (Brunner 2016b). So kann ein starkes Durchsetzungsvermögen einer narzisstischen oder antisozialen Persönlichkeit dysfunktional sein und zu interpersonellen Problemen führen, wenn die berechtigten Interessen anderer Personen missachtet werden.

6.4 Problemaktualisierung mit Bewältigungserfahrungen und Problemlösung verbinden

> Bei der Gestaltung des therapeutischen Prozesses sind die Wirkfaktoren einer Psychotherapie zu berücksichtigen. In Anlehnung an Grawe kann man folgende Wirkfaktoren unterscheiden: maßgeschneiderte komplementäre oder motivorientierte Beziehungsgestaltung, motivationale Klärung, Ressourcenaktivierung, Problemaktualisierung und Pro-

6.4 Problemaktualisierung mit Bewältigungserfahrungen und Problemlösung verbinden

> blembewältigung. Der wesentliche Wirkfaktor stellt wahrscheinlich die therapeutische Beziehung dar, die zu einer interpersonellen Ressource und einer korrigierenden emotionalen Beziehungserfahrung und nicht zu einem Problemraum werden soll. Die *ressourcenorientierte Beziehungsgestaltung unter Beachtung individueller motivationaler Aspekte* hat stets Vorrang vor einer Problemaktualisierung. Ein zentrales Prinzip ist, dass eine *Problemaktualisierung* immer mit einer *Bewältigungs- und Klärungserfahrung* verbunden sein muss. Wesentliche Fortschritte in der Therapie gehen damit einher, dass neuronale Ensembles gebahnt werden, die antagonistisch zu dysfunktionalen Erlebens- und Verhaltensmustern sind. Aktivierung und Bahnung sind damit zentrale neurobiologische Prinzipien jeglicher therapeutischer Veränderungen. In der Psychotherapie wird also nichts gelöscht oder eliminiert, sondern der Patient lernt immer etwas Neues. Psychotherapie ist als komplexer Prozess des Neu- und Umlernens aus neurobiologischer Perspektive eine Bereicherung. Eine wirksame Psychotherapie führt zu einer Erweiterung und Flexibilisierung des Repertoires und damit des Handlungs- und Möglichkeitsraums.

Deshalb ist es wichtig, in der Therapie nicht zu lange bei den Problemen und den damit verbundenen negativen Emotionen zu verweilen. Vielmehr sollte die Annäherung an das angestrebte Ziel in den therapeutischen Fokus rücken. Von Steve de Shazer stammt der Ausspruch: »Problem talk creates problems, solution talk creates solutions.« Das ist auch aus neurobiologischer Sicht richtig, denn die Fokussierung auf Probleme aktiviert das *Vermeidungssystem* und geht mit einer Aktivierung der Amygdala und des Angstnetzwerks einher. Das kreative Anvisieren von möglichen Lösungen aktiviert das *Annäherungssystem* und damit das mesolimbische Belohnungssystem. Die Therapie sollte möglichst bald vom problematischen aktuellen Status übergehen zur *Lösungsorientierung*. Dazu muss der Fokus möglichst lange und intensiv auf Gedanken, Emotionen und alternative Verhaltensweisen gerichtet werden, die eine Annäherung an die gemeinsam abgesprochenen und emotional positiv besetzten Therapieziele darstellen, für die der Patient intrinsisch motiviert ist (Grawe 2004, S. 429). Eine wirksame Therapie bedeutet die aktive Förderung von Veränderungen. Wenn eine Therapie unnötig lange und über Gebühr bei der Identifizierung und der Analyse von Problemen stehenbleibt, führt dies zu einem ungünstigen Ergebnis, was empirisch in Prozessanalysen nachgewiesen wurde (Grawe 2004, S. 430). Der Schwerpunkt sollte also früh auf den Veränderungsaspekt und mögliche Lösungen gesetzt werden.

> Jede Problemaktivierung muss immer mit einer *konkreten Klärungs-, Bewältigungs- oder Veränderungserfahrung* verbunden sein (Grawe 2004, S. 438). Neurobiologisch gesehen, muss nach einer Problemaktualisierung das Annäherungssystem aktiviert werden. Ohne das mesolimbische Dopaminsystem und präfrontale Problemlösungsaktivität wird es keine nachhaltigen Veränderungsprozesse geben. Wenn man Bahnung und Aktivierung als die wichtigsten neurobiologischen Korrelate psychotherapeutischer Veränderungen ansieht, folgt daraus, dass Bahnung nicht nur in der Sitzung wichtig ist. *Bahnungsprozesse* müssen außerhalb der Therapiestunde durch Aufgaben gefestigt werden, sonst gehen sie schnell wieder verloren (use it or loose it).

Um nicht in der Problemaktualisierung und im Vermeidungssystem steckenzubleiben, braucht es von Anfang an die *Lösungsorientierung* neben der Problemaktualisierung. Der lösungsorientierte Ansatz wurde von Steve de

Shazer (2002) konzeptualisiert. Die leitende Grundüberzeugung besteht darin, dass eine Problemlösung schnell und effektiv dadurch erreicht wird, dass von Anfang an auf die Lösung und nicht auf das Problem fokussiert wird (Willutzki und Teismann 2013, S. 39). Für die Lösung ist eine übermäßig detailversessene Exploration der Genese und aller Teilkomponenten der Auslösung und Aufrechterhaltung der Störung sogar hinderlich.

Bereits zu Beginn der Therapie sind *Zielklärung* und die Herausarbeitung des zentralen *Therapieauftrags* wichtig. Darin besteht ein wesentlicher Unterschied zwischen dem lösungsorientierten (ressourcenorientierten) Ansatz und dem traditionellen verhaltenstherapeutischen Vorgehen: Im klassischen Phasenmodell des diagnostisch-therapeutischen Prozesses (Kanfer et al. 2012, S. 109 ff.) wird zuerst eine ausführliche Problem- und funktionale Bedingungsanalyse erarbeitet, aus der dann die Therapieziele abgeleitet werden. In der *lösungs- und ressourcenorientierten Therapie* hingegen beginnt man frühzeitig und direkt mit der Klärung des therapeutischen Auftrags und der gemeinsamen Erarbeitung der zentralen Therapieziele (Willutzki und Teismann 2013, S. 41). Aus ressourcenorienterter Perspektive empfiehlt es sich, mit der Exploration von Therapiezielen schon in der ersten Sitzung zu beginnen. Hier ist allerdings behutsames und feinfühliges Vorgehen wichtig. Die Balance zwischen Problem- und Zielorientierung ist von ausschlaggebender Bedeutung (Brunner 2016b). Exzessives Klagen über Probleme und Schwierigkeiten ist zu vermeiden und sollte vom Therapeuten begrenzt werden. Sinnvoll ist es, den Fokus darauf zu richten, wie es stattdessen sein könnte und in welche Richtung positive Veränderungen gehen können. Hierbei darf der Therapeut aber nicht unsensibel oder unempathisch vorgehen, indem er sich zu schnell und zu vehement auf die positive Seite stürzt. Vielmehr muss das Klagebedürfnis des Patienten angemessenen Raum bekommen. Eine ausführliche Anamnese und eine adäquate Würdigung der Störung und des subjektiven Leidens sind schon deshalb indiziert, um eine zutreffende Diagnose stellen und die Prognose realistisch einschätzen zu können. Eine zu einseitige und zu frühe Betonung der Ressourcenseite kann dazu führen, dass sich der Patient unverstanden fühlt. Es sollte beim Patienten nicht der Eindruck entstehen, seine Not werde vom Therapeuten bagatellisiert, tabuisiert oder negiert (Brunner 2016b; Willutzki und Teismann 2013, S. 35, 41).

> Die Problembeschreibung sollte zwar angemessenen Raum bekommen, aber so früh wie möglich auf flexible und taktvolle Weise in die Zielorientierung übergehen. Hier ist die Frage nach dem »was stattdessen?« meist hilfreich und zielführend. Bei der Klärung von Therapiezielen nach einem *Was-Stattdessen-Modell* (Brunner 2016b) ist darauf zu achten, dass sinnvolle und günstige Zielformulierungen erarbeitet werden, welche die folgenden Gütekriterien aufweisen (Brunner 2016b): Ziele sind positiv formuliert, als erstrebenswerte Alternative zur Problembeschreibung formuliert (was stattdessen?), ausreichend konkret, verhaltensnah, präzise operationalisiert, intrinsisch motivational bedeutsam, auf das Hier und Jetzt bezogen und liegen im Kontrollbereich der Person. Ziele sollen insofern erstrebenswert sein, als sich die Antizipation des Zielzustandes gut anfühlen muss. Dadurch gerät der Patient in Kontakt mit positiven Emotionen. Das fördert Zuversicht und begünstigt die Zielorientierung in der Therapie.

Die Antizipation positiver Zielzustände und die spielerisch-kreative Suche nach hypothetischen Lösungen können auf phantasieanregende Weise durch Imaginationen erfolgen, in denen eine positive Zukunftsvision oder eine positive Lebensutopie entworfen wird.

Zur Generierung einer Zielvision haben sich sogenannte *Wunderfragen* bewährt (de Shazer 2002; Flückiger und Wüsten 2015, S. 59 ff.; Willutzki und Teismann 2013, S. 56). Wunderfragen rücken Lösungen in den Blick, außerdem liefern sie oft indirekte Hinweise auf funktionsanalytisch relevante Zusammenhänge. Um das Annäherungssystem und damit das mesolimbische System zu aktivieren, empfiehlt sich die gezielte *Exploration von Annäherungsplänen*. Darunter versteht man innere Handlungsanweisungen einer Person, mit denen diese aktiv bestimmte Ziele erreichen will. Dazu ist die *Fünf-Wünsche-Frage* (Zarbock 2014, S. 65) geeignet: »Wenn Sie je einen aktuellen Wunsch an Ihre Eltern, Ihren Partner, Ihre Familie, Ihre Freunde und Ihre Arbeitskollegen hätten, was wären das für Wünsche?«

Grawe (2004, S. 277 ff.) differenziert zwischen *Annäherungs- und Vermeidungszielen*. Er nimmt an, dass bei Annäherungszielen das mesolimbische Belohnungssystem (Nucleus accumbens) aktiviert ist, während Vermeidungsziele in anderen Hirnregionen wie dem rechten präfrontalen Cortex neuronal repräsentiert sind. In der Therapie sollten soviele positive Emotionen induziert werden, wie dies mit der erforderlichen Problemaktualisierung gerade noch vereinbar ist. Also: soviel Ressourcenaktivierung wie möglich, sowenig Problemaktualisierung wie nötig. Hier kommt es entscheidend auf das Fingerspitzengefühl des Therapeuten an, der die Balance zwischen ressourcen- und störungsorientiertem Vorgehen wahren muss. Das Erleben positiver Emotionen geht mit einer Aktivierung des mesolimbischen dopaminergen Belohnungssystems einher und versetzt den Patienten in einen Annäherungsmodus, in dem er motivational positiv besetzte Annäherungsziele verfolgen kann. Das dopaminerge Belohnungssystem ist das neuronale Korrelat für die intrinsische Motivation und für die Aktivierung des Annäherungssystems.

Vermeidungsziele nennt Grawe (2004, S. 278) in Anlehnung an Carver und Scheier auch *Antiziele*. Wenn man in der Psychotherapie und im Leben etwas vermeiden sollte, dann sind es Vermeidungsziele, denn sie verhindern eine wirksame Zielverfolgung und Zielerreichung. Vermeidungsziele sind ein Fass ohne Boden, denn sie können nicht dauerhaft erreicht werden. Dennoch beanspruchen sie einen großen Teil der Aufmerksamkeit. Dies ist die Grundlage für die häufig zu findende dysfunktionale Selbstaufmerksamkeit bei vielen psychischen Störungen. Vermeidungsziele absorbieren ein erhebliches Maß an psychischer Energie. Je stärker Vermeidungsschemata dominieren, desto stärker ist die Realisierung von Annäherungszielen beeinträchtigt (Grawe 2004, S. 373). Dadurch können positive, bedürfnisbefriedigende Lebenserfahrungen schlechter und in geringerem Umfang gemacht werden. Vermeidungsziele erfordern ständige Kontrolle und okkupieren einen erheblichen Teil des Bewusstseins. Man ist immer angespannt und auf der Hut, wenn man nichts falsch machen, nicht unangenehm auffallen oder sich nicht blamieren will. Die Aktivierung von Vermeidungszielen bewirkt eine defensive Haltung, die von Kritikerwartung und negativen Emotionen begleitet ist. Schließlich kann sich eine generalisierte Schutzhaltung vor Verletzungen ausbilden, wie sie für die Depression und die selbstunsichere Persönlichkeitsstörung typisch ist. Viele Depressive und Menschen mit sozialen Ängsten verwenden viel Energie darauf, sich anderen gegenüber nicht schwach zu zeigen, sich keine Blöße zu geben, um nicht verletzt zu werden. Ein Zufriedenheitsgefühl stellt sich im Vermeidungsmodus nicht ein. Vermeidungsziele beanspruchen derart viel psychische Energie, dass man weniger frei ist für die Verfolgung von Annäherungszielen. Der Vermeidungsmodus geht mit einer selektiven negativen Wahrnehmung einher. Die Wahrnehmung richtet sich auf potentielle negative Aspekte, die antizipiert werden, um sie zu vermeiden und dadurch abzuwehren. Der Vermeidungsmodus behindert also die Realisierung von Annäherungszielen. Daher sollte es ein wesentliches Anliegen des Therapeuten sein, Vermeidungsziele zu reduzieren und die Annäherungsmotivation zu stärken. Eine wichtige Schlussfolgerung für die Psychotherapie ist, dass nur solche Therapieziele gemeinsam festgelegt werden sollen, die für den Patienten motivational bedeutsam sind. Eine hohe intrinsische Motivation geht mit einer Aktivierung des Annäherungssystems und des dopaminergen Belohnungssystems einher. Effektives Lernen ist nur bei hoher intrinsischer Motivation möglich. Ein Kriterium für ausreichende Motivation ist die Bereitschaft des Patienten, sich für die Erreichung von Therapiezielen anzustrengen. Man kann davon ausgehen, dass Ambivalenz bei Psychotherapie-Patienten nicht selten, sondern ubiquitär ist. Da psychopathologische Symptombildungen fast immer eine intrapsychische oder eine interaktionelle Funktionalität haben und einen suboptimalen individuellen Lösungsversuch darstellen, ist die Veränderungsmotivation oft ambivalent. Die Motivation ist nur zum Teil die Bringschuld des Patienten. Der Therapeut sollte daher nur solche Ziele auswählen und verfolgen, bei denen das dopaminerge Belohnungssystem involviert ist, denn dieses ist die neuronale Grundlage intrinsischer Motivation. Wenn bei der Zielverfolgung kein Dopamin im mesolimbischen System ausgeschüttet wird, steht es schlecht um die Chancen auf die Erreichung des jeweiligen Therapieziels. In der Therapie muss ein Annäherungspriming erfolgen (Grawe 2004, S. 399 et passim). Annäherungsziele müssen aktiviert werden. In einer Sitzung sollte möglichst *nur ein zentrales Ziel* verfolgt werden, um sich nicht zu verzetteln und zwischen verschiedenen Zielen hin- und herzuspringen, was eine Vermeidungsstrategie sein kann. Jede Sitzung sollte einen klaren und für den Patienten erkennbaren *Fokus* haben. Der Therapeut sollte in jeder Sitzung ein klares Bild von dem Ziel haben, das er zusammen mit dem Patienten erreichen möchte. Das in der Sitzung verfolgte Ziel muss ein wichtiges motivationales Ziel des Patienten sein, das ausreichend stark emotional besetzt ist. Für die Auswahl und die Festlegung einer Hierarchie der Therapieziele ist es sinnvoll, sich an der intrinsischen Motivation des Patienten zu orientieren. Außerdem ist es wichtig zu beachten, für welches Therapieziel der Patient genügend Ressourcen mitbringt (Grawe 2004, S. 434 f.). Eine Ressourcenanalyse ist nicht nur wichtig zur Selbstwertstabilisierung, sondern bewahrt davor, den Patienten zu überfordern und dadurch zu frustrieren. Um Erfolge zu erzielen und die Selbstwirksamkeit zu verbessern, sollte man mit dem Ziel beginnen, das in absehbarer Zeit mit einiger Wahrscheinlichkeit genügend Aussicht auf Erfolg hat. Wichtig ist, dass nur Annäherungsziele formuliert werden, also keine negativen Formulierungen, keine Vermeidungsziele, keine Antiziele (Grawe 2004, S. 278).

Um den Patienten auf Fortschritte und mögliche Lösungen hin zu orientieren, kann es günstig sein, zu Beginn der Sitzung danach zu fragen, was sich seit der letzten Sitzung verbessert hat. Bei einem depressiven Patienten kann man nach dem *Modell der aufwärtsgerichteten Depressionsspirale* den Fokus beispielsweise darauf legen, wann er es trotz Antriebslosigkeit und niedergedrücktem Affekt geschafft hat, sich aufzuraffen und etwas zu unternehmen. Ein häufiges Widerstandsproblem bei der Lösungsorientierung und der inhaltlichen oder expliziten Ressourcenaktivierung besteht darin, dass Patienten habituell negative Erlebnisse und Aspekte fokussieren und in ihrer Bedeutung überschätzen. Aufgrund eingeschliffener und häufig gebahnter automatisierter Muster zeigen sie häufig wenig Bereitschaft, den Blick auf positive Seiten zu lenken. Wenig zielführend sind Dialoge nach dem Ja-aber-Muster. Besser ist eine *Was-Stattdessen-Strategie*. Der Therapeut sollte gezielt den wünschenswerten Zielzustand explorieren. Dabei ist auf eine aktive Sprache zu achten. Die Verwendung von Verben (Tätigkeitswörtern!) lenkt die Aufmerksamkeit auf potentielle Handlungen. Statische Zustandsbeschreibungen mit personenbezogenen Adjektiven hingegen zementieren eher eine passiv-abwartende oder gar fatalistisch-resignierte Haltung (Brunner 2016b).

Konstruktive bisherige Bewältigungsstrategien, Selbsthilfeansätze und erfolgreiche Lösungen sollten ausführlich exploriert werden. Aus der lösungsorientierten Therapie kommt der Ansatz, nach Ausnahmen zu fragen. Der Therapeut sollte sich also nicht nur für Krankheitsepisoden, Rezidive und Exazerbationen der Symptomatik interessieren, sondern sein besonderes Augenmerk auf symptomfreie Intervalle und Besserungen richten. Eine gezielte und eingehende Exploration der bisher eingesetzten Selbsthilfestrategien und von scheinbar spontan erfolgten Besserungen kann Kompetenzen und Stärken offenlegen, die für die Überwindung der aktuellen Probleme gebraucht und konstruktiv eingesetzt werden können. Es ist in der Regel therapeutisch wertvoll und keineswegs eine Verschwendung von Therapiezeit, wenn man sich für die gesunden Anteile, Begabungen, Hobbies und Interessen des Patienten interessiert und ihm die Möglichkeit gibt, sich in seinen Stärken darzustellen. Ein Austausch über gemeinsame Interessen reduziert die Distanz und macht den Patienten gleichrangiger mit dem Therapeuten.

Es ist selbstwerterhöhend und hilfreich, dem Patienten ermutigende und validierende Rückmeldungen zu geben, wenn er motiviert und konstruktiv in der Therapie mitarbeitet und sich einbringt. Viele Patienten können kleine Fortschritte selbst nicht wertschätzen, sondern bagatellisieren ihr eigenes Engagement, ihre Aktivität und ihre Bemühungen als nicht der Rede wert. Wenn Patienten die Erreichung von Teilzielen selbst kleinreden, kann es sinnvoll sein, kleine Schritte positiv zu verstärken. Ich halte es nicht für eine unzulässige Infantilisierung des Patienten, wenn man Anerkennung, Lob, Komplimente und Wertschätzung expressis verbis zum Ausdruck bringt. Wichtig ist hier, dass derartige Rückmeldungen authentisch sind, denn nur dann sind diese Interventionen auch glaubwürdig. Eine ressourcen- und lösungsorientierte therapeutische Haltung zeichnet sich dadurch aus, dass der Therapeut positive Seiten und Kompetenzen des Patienten sieht, würdigt und für angestrebte Veränderungsprozesse nutzbar macht. Das ermöglicht dem Patienten, immer wieder selbstwerterhöhende Erfahrungen in der Therapie zu machen. Zugleich bietet sich der Therapeut als Modell dafür an, positive Aspekte zu fokussieren. Das ist insbesondere für Patienten wichtig, die habituell negative Aspekte hervorheben.

6.5 Vorbeugen ist besser als heilen

Die neurobiologische Forschung der letzten Jahre hat zu der Einsicht geführt, dass bei den meisten psychischen Störungen *frühe emotionale Deprivationserfahrungen* und kumulative *Traumatisierungen der frühen Bindungsbeziehung* bedeutende ätiologische Faktoren darstellen. *Unsichere Bindungsrepräsentanzen*, die in der frühen Biographie erfahrungsabhängig in der Interaktion mit der primären Beziehungsperson erworben wurden, verfestigen sich im Laufe der weiteren Entwicklung, da das Gehirn plastisch ist und ein sich selbst organisierendes System darstellt. Die Folgen sind eine überschießende Reaktion des Stresshormonsystems unter emotionaler Belastung, eine defizitäre Selbstwert- und Emotionsregulation, das Dominieren negativer Affekte und eine leichte Aktivierbarkeit des Vermeidungssystems. Neurobiologisch finden sich nach früher Traumatisierung durch emotionale Deprivation, Missbrauch oder Misshandlung ein reduziertes Hippocampusvolumen, eine präfrontale Hypoaktivität, eine überschießende Aktivierung der Amygdala, eine Hyperreagibilität der neuroendokrinen Stressachse, verminderte Oxytocin-Spiegel, erhöhte Entzündungsparameter und gestörte immunologische Abläufe.

Die Erkenntnisse der Säuglings- und Bindungsforschung und aktuelle epigenetische Befunde vermitteln einen Eindruck von den weitreichenden neurobiologischen Folgen von ungünstigen frühkindlichen Entwicklungsbedingungen. Es leuchtet unmittelbar ein, dass die Erfolge einer Psychotherapie im Erwachsenenalter oft begrenzt sind. Eine Nachbeelterung (reparenting) ist als Haltung sicherlich günstig, allerdings ist eine wirkliche Kompensation oder Heilung frühkindlicher Beziehungstraumatisierungen im Rahmen einer Psychotherapie selbstverständlich nicht möglich. Um bei diesen Patienten allerdings nachhaltige und stabile Veränderungen und eine korrigierende emotionale Beziehungserfahrung zu ermöglichen, braucht es viel Zeit und Geduld. Dies spricht für die Notwendigkeit einer ausreichend langen Therapiedauer. Inzwischen gibt es empirische Belege dafür, dass eine längere Therapiedauer bei psychodynamischen Therapien mit besseren Ergebnissen einhergeht als eine kurze Therapie (Leichsenring und Rabung 2011). Verhaltenstherapeuten behandeln in der Regel dieselben Patientengruppen wie Psychoanalytiker, oftmals sogar schwerer gestörte Patienten, die nicht die individuellen Voraussetzungen mitbringen, um von Therapeuten für hochfrequente Liegungen auf der Couch indiziert zu werden. Auf der Grundlage der neurobiologischen Studien wäre ein höheres Stundenkontingent auch für die Verhaltenstherapie und für die tiefenpsychologisch fundierte Psychotherapie zu fordern. Es wäre sicherlich für alle Beteiligten hilfreich, wenn die Stundenkontingente individualisiert und flexibel an die Bedürfnisse des jeweiligen Patienten angepasst werden könnten und nicht primär von der Therapieschule des Therapeuten abhängen. Die Kontingente der Richtlinienpsychotherapie, die sich nach traditionellen Therapieverfahren richten, sind nicht mehr zeitgemäß. Warum sollte für dasselbe Störungsbild ein Psychoanalytiker 300 Stunden zur Verfügung haben, ein tiefenpsychologisch fundierter Therapeut es aber in maximal 100, ein Verhaltenstherapeut sogar nur in maximal 80 Sitzungen schaffen? Die Korrektur von eingeschliffenen Mustern, die sich in neuronalen Strukturen somatisch verankert haben, erfordert Übung und genügend Zeit. Daher sollten auch tiefenpsychologisch arbeitende Therapeuten und Verhaltenstherapeuten die Möglichkeit haben, bestimmte Patienten nach individualisierter Behandlungsplanung ausreichend lang behandeln zu können. Auch wäre für viele Patienten ein flexibleres Setting günstig. Einige Patienten würden sicherlich von einer niederfrequenten Behandlung über viele Jahre hinweg profitieren.

Belastende frühkindliche Erfahrungen wie emotionale Deprivation und die Entwicklung unsicherer Bindungsrepräsentanzen lassen sich vielleicht durch ein gezieltes *Feinfühligkeitstraining* der Mütter verhindern (Grawe 2004, S. 204). Regina Sullivan (2012) betont, dass Elternverhalten nicht angeboren ist, sondern gelernt werden kann. Elterliche Fertigkeiten (skills) können und müssen sogar oftmals gezielt trainiert werden. Das ist gerade für solche Eltern wichtig, die missbrauchen oder vernachlässigen.

Entsprechende Strategien wurden von Karl Heinz Brisch (www.khbrisch.de, Zugriff am 6.7.2016) entwickelt. Zu nennen sind SAFE-Seminare (Sichere Ausbildung für Eltern). Hierbei handelt es sich um ein Trainingsprogramm zur Förderung einer sicheren Bindung zwischen Eltern und Kind. Ein anderes Präventionsprojekt von Brisch ist B.A.S.E.-Babywatching (Baby-Beobachtung im Kindergarten gegen Aggression und Angst zur Förderung von Sensitivität und Empathie). In der von Brisch entwickelten GUSTA-Gruppe (Guter Start für werdende Eltern) soll die Basis gelegt werden für eine gute Eltern-Kind-Beziehung.

Vielleicht wäre hier auch die Behandlung der Mütter mit Oxytocin oder Oxytocin-Agonisten eine aussichtsreiche additive Präventionsstrategie. Positive Bindungserfahrungen im Säuglings- und Kleinkindalter wirken sich günstig auf die Entwicklung aus, indem sie mit einer guten Emotionsregulation, einer besseren Affekttoleranz und Stressresistenz einhergehen. Entsprechende präventive Interventionsangebote wären auch hilfreich für Eltern, die selbst einen unsicheren Bindungsstil aufweisen. Die Verhinderung unsicherer Bindungsmuster wäre eine lohnende und segensreiche Aufgabe der Prävention. Besonders aussichtsreich und sinnvoll sind präventive Maßnahmen im ersten Lebensjahr. Die Folgen einer frühkindlichen Bindungstraumatisierung lassen sich am ehesten und am besten in einer sensiblen Phase der Gehirnentwicklung korrigieren. Durch Präventionsmaßnahmen, die sich frühzeitig an (werdende) Eltern richten, ließe sich viel Leid bei den Kindern verhindern. Dies ist auch gesundheitsökonomisch relevant, denn ausgeprägte und über Jahre bis Jahrzehnte konsolidierte Vermeidungsmuster, dysfunktionale Bewältigungsstrategien und maladaptive Schemata lassen sich im Erwachsenenalter nur schwer, zeitaufwendig, kostenintensiv und oft nur partiell korrigieren. Oft sind grundlegende Änderungen nicht mehr möglich; die Auswirkungen von emotionaler Deprivation in der frühen Bindungsbeziehung lassen sich oftmals durch intensive Psychotherapie lediglich abmildern. Durch eine besonders fürsorgliche Bindungsperson entwickeln sich günstige epigenetische Veränderungen. Außerdem bilden sich neuronale Schaltkreise und unbewusst ablaufende Regulationsmechanismen heraus, die sich selbst durch Bahnung konsolidieren und dadurch immer stärker werden. Ein wesentliches Prinzip des Gehirns ist die Fähigkeit zur Selbstorganisation auf dem Boden der neuronalen Plastizität. Durch besonders intensive Zuwendung und empathische Einfühlung lassen sich wahrscheinlich auch die negativen Auswirkungen ungünstiger Erbanlagen auf die Entwicklung abmildern und teilweise kompensieren (Grawe 2004, S. 355). Kinder, die gute und verlässliche Bindungserfahrungen mit einer fürsorglichen und feinfühligen Mutter machen, werden zeitlebens eine gesunde Resistenz gegen psychosoziale Belastungen und eine hohe Resilienz entwickeln. Ein gezieltes Feinfühligkeitstraining der Mutter bzw. der Eltern kann in Risikokonstellationen die destruktive Wechselwirkung zwischen angeborener Vulnerabilität des Kindes und negativen frühkindlichen Bindungserfahrungen durchbrechen. Durch eine umgrenzte präventive Intervention zur rechten Zeit in der sensiblen Phase der Gehirnentwicklung des Kindes kann eine Weichenstellung in eine gute Richtung bewirkt werden. Diese Weichenstellung kann vielleicht sogar zu einem wesentlichen Teil den Unterschied zwischen einem glücklichen und einem unglücklichen Leben ausmachen.

7   Literatur

Abraham E, Hendler T, Shapira-Lichter I, Kanat-Maymon Y, Zagoory-Sharon O, Feldman R (2014) Father's brain is sensitive to childcare experiences. Proc Natl Acad Sci USA 111: 9792–9797.

Aguilera M, Arias B, Wichers M, Barrantes-Vidal N, Moya J, Villa H, van Os J, Ibáñez MI, Ruipérez MA, Ortet G, Fañanás L (2009) Early adversity and 5-HTT/BDNF genes: new evidence of gene-environment interactions on depressive symptoms in a general population. Psychol Med 39:1425–1432.

Alexander N, Klucken T, Koppe G, Osinsky R, Walter B, Vaitl D, Sammer G, Stark R, Hennig J (2012) Interaction of the serotonin transporter-linked polymorphic region and environmental adversity: increased amygdala-hypothalamus connectivity as a potential mechanism linking neural and endocrine hyperreactivity. Biol Psychiatry 72:49–56.

Alexander N, Kuepper Y, Schmitz A, Osinsky R, Kozyra E, Hennig J (2009) Gene-environment interactions predict cortisol responses after acute stress: implications for the etiology of depression. Psychoneuroendocrinology 34:1294–1303.

Allfrey VG, Faulkner R, Mirsky AE (1964) Acetylation and methylation of histones and their possible role in the regulation of RNA synthesis. Proc Natl Acad Sci USA 51:786–794.

Anacker C, O'Donnell KJ, Meaney MM (2014) Early life adversity and the epigenetic programming of hypothalamic-pituitary-adrenal function. Dialogues Clin Neurosci 16:321–333.

Andreasen NC (1997) Linking mind and brain in the study of mental illnesses: a project for a scientific psychopathology. Science 275:1586–1593.

Angehrn E (2012) Das Menschenbild zwischen Hermeneutik und Naturalismus. In: Böker H, Seifritz E (Hrsg.) Psychotherapie und Neurowissenschaften. Integration – Kritik – Zukunftsaussichten. Bern: Hans Huber. S. 103–114.

Angermeyer MC, Millier A, Kouki M, Refaï T, Schomerus G, Toumi M (2014) Biogenetic explanations and emotional reactions to people with schizophrenia and major depressive disorder. Psychiatry Res 220:702–704.

Appel K, Schwahn C, Mahler J, Schulz A, Spitzer C, Fenske K, Stender J, Barnow S, John U, Teumer A, Biffar R, Nauck M, Völzke H, Freyberger HJ, Grabe HJ (2011) Moderation of adult depression by a polymorphism in the FKBP5 gene and childhood physical abuse in the general population. Neuropsychopharmacology 36:1982–1991.

Apter-Levy Y, Feldman M, Vakart A, Ebstein RP, Feldman R (2013) Impact of maternal depression across the first 6 years of life on the child's mental health, social engagement, and empathy: the moderating role of oxytocin. Am J Psychiatry 170:1161–1168.

Baker-Andresen D, Ratnu VS, Bredy TW (2013) Dynamic DNA methylation: a prime candidate for genomic metaplasticity and behavioral adaptation. Trends Neurosci 36:3–13.

Bale TL, Baram TZ, Brown AS, Goldstein JM, Insel TR, McCarthy MM, Nemeroff CB, Reyes TM, Simerly RB, Susser ES, Nestler EJ (2010) Early life programming and neurodevelopmental disorders. Biol Psychiatry 68:314–319.

Balser A, Straube B, Konrad C, Kircher T (2012) Die neuronalen Korrelate von Psychotherapie. In: Böker H, Seifritz E (Hrsg.) Psychotherapie und Neurowissenschaften. Integration – Kritik – Zukunftsaussichten. Bern: Hans Huber. S. 290–305.

Bartz JA, Zaki J, Ochsner KN, Bolger N, Kolevzon A, Ludwig N, Lydon JE (2010) Effects of oxytocin on recollections of maternal care and closeness. Proc Natl Acad Sci USA 107:21371–21375.

Bauer A (1991) Über Hyperopsie in der Medizin. Deutsches Ärzteblatt 88:A-1594–A-1595.

Baxter LR Jr, Schwartz JM, Bergman KS, Szuba MP, Guze BH, Mazziotta JC, Alazraki A, Selin CE, Ferng HK, Munford P, Phelps ME (1992) Caudate glucose metabolic rate changes with both drug and behavior therapy for obsessive-compulsive disorder. Arch Gen Psychiatry 49:681–689.

Beckermann A (2008) Das Leib-Seele-Problem. Eine Einführung in die Philosophie des Geistes. Paderborn: Wilhelm Fink.

Ben-Efraim YJ, Wasserman D, Wasserman J, Sokolowski M (2011) Gene-environment interactions between CRHR1 variants and physical assault in suicide attempts. Genes Brain Behav 10:663–672.

Bennett CM, Baird AA, Miller MB, Wolford GL (2010) Neural correlates of interspecies perspective taking in the post-mortem atlantic salmon: an argument for proper multiple comparisons correction. J Serendipitous Unexpected Results 1:1–5.

Bennett MR, Hacker PMS (2015) Die philosophischen Grundlagen der Neurowissenschaften. 3. Aufl. Darmstadt: Wissenschaftliche Buchgesellschaft.

Berkowitz RL, Coplan JD, Reddy DP, Gorman JM (2007) The human dimension: how the prefrontal cortex modulates the subcortical fear response. Rev Neurosci 18:191–207.

Bertsch K, Gamer M, Schmidt B, Schmidinger I, Walther S, Kästel T, Schnell K, Büchel C, Domes G, Herpertz SC (2013) Oxytocin and reduction of social threat hypersensitivity in women with borderline personality disorder. Am J Psychiatry 170:1169–1177.

Beutel ME, Stark R, Pan H, Silbersweig D, Dietrich S (2010) Changes of brain activation pre-post short-term psychodynamic inpatient psychotherapy: an fMRI study of panic disorder patients. Psychiatry Res 184:96–104.

Binder EB, Bradley RG, Liu W, Epstein MP, Deveau TC, Mercer KB, Tang Y, Gillespie CF, Heim CM, Nemeroff CB, Schwartz AC, Cubells JF, Ressler KJ (2008) Association of FKBP5 polymorphisms and childhood abuse with risk of posttraumatic stress disorder symptoms in adults. JAMA 299:1291–1305.

Binder EB, Salyakina D, Lichtner P, Wochnik GM, Ising M, Pütz B, Papiol S, Seaman S, Lucae S, Kohli MA, Nickel T, Künzel HE, Fuchs B, Majer M, Pfennig A, Kern N, Brunner J, Modell S, Baghai T, Deiml T, Zill P, Bondy B, Rupprecht R, Messer T, Köhnlein O, Dabitz H, Brückl T, Müller N, Pfister H, Lieb R, Mueller JC, Lõhmussar E, Strom TM, Bettecken T, Meitinger T, Uhr M, Rein T, Holsboer F, Muller-Myhsok B (2004) Polymorphisms in FKBP5 are associated with increased recurrence of depressive episodes and rapid response to antidepressant treatment. Nat Genet 36:1319–1325.

Blood AJ, Zatorre RJ (2001) Intensely pleasureable responses to music correlate with activity in brain regions implicated in reward and emotion. Proc Natl Acad Sci USA 98:11818–11823.

Blood AJ, Zatorre RJ, Bermudez P, Evans AC (1999) Emotional responses to pleasant and unpleasant music correlate with activity in paralimbic brain regions. Nat Neurosci 2:382–387.

Bock J, Braun K (2012) Prä- und postnatale Stresserfahrungen und Gehirnentwicklung. In: Böker H, Seifritz E (Hrsg.) Psychotherapie und Neurowissenschaften. Integration – Kritik – Zukunftsaussichten. Bern: Hans Huber. S. 150–164.

Bock J, Rether K, Gröger N, Xie L, Braun K (2014) Perinatal programming of emotional brain circuits: an integrative view from systems to molecules. Front Neurosci 8:11, doi: 10.3389/fnins.2014.00011.

Boersma GJ, Lee RS, Cordner ZA, Ewald ER, Purcell RH, Moghadam AA, Tamashiro KL (2014) Prenatal stress decreases BDNF expression and increases methylation of BDNF exon IV in rats. Epigenetics 9:437–447.

Böker H, Grimm S (2012) Emotion und Kognition bei depressiv Erkrankten. In: Böker H, Seifritz E (Hrsg.) Psychotherapie und Neurowissenschaften. Integration – Kritik – Zukunftsaussichten. Bern: Hans Huber. S. 309–351.

Böker H, Seifritz E (Hrsg.) Psychotherapie und Neurowissenschaften. Integration – Kritik – Zukunftsaussichten. Bern: Hans Huber.

Boll-Klatt A, Kohrs M (2014) Praxis der psychodynamischen Psychotherapie. Grundlagen – Modelle – Konzepte. Stuttgart: Schattauer.

Booij L, Wang D, Lévesque ML, Tremblay RE, Szyf M (2013) Looking beyond the DNA sequence: the relevance of DNA methylation processes for the stress-diathesis model of depression. Phil Trans R Soc B 368:20120251, doi: 10.1098/rstb.20120251.

Bos PA, Terburg D, van Honk J (2010) Testosterone decreases trust in socially naive humans. Proc Natl Acad Sci USA 107:9991–9995.

Bosch OG, Wetter TC (2012) Stress und Depression. In: Böker H, Seifritz E (Hrsg.) Psychotherapie und Neurowissenschaften. Integration – Kritik – Zukunftsaussichten. Bern: Hans Huber. S. 352–387.

Bösel RM (2006) Das Gehirn. Ein Lehrbuch der funktionellen Anatomie für die Psychologie. Stuttgart: Kohlhammer.

Bradley RG, Binder EB, Epstein MP, Tang Y, Nair HP, Liu W, Gillespie CF, Berg T, Evces M, Newport DJ, Stowe ZN, Heim CM, Nemeroff CB, Schwartz A, Cubells JF Ressler KJ (2008) Influence of child abuse on adult depression: moderation by the corticotropin-releasing hormone receptor gene. Arch Gen Psychiatry 65:190–200.

Braithwaite EC, Kundakovic M, Ramchandani PG, Murphy SE, Champagne FA (2015) Maternal prenatal depressive symptoms predict infant NR3C1 1F and BDNF IV DNA methylation. Epigenetics 10:408–417.

Braus D (2014) EinBlick ins Gehirn. Psychiatrie als angewandte klinische Neurowissenschaft. 3. Aufl. Stuttgart: Thieme.

Braus DF, Venter SA (2012) Das »Social Brain«. In: Böker H, Seifritz E (Hrsg.) Psychotherapie und Neurowissenschaften. Integration – Kritik – Zukunftsaussichten. Bern: Hans Huber. S. 275–289.

Bredy TW, Wu H, Crego C, Zellhoefer J, Sun YE, Barad M (2007) Histone modifications around individual BDNF gene promoters in prefrontal cortex are associated with extinction of conditioned fear. Learn Mem 14:268–276.

Broekman BF, Olff M, Boer F (2007) The genetic background to PTSD. Neurosci Biobehav Rev 31:348–362.

Brunner J (2016a) Psychotherapie oder Psychopharmakotherapie oder Kombinationstherapie? Psychotherapeut 61:285–293.

Brunner J (2016b) Ressourcenorientierte Psychotherapie. Psychotherapeut 61:255–270.

Buchheim A, Heinrichs M, George C, Pokorny D, Koops E, Henningsen P, O'Connor MF, Gündel H (2009) Oxytocin enhances the experience of attachment security. Psychoneuroendocrinology 34:1417–1422.

Buchheim A, Taubner S, George C (2012) Neuronale Korrelate von Bindungsmustern bei depressiv Erkrankten. In: Böker H, Seifritz E (Hrsg.) Psychotherapie und Neurowissenschaften. Integration – Kritik – Zukunftsaussichten. Bern: Hans Huber. S. 388–413.

Buchholz V, Kotsiari A, Bleich S, Frieling H (2013) Nature meets nurture: Die Bedeutung der Epigenetik für die Ätiologie psychischer Erkrankungen. Fortschr Neurol Psychiatr 81:369–380.

Burkett JP, Young LJ (2012) The behavioral, anatomical and pharmacological parallels between social attachment, love and addiction. Psychopharmacology 224:1–26.

Bus BA, Molendijk ML, Tendolkar I, Penninx BW, Prickaerts J, Elzinga BM, Voshaar RC (2015) Chronic depression is associated with a pronounced decrease in serum brain-derived neurotrophic factor over time. Mol Psychiatry 20:602–608.

Canli T, Lesch KP (2007) Long story short: the serotonin transporter in emotion regulation and social cognition. Nat Neurosci 10:1103–1109.

Cardoso C, Ellenbogen MA, Linnen AM. Acute intranasal oxytocin improves positive self-perceptions of personality. Psychopharmacology 220:741–749.

Caspi A, Sugden K, Moffitt TE, Taylor A, Craig IW, Harrington H, McClay J, Mill J, Martin J, Braithwaite A, Poulton R (2003) Influence of life stress on depression: moderation by a polymorphism in the 5-HTT gene. Science 18:386–389.

Champagne FA, Meaney MJ (2007) Transgenerational effects of social environment on variations in maternal care and behavioral response to novelty. Behav Neurosci 121:1353–1363.

Chen FS, Kumsta R, von Dawans B, Monakhov M, Ebstein RP, Heinrichs M (2011) Common oxytocin receptor gene (OXTR) polymorphism and social support interact to reduce stress in humans. Proc Natl Acad Sci USA 108:19937–19942.

Cicchetti D, Rogosch FA, Oshri A (2011) Interactive effects of corticotropin releasing hormone receptor 1, serotonin transporter linked polymorphic region, and child maltreatment on diurnal cortisol regulation and internalizing symptomatology. Dev Psychopathol 23:1125–1138.

Clark CL, St John N, Pasca AM, Hyde SA, Hornbeak K, Abramova M, Feldman H, Parker KJ, Penn AA (2013) Neonatal CSF oxytocin levels are associated with parent report of infant soothability and sociability. Psychoneuroendocrinology 38:1208–1212.

Copeland WE, Wolke D, Angold A, Costello EJ (2013) Adult psychiatric outcomes of bullying and being bullied by peers in childhood and adolescence. JAMA Psychiatry 70:419–426.

Coplan JD, Andrews MW, Rosenblum LA, Owens MJ, Friedman S, Gorman JM, Nemeroff CB (1996) Persistent elevations of cerebrospinal fluid concentrations of corticotropin-releasing factor in adult nonhuman primates exposed to early-life stressors: Implications for the pathophysiology of mood and anxiety disorders. Proc Natl Acad Sci USA 93:1619–1623.

Cross-Disorder Group of the Psychiatric Genomics Consortium (2013a) Genetic relationship between five psychiatric disorders estimated from genome-wide SNPs. Nat Genet 45:984–994.

Cross-Disorder Group of the Psychiatric Genomics Consortium (2013b) Identification of risk loci with shared effects on five major psychiatric disorders: a genome-wide analysis. Lancet 381:1371–1379.

Cuijpers P, Hollon SD, van Straten A, Bockting C, Berking M, Andersson G (2013) Does cognitive behaviour therapy have an enduring effect that is superior to keeping patients on continuation pharmacotherapy? A meta-analysis. BMJ Open 3:e002542, doi:10.1136/bmjopen-2012-002542.

Danese A, Pariante CM, Caspi A, Tylor A, Poulton R (2007) Childhood maltreatment predicts adult inflammation in a life-couse study. Proc Natl Acad Sci USA 104:1319–1324.

Daskalakis NP, Bagot RC, Parker KJ, Vinkers CH, de Kloet ER (2013) The three-hit concept of vulnerability and resilience: toward understanding adaptation to early-life adversity outcome. Psychoneuroendocrinology 38:1858–1873.

Davis M, Myers KM (2002) The role of glutamate and gamma-aminobutyric acid in fear extinction: clinical implications for exposure therapy. Biol Psychiatry 52:998–1007.

de Boer A, van Buel EM, Ter Horst GJ (2012) Love is more than just a kiss: a neurobiological perspective on love and affection. Neuroscience 201:114–124.

De Dreu CK, Greer LL, Handgraaf MJ, Shalvi S, Van Kleef GA, Baas M, Ten Velden FS, Van Dijk E, Feith SW (2010) The neuropeptide oxytocin regulates parochial altruism in intergroup conflict among humans. Science 328:1408–1411.

de Shazer S (2002) Der Dreh. 7. Aufl. Heidelberg: Carl-Auer-Systeme Verlag.

DeRubeis RJ, Hollon SD, Amsterdam JD, Shelton RC, Young PR, Salomon RM, O'Reardon JP, Lovett ML, Gladis MM, Brown LL, Gallop R (2005) Cognitive therapy vs medications in the treatment of moderate to severe depression. Arch Gen Psychiatry 62:409–416.

DeRubeis RJ, Siegle GJ, Hollon SD (2008) Cognitive therapy versus medication for depression: treatment outcomes and neural mechanisms. Nat Rev Neurosci 9:788–796.

Ditzen B, Hahlweg K, Fehm-Wolfsdorf G, Baucom D (2010) Assisting couples to develop healthy relationships: effects of couples relationship education on cortisol. Psychoneuroendocrinology 36:597–607.

Ditzen B, Neumann ID, Bodenmann G, von Dawans B, Turner RA, Ehlert U, Heinrichs M (2007) Effects of different kinds of couple interaction on cortisol and heart rate responses to stress in women. Psychoneuroendocrinology 32:565–574.

Ditzen B, Schaer M, Gabriel B, Bodenmann G, Ehlert U, Heinrichs M (2009) Intranasal oxytocin increases positive communication and reduces cortisol levels during couple conflict.

Domes G, Heinrichs M, Michel A, Berger C, Herpertz SC (2007) Oxytocin improves »mind-reading« in humans. Biol Psychiatry 61:731–733.

Domes G, Sibold M, Schulze L, Lischke A, Herpertz SC, Heinrichs M (2013) Intranasal oxytocin increases covert attention to positive social cues. Psychol Med 43:1747–1753.

Domschke K (2012) Patho-genetics of posttraumatic stress disorder. Psychiatr Danub 24:267–273.

Domschke K, Tidow N, Schwarte K, Deckert J, Lesch KP, Arolt V, Zwanzger P, Baune BT (2014) Serotonin transporter gene hypomethylation predicts impaired antidepressant treatment response. Int J Neuropsychopharmacol 17:1167–1176.

Donaldson ZR, Young LJ (2008) Oxytocin, vasopressin, and the neurogenetics of sociality. Science 322:900–904.

Dudai Y (2000) Neurobiology. The shaky trace. Nature 406:686–687.

Dwivedi Y, Rizavi HS, Conley RR, Roberts RC, Tamminga CA, Pandey GN (2003) Altered gene expression of brain-derived neurotrophic factor and receptor tyrosine kinase B in postmortem brain of suicide subjects. Arch Gen Psychiatry 60:804–815.

Eckermann JP (1999) Gespräche mit Goethe in den letzten Jahren seines Lebens. München: Deutscher Taschenbuch Verlag.

Ehring T, Welboren R, Morina N, Wicherts JM, Freitag J, Emmelkamp PM (2014) Meta-analysis of psychological treatments for posttraumatic stress disorder in adult survivors of childhood abuse. Clin Psychol Rev 34:645–657.

Esch T, Stefano GB (2005) The Neurobiology of Love. Neuro Endocrinol Lett 26:175–192.

Etkin A, Wager TD (2007) Functional neuroimaging of anxiety: a meta-analysis of emotional processing in PTSD, social anxiety disorder, and specific phobia. Am J Psychiatry 164:1476–1488.

Feldman R, Gordon I, Influs M, Gutbir T, Ebstein RP (2013) Parental oxytocin and early caregiving jointly shape children's oxytocin response and social reciprocity. Neuropsychopharmacology 38:1154–1162.

Ferenczi S (1999) Ohne Sympathie keine Heilung. Das klinische Tagebuch von 1932. Frankfurt am Main: Fischer Taschenbuch-Verlag.

Flückiger C, Wüsten G (2015) Ressourcenaktivierung. 2. Aufl. Bern: Huber.

Franklin TB, Russig H, Weiss IC, Gräff J, Linder N, Michalon A, Vizi S, Mansuy IM (2010) Epigenetic transmission of the impact of early stress across generations. Biol Psychiatry 68:408–415.

Freud S (1999 a) Abriss der Psychoanalyse. Gesammelte Werke, Bd. XVII. Frankfurt am Main: Fischer Taschenbuch Verlag. S. 63–94.

Freud S (1999 b) Jenseits des Lustprinzips. Gesammelte Werke, Bd. XIII. Frankfurt am Main: Fischer Taschenbuch Verlag. S. 1–69.

Freud S (1999 c) Weitere Bemerkungen über die Abwehr-Neuropsychosen. Gesammelte Werke, Bd. I. Frankfurt am Main: Fischer Taschenbuch Verlag. S. 3771–403.

Freud S (2015) Zur Auffassung der Aphasien. Sigmund Freud Gesamtausgabe, Bd. 3 (1891). Gießen: Psychosozial-Verlag. S. 13–106.

Frewen PA, Dozois DJ, Lanius RA (2008) Neuroimaging studies of psychological interventions for mood and anxiety disorders: empirical and methodological review. Clin Psychol Rev 28:228–246.

Friedel E, Schlagenhauf F, Sterzer P, Park SQ, Bermpohl F, Ströhle A, Stoy M, Puls I, Hägele C, Wrasse J, Büchel C, Heinz A (2009) 5-HTT genotype effect on prefrontal-amygdala coupling differs between major depression and controls. Psychopharmacology 205:261–271.

Frodl T, Reinhold E, Koutsouleris N, Donohoe G, Bondy B, Reiser M, Möller HJ, Meisenzahl EM (2010) Childhood stress, serotonin transporter gene and brain structures in major depression. Neuropsychopharmacology 35:1383–1390.

Fu CH, Williams SC, Cleare AJ, Scott J, Mitterschiffthaler MT, Walsh ND, Donaldson C, Suckling J, Andrew C, Steiner H, Murray RM (2008) Neural responses to sad facial expressions in major depression following cognitive behavioral therapy. Biol Psychiatry 64:505–512.

Fuchikami M, Morinobu S, Kurata A, Yamamoto S, Yamawaki S (2009) Single immobilization stress differentially alters the expression profile of transcripts of the brain-derived neurotrophic factor (BDNF) gene and histone acetylation at its promoters in the rat hippocampus. Int J Neuropsychopharmacol 12:73–82.

Fuchs T (2011) Gehirnkrankheiten oder Beziehungsstörungen? Eine systemisch-ökologische Konzeption psychischer Krankheit. In: Schiepek H (Hrsg.) Neurobiologie der Psychotherapie. 2. Aufl. Stuttgart: Schattauer. S. 375–383.

Fullana MA, Alonso P, Gratacòs M, Jaurrieta N, Jiménez-Murcia S, Segalàs C, Real E, Estivill X, Menchón JM (2012) Variation in the BDNF Val66Met polymorphism and response to cognitive-behavior therapy in obsessive-compulsive disorder. Eur Psychiatry 27:386–390.

Gabbard GO (2000) A neurobiologically informed perspective on psychotherapy. Br J Psychiatry 177:117–122.

Garakani A, Mathew SJ, Charney DS (2006) Neurobiology of anxiety disorders and implications for treatment. Mt Sinai J Med 73:941–949.

Gatt JM, Nemeroff CB, Dobson-Stone C, Paul RH, Bryant RA, Schofield PR, Gordon E, Kemp AH, Williams LM (2009) Interactions between BDNF Val66Met polymorphism and early life stress predict brain and arousal pathways to syndromal depression and anxiety. Mol Psychiatry 14:681–695.

Gavin DP, Chase KA, Sharma RP (2011) Enhancement of psychotherapy using epigenetic modulating drugs. Med Hypotheses 77:121–124.

Gewin V (2012) Turning point: Craig Bennett. Nature 490:437.

Gibb BE, Beevers CG, McGeary JE (2013) Toward an integration of cognitive and genetic models of risk for depression. Cogn Emot 27:193–216.

Gilbertson MW, Shenton ME, Ciszewski A, Kasai K, Lasko NB, Orr SP, Pitman RK (2002) Smaller hippocampal volume predicts pathologic vulnerability to psychological trauma. Nat Neurosci 5:1242–1247.

Goethe JW (1996) Faust. Hamburger Ausgabe (herausgegeben von Erich Trunz). Bd. 3. 16. Aufl. München: C. H. Beck.

Gogolla N, Caroni P, Lüthi A, Herry C (2009) Perineural nets protect fear memories from erasure. Science 325:1258–1261.

Goldapple K, Segal Z, Garson C, Lau M, Bieling P, Kennedy S, Mayberg H.Modulation of cortical-limbic pathways in major depression: treatment-specific effects of cognitive behavior therapy. Arch Gen Psychiatry 61:34–41.

Goossens L, Sunaert S, Peeters R, Griez EJ, Schruers KR (2007) Amygdala hyperfunction in phobic fear normalizes after exposure. Biol Psychiatry 62:1119–1125.

Gordon I, Zagoory-Sharon O, Leckman JF, Feldman R (2010) Prolactin, Oxytocin, and the development of paternal behavior across the first six months of fatherhood. Horm Behav 58:513–518.

Gotlib IH, Jorrmann J, Minor KL, Hallmayer J (2008) HPA axis reactivity: a mechanism underlying the associations among 5 HTTLPR, stress, and depression. Biol Psychiatry 63:847–851.

Grabe HJ, Schwahn C, Appel K, Mahler J, Schulz A, Spitzer C, Fenske K, Barnow S, Lucht M, Freyberger HJ, John U, Teumer A, Wallaschofski H, Nauck M, Völzke H (2010) Childhood maltreatment, the corticotropin-releasing hormone recpetor gene and adult depression in the general population. Am J Med Genet B Neuropsychiatr Genet 153B:1483–1493.

Grabe HJ, Schwahn C, Mahler J, Appel K, Schulz A, Spitzer C, Fenske K, Barnow S, Freyberger HJ, Teumer A, Petersmann A, Biffar R, Rosskopf D, John U, Völzke H (2012) Genetic epistasis between the brain-derived neurotrophic factor Val66Met polymorphism and the

5-HTT promoter polymorphism moderates the susceptibility to depressive disorders after childhood abuse. Prog Neuropsychopharmacol Biol Psychiatry 30:264–270.

Grawe K (2004) Neuropsychotherapie. Göttingen: Hogrefe.

Grawe K, Grawe-Gerber M (1999) Ressourcenaktivierung. Ein primäres Wirkprinzip der Psychotherapie. Psychotherapeut 44:63–73.

Gröger N, Matas E, Gos T, Lesse A, Poeggel G, Braun K, Bock J (2016) The transgenerational transmission of childhood adversity: behavioral, cellular, and epigenetic correlates. J Neural Transm 123:1037–1052.

Guastella AJ, Howard AL, Dadds MR, Mitchell P, Carson DS (2009) A randomized controlled trial of intranasal oxytocin as an adjunct to exposure therapy for social anxiety disorder. Psychoneuroendocrinology 34:917–923.

Haeffel GJ, Getchell M, Koposov RA, Yrigollen CM, Deyoung CG, Klinteberg BA, Oreland L, Ruchkin VV, Grigorenko EL (2008) Association between polymorphisms in the dopamine transporter gene an depression: evidence for a gene-environment interaction in a sample of juvenile detainees. Psychol Sci 19:62–69.

Haggard P, Eimer M (1999) On the relation between brain potentials and the awareness of voluntary movements. Exp Brain Res 126:128–133.

Hamlin JK, Wynn K (2011) Young infants prefer prosocial to antisocial others. Cogn Dev 26:30–39.

Hamlin JK, Wynn K, Bloom P (2007) Social evaluation by preverbal infants. Nature 450:557–559.

Hariri AR, Mattay VS, Tessitore A, Kolachana B, Fera F, Goldman D, Egan MF, Weinberger DR (2002) Serotonin transporter genetic variation and the response of the human amygdala. Science 297:400–403.

Hautzinger M (2012) Neurobiologische Effekte der Psychotherapie depressiver Störungen. In: Böker H, Seifritz E (Hrsg.) Psychotherapie und Neurowissenschaften. Integration – Kritik – Zukunftsaussichten. Bern: Hans Huber. S. 414–423.

Hecht D (2013) The neural basis of optimism and pessimism. Exp Neurobiol 22:173–199.

Hegerl U, Mergl R (2014) Unipolare Depression (ICD-10: F32–33). In: Juckel G, Edel M-A (Hrsg.) (2014) Neurobiologie und Psychotherapie. Integration und praktische Anwendung bei psychischen Störungen. Stuttgart: Schattauer. S. 90–103.

Heim C, Binder EB (2012) Current research trends in early life stress and depression: Review of human studies on sensitive periods, gene-environment interactions, and epigenetics. Exp Neurol 233:102–111.

Heim C, Bradley B, Mletzko TC, Deveau TC, Musselman DL, Nemeroff CB, Ressler KJ, Binder EB (2009a) Effect of childhood trauma on adult depression and neuroendocrine function: sex-specific moderation by CRH receptor 1 gene. Front Behav Neurosci 3:41, doi: 10.3389/neuro.08.041.2009.

Heim C, Nemeroff CB (2009) Neurobiology of posttraumatic stress disorder. CNS Spectr 14:13–24.

Heim C, Newport DJ, Mletzko T, Miller AH, Nemeroff CB (2008) The link between childhood trauma and depression: insights from HPA axis studies in humans. Psychoneuroendocrinology 33:693–710.

Heim C, Young LJ, Newport DJ, Mletzko T, Miller AH, Nemeroff CB (2009b) Lower CSF oxytocin concentrations in women with a history of childhood abuse. Mol Psychiatry 14:954–958.

Heim CB, Newport DJ, Miller AH, Nemeroff CB (2000) Long-term neuroendocrine effects of childhood maltreatment. JAMA 284:2321.

Heinrichs M, von Dawans B, Domes G (2009) Oxytocin, vasopressin, and human social behavior. Front Neuroendocrinol 30:548–557.

Hell D (2014) Krankheit als seelische Herausforderung. 2. Aufl. Basel: Schwabe reflexe.

Henningsen P (1998) Im Spiegel des Anderen sich selbst erkennen? Zur Bedeutung der kognitiven Neurowissenschaft für die Psychoanalyse. Psychother Psychosom Med Psychol 48:78–87.

Henningsen P (2000) Vom Gehirn lernen? Zur Neurobiologie von psychischer Struktur und innerer Repräsentanz. Forum Psychoanal 16:99–115.

Henningsen P (2003) Kognitive Neurowissenschaft als »Umgangslehre«. Ein aktuelles Erklärungsmodell für die Medizin? In: Jacobi RME, Janz D (Hrsg.) Zur Aktualität Viktor von Weizsäckers. Würzburg: Königshausen & Neumann. S. 103–125.

Henningsen P (2009) Vom Nutzen der Neurobiologie für die Erforschung der Seele. In: Anghern E, Küchenhoff J (Hrsg.) Die Vermessung der Seele. Konzepte des Selbst in Philosophie und Psychoanalyse. Weilerswist: Velbrück Wissenschaft. S. 126–138.

Henningsen P, Kirmayer LJ (2000) Mind beyond the net: implications of cognitive neuroscience for cultural psychiatry. Transcult Psychiatry 37:467–494.

Hoff P (2012) Psychopathologie und die Identität des Faches Psychiatrie. In: Böker H, Seifritz E (Hrsg.) Psychotherapie und Neurowissenschaften. Integration – Kritik – Zukunftsaussichten. Bern: Hans Huber. S. 567–580.

Hoffmann N, Hofmann B (2008) Selbstfürsorge für Therapeuten und Berater. Weinheim: Beltz.

Hofmann SG, Meuret AE, Smits JA, Simon NM, Pollack MH, Eisenmenger K, Shiekh M, Otto MW (2006) Augmentation of exposure therapy with D-cycloserine for social anxiety disorder. Arch Gen Psychiatry 63:298–304.

Hoffmann SO (2016) Psychodynamische Therapie von Angststörungen. 2. Aufl. Stuttgart: Schattauer.

Holsboer F (2000) The corticosteroid receptor hypothesis of depression. Neuropsychopharmacology 23:477–501.

Holstege G, Georgiadis JR, Paans AM, Meiners LC, van der Graaf FH, Reinders AA (2003) Brain activation during human male ejaculation. J Neurosci 23:9185–9193.

Hommers LG, Domschke K, Deckert J (2015) Heterogeneity and individuality: microRNAs in mental disorders. J Neural Transm 122:79–97.

Hompes T, Izzi B, Gellens E, Morreels M, Fieuws S, Pexsters A, Schops G, Dom M, Van Bree R, Freson K, Verhaeghe J, Spitz B, Demyttenaere K, Glover V, Van den Bergh B, Allegaert K, Claes S (2013) Investigating the influence of maternal cortisol and emotional state during pregnancy on the DNA methylation status of the glucocorticoid receptor gene (NR3C1) promoter region in cord blood. J Psychiatr Res 47:880–891.

Hornung OP, Heim CM (2014) Gene-environment interactions and intermediate phenotypes: early trauma and depression. Front Endocrinol (Lausanne) 5:14, doi: 10.3389/fendo.2014.00014.

Hoskins M, Pearce J, Bethell A, Dankova L, Barbui C, Tol WA, van Ommeren M, de Jong J, Seedat S, Chen H, Bisson JI (2015) Pharmacotherapy for posttraumatic stress disorder: systematic review and meta-analysis. Br J Psychiatry 206:93–100.

Huhn M, Tardy M, Spineli LM, Kissling W, Förstl H, Pitschel-Walz G, Leucht C, Samara M, Dold M, Davis JM, Leucht S (2014) Efficacy of pharmacotherapy and psychotherapy for adult psychiatric disorders: a systematic overview of meta-analyses. JAMA Psychiatry 71:706–715.

Hunter RG, McCarthy KJ, Milne TA, Pfaff DW, McEwen BS (2009) Regulation of hippocampal H3 histone methylation by acute and chronic stress. Proc Natl Acad Sci USA 106:20912–20917.

Insel TR (2003) Is social attachment an addictive disorder? Physiol Behav 79:351–357.

Insel TR, Young LJ (2001) The neurobiology of attachment. Nat Rev Neurosci 2:129–136.

Ising M, Depping AM, Siebertz A, Lucae S, Unschuld PG, Kloiber S, Horstmann S, Uhr M, Müller-Myhsok B, Holsboer F (2008) Polymorphisms in the FKBP5 gene region modulate recovery from psychosocial stress in healthy controls. Eur J Neurosci 28:389–398.

Jabbi M, Korf J, Kema IP, Hartman C, van der Pompe G, Minderaa RB, Ormel J, den Boer JA (2007) Convergent genetic modulation of the endocrine stress response involves polymorphic variations of 5-HTT, COMT and MAOA. Mol Psychiatry 12:483–490.

Jackson F (1997) What Mary didn't know. In: Block N, Flanagan O, Güzeldere G (Hrsg.) The nature of consciousness: philosophical debates. Cambridge: MIT Press. S. 567–570.

Jäncke L (2002) Möglichkeiten und Grenzen neurowissenschaftlicher Ansätze in der Psychiatrie: Eine neuropsychologische Perspektive. In: Böker H, Seifritz E (Hrsg.) Psychotherapie und Neurowissenschaften. Integration – Kritik – Zukunftsaussichten. Bern: Hans Huber. S. 82–102.

Jaspers K (1973) Allgemeine Psychopathologie. 9. Aufl. Berlin: Springer.

Jawahar MC, Murgatroyd C, Harrison E, Baune BT (2015) Epigenetic alterations following early postnatal stress: a review on novel aetiological mechanisms of common psychiatric disorders. Clin Epigenetics 7:122, doi: 10.1186/s13148-015-0156-3.

Jezierski G, Braun K, Gruss M (2006) Epigenetic modulation of the developing serotonergic neurotransmission in the semi-precocial rodent Octodon degus. Neurochem Int 48:350–357.

Juckel G, Edel M-A (Hrsg.) (2014) Neurobiologie und Psychotherapie. Integration und praktische Anwendung bei psychischen Störungen. Stuttgart: Schattauer.

Jud A, Rassenhofer M, Witt A, Münzer A, Fegert JM (2016) Häufigkeitsangaben zum sexuellen Missbrauch. Internationale Einordnung, Bewertung der Kenntnislage in Deutschland, Beschreibung des Entwicklungsbedarfs. (https://beauftragter-missbrauch.de/fileadmin/Content/pdf/Pressemitteilungen/Expertise_Häufigkeitsangaben.pdf, Zugriff am 25.5.2016).

Kächele H, Grundmann E, Thomä H (2012) Metaphern der Seele. In: Böker H, Seifritz E (Hrsg.) Psychotherapie und Neurowissenschaften. Integration – Kritik – Zukunftsaussichten. Bern: Hans Huber. S. 115–127.

Kanfer F, Reinecker H, Schmelzer D (2012) Selbstmanagement-Therapie. 5. Aufl. Berlin, Heidelberg: Springer.

Kang HJ, Kim JM, Stewart R, Kim SY, Bae KY, Kim SW, Shin IS, Shin MG, Yoon JS (2013) Association of SLC6A4 methylation with early adversity, characteristics and outcomes in depression. Prog Neuropsychopharmacol Biol Psychiatry 44:23–28.

Karg K, Burmeister M, Shedden K, Sen S (2011) The serotonin transporter promoter variant (5-HTTLPR), stress, and depression meta-analysis revisted: evidence of genetic moderation. Arch Gen Psychiatry 68:444–454.

Kaufman J, Yang BZ, Douglas-Palumberi H, Grasso D, Lipschitz D, Houshyar S, Krystal JH, Gelernter J (2006) Brain-derived neurotrophic factor-5-HTTLPR gene interactions and environmental modifiers of depression in children. Biol Psychiatry 59:673–680.

Kaufman J, Yang BZ, Douglas-Palumberi H, Houshyar S, Lipschitz D, Krystal JH, Gelernter J (2004) Social supports and serotonin transporter gene moderate depression in maltreated children. Proc Natl Acad Sci USA 101:17316–17321.

Keil G (2003) Über den Homunkulus-Fehlschluß. Zeitschrift für philosophische Forschung 57:1–26.

Keil G (2007) Willensfreiheit. Berlin: de Gruyter.

Keller S, Sarchiapone M, Zarrilli F, Videtic A, Ferraro A, Carli V, Sacchetti S, Lembo F, Angiolillo A, Jovanovic N, Pisanti F, Tomaiuolo R, Monticelli A, Balazic J, Roy A, Marusic A, Cocozza S, Fusco A, Bruni CB, Castaldo G, Chiariotti L (2010) Increased BDNF promoter methylation in the Wernicke area of suicide subjects. Arch Gen Psychiatry 67:258–267.

Kendler KS, Kuhn JW, Vittum J, Prescott CA, Riley B (2005) The interaction of stressful life events and a serotonin transporter polymorphism in the prediction of episodes of major depression: a replication. Arch Gen Psychiatry 62:529–535.

Kennedy SH1, Konarski JZ, Segal ZV, Lau MA, Bieling PJ, McIntyre RS, Mayberg HS (2007) Differences in brain glucose metabolism between responders to CBT and venlafaxine in a 16-week randomized controlled trial. Am J Psychiatry 164:778–788.

Kim J (1998) Philosophie des Geistes. Wien: Springer.

Kim S, Fonagy P, Allen J, Strathearn L (2014) Mothers' unresolved trauma blunts amygdala response to infant distress. Soc Neurosci 9:352–363.

Kinnally EL, Lyons LA, Abel K, Mendoza S, Capitanio JP (2008) Effects of early experience and genotype on serotonin transporter regulation in infant rhesus macaques. Genes Brain Behav 7:481–486.

Klein AM, Glaesmer H (2012) Genetik, Gen-Umwelt-Interaktionen und Epigenetik bei der Entstehung depressiver Erkrankungen. Psychother Psych Med 62:95–101.

Kobiella A, Reimold M, Ulshöfer DE, Ikonomidou VN, Vollmert C, Vollstädt-Klein S, Rietschel M, Reischl G, Heinz A, Smolka MN (2011) How the serotonin transporter 5-HTTLPR polymorphism influences amygdala function: the roles of in vivo serotonin transporter expression and amygdala structure. Transl Psychiatry 1:e37, doi: 10.1038/tp.2011.29.

Koch SB, van Zuiden M, Nawijn L, Frijling JL, Veltman DJ, Olff M (2014) Intranasal oxytocin as strategy for medication-enhanced psychotherapy of PTSD: salience processing and fear inhibition processes. Psychoneuroendocrinology 40:242–256.

Konrad K, Firk C, Uhlhaas PJ (2013) Brain development during adolescence: neuroscientific insights into this developmental period. Dtsch Arztebl Int 110:425–431.

Korosi A, Baram TZ (2009) The pathways from mother's love to baby's future. Front Behav Neurosci 3:27, doi: 10.3389/neuro.08.027.2009.

Kosfeld M, Heinrichs M, Zak PJ, Fischbacher U, Fehr E (2005) Oxytocin increases trust in humans. Nature 435:673–676.

Krämer B, Schnyder U (2012) Neurobiologie und Therapie der Posttraumatischen Belastungsstörung. In: Böker H, Seifritz E (Hrsg.) Psychotherapie und Neurowissenschaften. Integration – Kritik – Zukunftsaussichten. Bern: Hans Huber. S. 504–523.

Labonté B, Suderman M, Maussion G, Lopez JP, Navarro-Sánchez L, Yerko V, Mechawar N, Szyf M, Meaney MJ, Turecki G (2013) Genome-wide methylation changes in the brains of suicide completers. Am J Psychiatry 170:511–520.

Labonté B, Suderman M, Maussion G, Navaro L, Yerko V, Mahar I, Bureau A, Mechawar N, Szyf M, Meaney MJ, Turecki G (2012) Genome-wide epigenetic regulation by early-life trauma. Arch Gen Psychiatry 69:722–731.

Labuschagne I, Phan KL, Wood A, Angstadt M, Chua P, Heinrichs M, Stout JC, Nathan PJ (2010) Oxytocin attenuates amygdala reactivity to fear in generalized social anxiety disorder. Neuropsychopharmacology 35:2403–2413.

Lamarck J-B (1809) Philosophie Zoologique. Paris: Museum d'Histoire Naturelle (Jardin des Plantes).

LeDoux J (1998) Fear and the brain: where have we been, and where are we going? Biol Psychiatry 44:1229–1238.

LeDoux JE (2000) Emotion circuits in the brain. Annu Rev Neurosci 23:155–184.

Lee PR, Brady DL, Shapiro RA, Dorsa DM, Koenig JI (2007) Prenatal stress generates deficits in rat social behavior: reversal by oxytocin. Brain Res 1156:152–167.

Lee R, Geracioti TD Jr, Kasckow JW, Coccaro EF (2005) Childhood trauma and personality disorder: positive correlation with adult CSF corticotropin-releasing factor concentrations. Am J Psychiatry 162:995–997.

Leichsenring F, Rabung S (2011) Long-term psychodynamic psychotherapy in complex mental disorders: update of a meta-analysis. Br J Psychiatry 199:15–22.

Levine J (1997) On leaving out what it's like. In: Block N, Flanagan O, Güzeldere G (Hrsg.) The nature of consciousness: philosophical debates. Cambridge: MIT Press. S. 543–555.

Libet B, Gleason CA, Wright EW, Pearl DK (1983) Time of conscious intention to act in relation to onset of cerebral activity (readiness-potential). The unconscious initiation of a freely voluntary act. Brain 106:623–642.

Lohoff FW (2010) Overview of the genetics of major depressive disorder. Curr Psychiatry Rep 12:539–546.

Lomanowska AM, Boivin M, Hertzman C, Fleming AS (2015) Parenting begets parenting: A neurobiological perspective on early adversity and the transmission of parenting styles across generations. Neuroscience 2015 Sep 16, pii: S0306-4522(15)00848-9, doi: 10.1016/j.neuroscience.2015.09.029.

Luminet O, Grynberg D, Ruzette N, Mikolajczak M (2011) Personality-dependent effects of oxytocin: greater social benefits for high alexithymia scorers. Biol Psychol 87:401–406.

Lupien SJ, McEwen BS, Gunnar MR, Heim C (2009) Effects of stress throughout the lifespan on the brain, behaviour and cognition. Nat Rev Neurosci 10:434–445.

Maccari S, Krugers HJ, Morley-Fletcher S, Szyf M, Brunton PJ (2014) The consequences of early-life adversity: neurobiological, behavioural and epigenetic adaptations. J Neuroendocrinol 26:707–723.

Mann JJ, Currier DM (2010) Stress, genetics and epigenetic effects on the neurobiology of suicidal behavior and depression. Eur Psychiatry 25:268–271.

Marshall RD, Garakani A (2002) Psychobiology of the acute stress response and its relationship to the psychobiology of post-traumatic stress disorder. Psychiatr Clin North Am 25:385–395.

Mascaro JS, Hackett PD, Rilling JK (2013) Testicular volume is inversely correlated with nurturing-related brain activity in human fathers. Proc Natl Acad Sci USA 110:15746–15751.

Mascaro JS, Hackett PD, Rilling JK (2014) Differential neural responses to child and sexual stimuli in human fathers and non-fathers and their hormonal correlates. Psychoneuroendocrinology 46:153–163.

Mayberg HS (1997) Limbic-cortical dysregulation: a proposed model of depression. J Neuropsychiatry Clin Neurosci 9:471–481.

Mayberg HS (2003) Modulating dysfunctional limbic-cortical circuits in depression: towards development of brain-based algorithms for diagnosis and optimised treatment. Br Med Bull 65:193–207.

McCall C, Singer T (2012) The animal and human neuroendocrinology of social cognition, motivation and behavior. Nat Neurosci 15:681–688.

McCarthy MM (2013) A piece in the puzzle of puberty. Nat Neurosci 16:251–253.

McEwen BS, Eiland L, Hunter RG, Miller MM (2012) Stress and anxiety: structural plasticity and epigenetic regulation as a consequence of stress. Neuropharmacology 62:3–12.

McGloin JM, Widom CS (2001) Resilience among abused and neglected children grown up. Dev Psychopathol 13:1021–1038.

McGowan PO, Sasaki A, D'Alessio AC, Dymov S, Labonté B, Szyf M, Turecki G, Meaney MJ (2009) Epigenetic regulation of the glucocorticoid receptor in human brain associates with childhood abuse. Nat Neurosci 12:342–348.

McGowan PO, Suderman M, Sasaki A, Huang TC, Hallett M, Meaney MJ, Szyf M (2011) Broad epigenetic signature of maternal care in the brain of adult rats. PLoS One 6(2):e14739, doi: 10.1371/journal.pone.0014739.

McGrath CL, Kelley ME, Holtzheimer PE, Dunlop BW, Craighead WE, Franco AR, Craddock RC, Mayberg HS (2013) Toward a neuroimaging treatment selection biomarker for major depressive disorder. JAMA Psychiatry 70:821–829.

Meinlschmidt G, Heim C (2007) Sensitivity to intranasal oxytocin in adult men with early parental separation. Biol Psychiatry 61:1109–1111.

Melas PA, Rogdaki M, Lennartsson A, Björk K, Qi H, Witasp A, Werme M, Wegener G, Mathé AA, Svenningsson P, Lavebratt C (2012) Antidepressant treatment is associated with epigenetic alterations in the promoter of P11 in a

genetic model of depression. Int J Neuropsychopharmacol 15:669–679.
Menke A, Binder EB (2014) Epigenetic alterations in depression and antidepressant treatment. Dialogues Clin Neurosci 16:395–404.
Mentha D (2013) Zur Neurobiologie der Ressourcenorientierung. In: Schemmel H, Schaller J (2013) Ressourcen. Ein Hand- und Lesebuch zur therapeutischen Arbeit. 2. Aufl. Tübingen: dgvt. S. 87–129.
Meyer-Lindenberg A, Domes G, Kirsch P, Heinrichs M (2011) Oxytocin and vasopressin in the human brain: social neuropeptides for translational medicine. Nat Rev Neurosci 12:524–538.
Mitchelmore C, Gede L (2014) Brain derived neurotrophic factor: epigenetic regulation in psychiatric disorders. Brain Res 1586:162–172.
Molendijk ML, Spinhoven P, Polak M, Bus BA, Penninx BW, Elzinga BM (2014) Serum BDNF concentrations as peripheral manifestations of depression: evidence from a systematic review and meta-analyses on 179 associations (N=9484). Mol Psychiatry 19:791–800.
Monk C, Spicer J, Champagne FA (2012) Linking prenatal maternal adversity to developmental outcomes in infants: the role of epigenetic pathways. Dev Psychopathol 24:1361–1376.
Morhenn V, Beavin LE, Zak PJ (2012) Massage increases oxytocin and reduces adrenocorticotropin hormone in humans. Altern Ther Health Med 18:11–18.
Moriceau S, Sullivan RM (2005) Neurobiology of infant attachment. Dev Psychobiol 47:230–242.
Mueller A, Armbruster D, Moser DA, Canli T, Lesch KP, Brocke B, Kirschbaum C (2011) Interaction of serotonin transporter gene-linked polymorphic region and stressful life events predicts cortisol stress response. Neuropsychopharmacology 36:1332–1339.
Mueller A, Brocke B, Fries E, Lesch KP, Kirschbaum C (2010) The role of the serotonin transporter polymorphism for the endocrine stress response in newborns. Psychoneuroendocrinology 35:289–296.
Mueller BR, Bale TL (2008) Sex-specific programming of offspring emotionality after stress early in pregnancy. J Neurosci 28:9055–9065.
Murgatroyd C, Patchev AV, Wu Y, Micale V, Bockmühl Y, Fischer D, Holsboer F, Wotjak CT, Almeida OF, Spengler D (2009) Dynamic DNA methylation programs persistent adverse effects of early-life stress. Nat Neurosci 12:1559–1566.
Murgatroyd C, Spengler D (2011) Epigenetic programming of the HPA axis: early life decides. Stress 14:581–589.

Nagel T (1997) What is it like to be a bat? In: Block N, Flanagan O, Güzeldere G (Hrsg.) The nature of consciousness: philosophical debates. Cambridge: MIT Press. S. 519–527.
Nagel T (2016) Geist und Kosmos. Warum die materialistische neodarwinistische Konzeption der Natur so gut wie sicher falsch ist. Berlin: Suhrkamp.
Nakatani E, Nakgawa A, Ohara Y, Goto S, Uozumi N, Iwakiri M, Yamamoto Y, Motomura K, Iikura Y, Yamagami T (2003) Effects of behavior therapy on regional cerebral blood flow in obsessive-compulsive disorder. Psychiatry Res 124:113–120.
Nanni V, Uher R, Danese A (2012) Childhood maltreatment predicts unfavorable course of illness and treatment outcome in depression: a meta-analysis. Am J Psychiatry 169:141–151.
Nemeroff CB, Heim CM, Thase ME, Klein DN, Rush AJ, Schatzberg AF, Ninan PT, McCullough JP Jr, Weiss PM, Dunner DL, Rothbaum BO, Kornstein S, Keitner G, Keller MB (2003) Differential responses to psychotherapy versus pharmacotherapy in patients with chronic forms of major depression and childhood trauma. Proc Natl Acad Sci USA 100:14293–14296.
Neumann ID, Landgraf R (2012) Balance of brain oxytocin and vasopressin: implications for anxiety, depression, and social behaviors. Trends Neurosci 35:649–659.
Newport DJ, Heim C, Bonsall R, Miller AH, Nemeroff CB (2004) Pituitary-adrenal responses to standard and low-dose dexamethasone suppression tests in adult survivors of child abuse. Biol Psychiatry 55:10–20.
Nickel T, Sonntag A, Schill J, Zobel AW, Ackl N, Brunnauer A, Murck H, Ising M, Yassouridis A, Steiger A, Zihl J, Holsboer F (2003) Clinical and neurobiological effects of tianeptine and paroxetine in major depression. J Clin Psychopharmacol 23:155–168.
Nida-Rümelin J (2005) Über menschliche Freiheit. Stuttgart: Reclam.
Norberg MM, Krystal JH, Tolin DF (2008) A meta-analysis of D-cycloserine and the facilitation of fear extinction and exposure therapy. Biol Psychiatry 63:1118–1126.
Notzon S, Domschke K, Holitschke K, Ziegler C, Arolt V, Pauli P, Reif A, Deckert J, Zwanzger P (2016) Attachment style and oxytocin receptor gene variation interact in influencing social anxiety. World J Biol Psychiatry 17:76–83.
O'Hara R, Schröder CM, Mahadevan R, Schatzberg AF, Lindley S, Fox S, Weiner M, Kraemer HC, Noda A, Lin X, Gray HL, Hallmayer JF (2007) Serotonin transporter polymorphism,

memory and hippocampal volume in the elderly: association and interaction with cortisol. Mol Psychiatry 12:544–555.

Oberlander TF, Weinberg J, Papsdorf M, Grunau R, Misri S, Devlin AM (2008) Prenatal exposure to maternal depression, neonatal methylation of human glucocorticoid receptor gene (NR3C1) and infant cortisol stress responses. Epigenetics 3:97–106.

Olff M, de Vries GJ, Güzelcan Y, Assies J, Gersons BP (2007) Changes in cortisol and DHEA plasma levels after psychotherapy for PTSD. Psychoneuroendocrinology 32:619–626.

Otto MW, Tolin DF, Simon NM, Pearlson GD, Basden S, Meunier SA, Hofmann SG, Eisenmenger K, Krystal JH, Pollack MH (2010) Efficacy of d-cycloserine for enhancing response to cognitive-behavior therapy for panic disorder. Biol Psychiatry 67:365–370.

Pace TW, Mletzko TC, Alagbe O, Musselman DL, Nemeroff CB, Miller AH, Heim CM (2006) Increased stress-induced inflammatory responses in male patients with major depression and increased early life stress. Am J Psychiatry 163:1630–1633.

Paquette V, Lévesque J, Mensour B, Leroux JM, Beaudoin G, Bourgouin P, Beauregard M (2003) »Change the mind and you change the brain«: effects of cognitive-behavioral therapy on the neural correlates of spider phobia. Neuroimage 18:401–409.

Parker KJ, Garner JP, Libove RA, Hyde SA, Hornbeak KB, Carson DS, Liao CP, Phillips JM, Hallmayer JF, Hardan AY (2014) Plasma oxytocin concentrations and OXTR polymorphisms predict social impairments in children with and without autism spectrum disorder. Proc Natl Acad Sci USA 111:12258–12263.

Paslakis G, Bleich S, Frieling H, Deuschle M (2011) Epigenetische Mechanismen der Depression. Nervenarzt 82:1431–1439.

Patel R, Spreng RN, Shin LM, Girard TA (2012) Neurocircuitry models of posttraumatic stress disorder and beyond: a meta-analysis of functional neuroimaging studies. Neurosci Biobehav Rev 36:2130–2142.

Perroud N, Paoloni-Giacobino A, Prada P, Olié E, Salzmann A, Nicastro R, Guillaume S, Mouthon D, Stouder C, Dieben K, Huguelet P, Courtet P, Malafosse A (2011) Increased methylation of glucocorticoid receptor gene (NR3C1) in adults with a history of childhood maltreatment: a link with the severity and type of trauma. Transl Psychiatry 1:e59, doi: 10.1038/tp.2011.60.

Perroud N, Salzmann A, Prada P, Nicastro R, Hoeppli ME, Furrer S, Ardu S, Krejci I, Karege F, Malafosse A (2013) Response to psychotherapy in borderline personality disorder and methylation status of the BDNF gene. Transl Psychiatry 3:e207, doi: 10.1038/tp.2012.140.

Pitman RK, Rasmusson AM, Koenen KC, Shin LM, Orr SP, Gilbertson MW, Milad MR, Liberzon I (2012) Biological studies of posttraumatic stress disorder. Nat Rev Neurosci 13: 769–787.

Polanczyk G, Caspi A, Williams B, Price TS, Danese A, Sugden K, Uher R, Poulton R, Moffitt TE (2009) Protective effect of CRHR1 gene variants on the development of adult depression following childhood maltreatment: replication and extension. Arch Gen Psychiatry 66:978–985.

Provençal N, Suderman MJ, Guillemin C, Massart R, Ruggiero A, Wang D, Bennett AJ, Pierre PJ, Friedman DP, Côté SM, Hallett M, Tremblay RE, Suomi SJ, Szyf M (2012) The signature of maternal rearing in the methylome in rhesus macaque prefrontal cortex and T cells. J Neurosci 32:15626–15642.

Pusalkar M, Suri D, Kelkar A, Bhattacharya A, Galande S, Vaidya VA (2016) Early stress evokes dysregulation of histone modifiers in the medial prefrontal cortex across the life span. Dev Psychobiol 58:198–210

Raabe FJ, Spengler D (2013) Epigenetic risk factors in PTSD and depression. Front Psychiatry 4:80, doi: 10.3389/fpsyt.2013.00080.

Radley JJ, Kabbaj M, Jacobson L, Heydendael W, Yehuda R, Herman JP (2011) Stress risk factors and stress-related pathology: neuroplasticity, epigenetics and endophenotypes. Stress 14:481–497.

Radtke KM, Ruf M, Gunter HM, Dohrmann K, Schauer M, Meyer A, Elbert T (2011) Transgenerational impact of intimate partner violence on methylation in the promoter of the glucocorticoid receptor. Transl Psychiatry 1: e21, doi: 10.1038/tp.2011.21.

Rapaport MH, Schettler P, Bresee C (2012) A preliminary study of the effects of repeated massage on hypothalamic-pituitary-adrenal and immune function in healthy individuals: a study of mechanisms of action and dosage. J Altern Complement Med 18:789–797.

Rendon M (2008) Psychoanalysis, a bridge between attachment research and neurobiology. Am J Psychoanal 68:148–155.

Ressler KJ, Bradley B, Mercer KB, Deveau TC, SmithAK, Gillespie CF, Nemeroff CB, Cubells JF, Binder EB (2010) Polymorphisms in CRHR1 and the serotonin transporter loci: gene × gene × environment interactions on depressive symptoms. Am J Med Genet Part B 153B:812–824.

Richter A (2012) Empathie: Wie können klinische Erfahrungen und Neurowissenschaften in Beziehung gesetzt werden? In: Böker H, Seifritz E (Hrsg.) Psychotherapie und Neurowissenschaften. Integration – Kritik – Zukunftsaussichten. Bern: Hans Huber. S. 181–200.

Riem MM, Bakermans-Kranenburg MJ, Pieper S, Tops M, Boksem MA, Vermeiren RR, van Ijzendoorn MH, Rombouts SA (2011) Oxytocin modulates amygdala, insula, and inferior frontal gyrus responses to infant crying: a randomized controlled trial. Biol Psychiatry 70:291–297.

Rilling JK, Young LJ (2014) The biology of mammalian parenting and its effect on offspring social development. Science 345:771–776.

Roberts S, Lester KJ, Hudson JL, Rapee RM, Creswell C, Cooper PJ, Thirlwall KJ, Coleman JRI, Breen G, Wong CCY, Eley TC (2014) Serotonin transporter methylation and response to cognitive behaviour therapy in children with anxiety disorders. Transl Psychiatry 4:e444, doi: 10.1038/tp.2014.83.

Romero T, Nagasawa M, Mogi K, Hasegawa T, Kikusui T (2014) Oxytocin promotes social bonding in dogs. Proc Natl Acad Sci USA 111:9085–9090.

Roth G (2003) Fühlen, Denken, Handeln. Wie das Gehirn unser Verhalten steuert. Frankfurt: Suhrkamp.

Roth G (2012) Die Psychoanalyse aus Sicht der Hirnforschung. In: Böker H, Seifritz E (Hrsg.) Psychotherapie und Neurowissenschaften. Integration – Kritik – Zukunftsaussichten. Bern: Hans Huber. S. 73–81.

Roth G (2016) Wirkung vorgeburtlicher und frühnachgeburtlicher Umwelteinflüsse auf Gehirn und Psyche. Psychotherapeut 61:118–123.

Roth G, Dicke U (2006) Funktionelle Neuroanatomie des limbischen Systems. In: Förstl H, Hautzinger M, Roth G (Hrsg.) Neurobiologie psychischer Störungen. Heidelberg: Springer.

Roth TL, Lubin FD, Funk AJ, Sweatt JD (2009) Lasting epigenetic influence of early-life adversity on the BDNF gene. Biol Psychiatry 65:760–769.

Roth TL, Zoladz PR, Sweatt JD, Diamond DM (2011) Epigenetic modification of hippocampal BDNF DNA in adult rats in an animal model of post-traumatic stress disorder. J Psychiatr Res 45:919–926.

Roy A, Gorodetsky E, Yuan Q, Goldman D, Enoch MA (2010) Interaction of FKBP5, a stress-related gene, with childhood trauma increases the risk for attempting suicide. Neuropsychopharmacology 35:1674–1683.

Rudolf G (2011) Psychodynamische Psychotherapie. Die Arbeit an Konflikt, Struktur und Trauma. Stuttgart: Schattauer.

Rudolf G (2013a) Depressiver Grundkonflikt und seine Verarbeitungen. In: Rudolf G, Henningsen P (Hrsg.) Psychotherapeutische Medizin und Psychosomatik. Ein einführendes Lehrbuch auf psychodynamischer Grundlage. 7. Aufl. Stuttgart: Thieme. S. 123–144.

Rudolf G (2013b) Entwicklungsgeschichtliche Grundlagen. In: Rudolf G, Henningsen P (Hrsg.) Psychotherapeutische Medizin und Psychosomatik. Ein einführendes Lehrbuch auf psychodynamischer Grundlage. 7. Aufl. Stuttgart: Thieme. S. 39–62.

Rudolf G (2013c) Strukturbezogene Psychotherapie. Leitfaden zur psychodynamischen Therapie struktureller Störungen. 3. Aufl. Stuttgart: Schattauer.

Rüegg JC (2011) Mind & Body. Wie unser Gehirn die Gesundheit beeinflusst. Stuttgart: Schattauer.

Rufer M (2012) Neurobiologie und Psychotherapie der Angst- und Zwangsstörungen. In: Böker H, Seifritz E (Hrsg.) Psychotherapie und Neurowissenschaften. Integration – Kritik – Zukunftsaussichten. Bern: Hans Huber. S. 486–503.

Russo SJ, Nestler EJ (2013) The brain reward circuitry in mood disorders. Nat Rev Neurosci 14:609–625.

Sah P, Westbrook RF (2008) Behavioural neuroscience: The circuit of fear. Nature 454:589–590.

Saveanu RV, Nemeroff CB (2012) Etiology of depression: genetic and environmental factors. Psychiatr Clin N Am 35:51–71.

Scharfetter C (2012) Ich bin depressiv – Ich habe eine Depression: Überlegungen zum epistemischen, experientellen und therapeutischen Gehalt solcher Gegenüberstellung. In: Böker H, Seifritz E (Hrsg.) Psychotherapie und Neurowissenschaften. Integration – Kritik – Zukunftsaussichten. Bern: Hans Huber. S. 128–132.

Scheele D, Striepens N, Güntürkün O, Deutschländer S, Maier W, Kendrick KM, Hurlemann R (2012) Oxytocin modulates social distance between males and females. J Neurosci 32: 16074–16079.

Schiele MA, Ziegler C, Holitschke K, Schartner C, Schmidt B, Weber H, Reif A, Romanos M, Pauli P, Zwanzger P, Deckert J, Domschke K (2016) Influence of 5-HTT variation, childhood trauma and self-efficacy on anxiety traits: a gene-environment-coping interaction study. J Neural Transm 123:895–904.

Schienle A, Schäfer A, Hermann A, Rohrmann S, Vaitl D (2007) Symptom provocation and reduction in patients suffering from spider phobia: an fMRI study on exposure therapy. Eur Arch Psychiatry Clin Neurosci 257:486–493.

Schiepek G, Heinzel S, Karch S (2011a) Die neurowissenschaftliche Erforschung der Psychotherapie. In: Schiepek H (Hrsg.) Neurobiologie der Psychotherapie. 2. Aufl. Stuttgart: Schattauer. S. 1–34.

Schiepek G, Zellweger A, Kronberger H, Aichhorn W, Leeb W (2011b) Psychotherapie. In: Schiepek H (Hrsg.) Neurobiologie der Psychotherapie. 2. Aufl. Stuttgart: Schattauer. S. 567–592.

Schiepek H (Hrsg.) Neurobiologie der Psychotherapie. 2. Aufl. Stuttgart: Schattauer.

Schleim S (2011) Die Neurogesellschaft. Wie die Hirnforschung Recht und Moral herausfordert. Hannover: Heise.

Schmitt A, Malchow B, Hasan A, Falkai P (2014) The impact of environmental factors in severe psychiatric disorders. Front Neurosci 8:19, doi: 10.3389/fnins.2014.00019.

Schroeder FA1, Lin CL, Crusio WE, Akbarian S (2007) Antidepressant-like effects of the histone deacetylase inhibitor, sodium butyrate, in the mouse. Biol Psychiatry 62:55–64.

Schüle C, Baghai TC, Rupprecht R (2007) Neue Erkenntnisse zur Pathogenese und Pathophysiologie der Depression. Nervenarzt 78 Suppl 3:531–549.

Schüle C, Zill P, Baghai TC, Eser D, Zwanzger P, Wenig N, Rupprecht R, Bondy B (2006) Brain-derived neurotrophic factor Val66Met polymorphism and dexamethasone/CRH test results in depressed patients. Psychoneuroendocrinology 31:1019–1025.

Schwartz JM, Stoessel PW, Baxter LR Jr, Martin KM, Phelps ME (1996) Systematic changes in cerebral glucose metabolic rate after successful behavior modification treatment of obsessive-compulsive disorder. Arch Gen Psychiatry 53:109–113.

Segman RH, Shalev AY (2003) Genetics of posttraumatic stress disorder. CNS Spectr 8:693–698.

Sergerie K, Chochol C, Armony JL (2008) The role of the amygdala in emotional processing: a quantitative meta-analysis of functional neuroimaging studies. Neurosci Biobehav Rev 32:811–830.

Shalvi S, De Dreu CK (2014) Oxytocin promotes group-serving dishonesty. Proc Natl Acad Sci USA 111:5503–5507.

Smith KE, Porges EC, Norman GJ, Connelly JJ, Decety J (2014) Oxytocin receptor gene variation predicts empathic concern and autonomic arousal while perceiving harm to others. Soc Neurosci 9:1–9.

Smith ME (2005) Bilateral hippocampal volume reduction in adults with post-traumatic stress disorder: a meta-analysis of structural MRI studies. Hippocampus 15:798–807.

Soon CS, Brass M, Heinze H-J, Haynes J-D (2008) Unconscious determinants of free decisions in the human brain. Nat Neurosci 11:543–545.

Speerforck S, Schomerus G, Pruess S, Angermeyer MC (2014) Different biogenetic causal explanations and attitudes towards persons with major depression, schizophrenia and alcohol dependence: is the concept of a chemical imbalance beneficial? J Affect Disord 168:224–228.

Spielberg P (2007) Miteinander statt nebeneinander. Deutsches Ärzteblatt 104:A3148

Spitzer M (2012) Neurobiologische Grundlagen psychotherapeutischer Prozesse. In: Böker H, Seifritz E (Hrsg.) Psychotherapie und Neurowissenschaften. Integration – Kritik – Zukunftsaussichten. Bern: Hans Huber. S. 53–72.

Spitzer M (2014) Musik im Kopf. Hören, Musizieren, Verstehen und Erleben im neuronalen Netzwerk. 2. Aufl. Stuttgart: Schattauer.

Stahl SM (2012) Psychotherapy as an epigenetic 'drug': psychiatric therapeutics target symptoms linked to malfunctioning brain circuits with psychotherapy as well as with drugs. J Clin Pharm Ther 37:249–253.

Storch M, Gaab J, Küttel Y, Stüssi AC, Fend H (2007) Psychoneuroendocrine effects of resource-activating stress management training. Health Psychol 26:456–463.

Strathearn L (2011) Maternal neglect: oxytocin, dopamine and the neurobiology of attachment. J Neuroendocrinol 23:1054–1065.

Strathearn L, Iyengar U, Fonagy P, Kim S (2012). Maternal oxytocin response during mother-infant interaction: associations with adult temperament. Horm Behav 61:429–435.

Strathearn L, Mamun AA, Najman JM, O'Callaghan MJ (2009) Does breastfeeding protect against substantiated child abuse and neglect? A 15-year cohort study. Pediatrics 123:483–493.

Strauß B (2012) Beziehungserfahrungen, Bindung und seelische Gesundheit. In: Böker H, Seifritz E (Hrsg.) Psychotherapie und Neurowissenschaften. Integration – Kritik – Zukunftsaussichten. Bern: Hans Huber. S. 165–180.

Strik W, Dierks T (2011) Biologische Psychopathologie. Stuttgart: Kohlhammer.

Sturma D (2005) Philosophie des Geistes. Leipzig: Reclam.

Suderman M, Borghol N, Pappas JJ, Pinto Pereira SM, Pembrey M, Hertzman C, Power C, Szyf M (2014) Childhood abuse is associated with methylation of multiple loci in adult DNA. BMC Med Genomics 7:13, doi: 10.1186/1755-8794-7-13.

Sullivan RM (2003) Developing a sense of safety: the neurobiology of neonatal attachment. Ann NY Acad Sci 1008:122–131.

Sullivan RM (2012) The neurobiology of attachment to nurturing and abusive caregivers. Hastings Law J 63:1553–1570.

Sun H, Kennedy PJ, Nestler EJ (2013) Epigenetics of the depressed brain: role of histone acetylation and methylation. Neuropsychopharmacology 38:124–137.

Suomi SJ. Gene-environment interactions and the neurobiology of social conflict. Ann NY Acad Sci 1008:132–139.

Swaab D (2013) Wir sind unser Gehirn. Wie wir denken, leiden und lieben. München: Knaur.

Tegethoff M, Meinlschmidt G (2012) Psychobiologische Therapiematerialien. In: Meinlschmidt G, Schneider S, Margraf J (Hrsg.) Lehrbuch der Verhaltenstherapie. Bd. 4: Materialien für die Psychotherapie. Heidelberg: Springer.

Tharner A, Herba CM, Luijk MP, van Ijzendoorn MH, Bakermans-Kranenburg MJ, Govaert PP, Roza SJ, Jaddoe VW, Hofman A, Verhulst FC, Tiemeier H (2011) Subcortical structures and the neurobiology of infant attachment disorganization: a longitudinal ultrasound imaging study. Soc Neurosci 6:336–347.

Thienel M, Heinrichs M, Fischer S, Ott V, Born J, Hallschmid M (2014) Oxytocin's impact on social face processing is stronger in homosexual than heterosexual men. Psychoneuroendocrinology 39:194–203.

Thomason ME, Henry ML, Paul Hamilton J, Joormann J, Pine DS, Ernst M, Goldman D, Mogg K, Bradley BP, Britton JC, Lindstrom KM, Monk CS, Sankin LS, Louro HM, Gotlib IH (2010) Neural and behavioral responses to threatening emotion faces in children as a function of the short allele of the serotonin transporter gene. Biol Psychol 85:38–44.

Thompson SM, Hammen C, Starr LR, Najman JM (2014) Oxytocin receptor gene polymorphism (rs53576) moderates the intergenerational transmission of depression. Psychoneuroendocrinology 43:11–19.

Tost H, Kolachana B, Hakimi S, Lemaitre H, Verchinski BA, Mattay VS, Weinberger DR, Meyer-Lindenberg A (2010) A common allele in the oxytocin receptor gene (OXTR) impacts prosocial temperament and human hypothalamic-limbic structure and function. Proc Natl Acad Sci USA 107:13936–13941.

Tsankova NM, Berton O, Renthal W, Kumar A, Neve RL, Nestler EJ (2006) Sustained hippocampal chromatin regulation in a mouse model of depression and antidepressant action. Nat Neurosci 9:519–525.

Tsuji S, Yuhi T, Furuhara K, Ohta S, Shimizu Y, Higashida H (2015) Salivary oxytocin concentrations in seven boys with autism spectrum disorder received massage from their mothers: a pilot study. Front Psychiatry 6:58, doi: 10.3389/fpsyt.2015.00058.

Turecki G, Meaney MJ (2016) Effects of the social environment and stress on glucocorticoid receptor gene methylation: a systematic review. Biol Psychiatry 79:87–96.

Turecki G, Ota VK, Belangero SI, Jackowski A, Kaufman J (2014) Early life adversity, genomic plasticity, and psychopathology. Lancet Psychiatry 1:461–466.

Tyrka AR, Parade SH, Eslinger NM, Marsit CJ, Lesseur C, Armstrong DA, Philip NS, Josefson B, Seifer R (2015) Methylation of exons 1D, 1F, and 1H of the glucocorticoid receptor gene promoter and exposure to adversity in preschool-aged children. Dev Psychopathol 27:577–585.

Tyrka AR, Price LH, Gelernter J, Schepker C, Anderson GM, Carpenter LL (2009) Interaction of childhood maltreatment with the corticotropin-releasing hormone receptor gene: effects on hypothalamic-pituitary-adrenal axis reactivity. Biol Psychiatry 66:681–685.

Uher R, Caspi A, Houts R, Sugden K, Williams B, Poulton R, Moffitt TE (2011) Serotonin transporter gene moderates childhood maltreatment's effects on persistent but not single-episode depression: replications and implications for resolving inconsistent results. J Affect Disord 135:56–65.

Vaitl D (2011) Emotionen. In: Schiepek H (Hrsg.) Neurobiologie der Psychotherapie. 2. Aufl. Stuttgart: Schattauer. S. 233–249.

van IJzendoorn MH, Caspers K, Bakermans-Kranenburg MJ, Beach SR, Philibert R (2010) Methylation matters: interaction between methylation density and serotonin transporter genotype predicts unresolved loss or trauma. Biol Psychiatry 68:405-407.

Veenema AH (2012) Toward understanding how early-life social experiences alter oxytocin- and vasopressin-regulated social behaviors. Horm Behav 61:304–312.

Vialou V, Feng J, Robison AJ, Nestler EJ (2013) Epigenetic mechanisms of depression and antidepressants action. Annu Rev Pharmacol Toxicol 53: 59–87.

Vythilingam M, Heim C, Newport J, Miller AH, Anderson E, Bronen R, Brummer M, Staib L, Vermetten E, Charney DS, Nemeroff CB, Bremner JD (2002) Childhood trauma associated with smaller hippocampal volume in women with major depression. Am J Psychiatry 159:2072–2080.

Walter H, Müller S (2011) Neuroethik und Neuropsychotherapie. In: Schiepek H (Hrsg.) Neurobiologie der Psychotherapie. 2. Aufl. Stuttgart: Schattauer. S. 646–655.

Wang H, Duclot F, Liu Y, Wang Z, Kabbaj M (2013) Histone deacetylase inhibitors facilitate partner preference formation in prairie voles. Nat Neurosci 16:919–924.

Wankerl M, Miller R, Kirschbaum C, Hennig J, Stalder T, Alexander N (2014) Effects of genetic and early environmental risk factors for depression on serotonin transporter expression and methylation profiles. Transl Psychiatry 4: e402, doi:10.1038/tp.2014.37.

Watts BV, Schnurr PP, Mayo L, Young-Xu Y, Weeks WB, Friedman MJ (2013) Meta-analysis of the efficacy of treatments for posttraumatic stress disorder. J Clin Psychiatry 74(6): e541–50, doi: 10.4088/JCP.12r08225.

Way BM, Taylor SE (2010) The serotonin transporter promoter polymorphism is associated with cortisol response to psychosocial stress. Biol Psychiatry 67:487–492.

Weaver IC, Cervoni N, Champagne FA, D'Alessio AC, Sharma S, Seckl JR, Dymov S, Szyf M, Meaney MJ (2004) Epigenetic programming by maternal behavior. Nat Neurosci 7:847–854.

Weaver IC, Meaney MJ, Szyf M (2006) Maternal care effects on the hippocampal transcriptome and anxiety-mediated behaviors in the offspring that are reversible in adulthood. Proc Natl Acad Sci USA 103:3480–3485.

Weisman O, Zagoory-Sharon O, Feldman R (2012) Oxytocin administration to parent enhances infant physiological and behavioral readiness for social engagement. Biol Psychiatry 72:982–989.

Weisman O, Zagoory-Sharon O, Feldman R (2014) Oxytocin administration, salivary testosterone, and father-infant social behavior. Prog Neuropsychopharmacol Biol Psychiatry 49:47–52.

Wichers M, Kenis G, Jacobs N, Mengelers R, Derom C, Vlietinck R, van Os J (2008) The BDNF Val(66)Met × 5-HTTLPR × child adversity interaction and depressive symptoms: an attempt at replication. Am J Med Genet B Neuropsychiatr Genet 147B:120–123.

Wilker S, Pfeiffer A, Kolassa S, Elbert T, Lingenfelder B, Ovuga E, Papassotiropoulos A, de Quervain D, Kolassa IT (2014) The role of FKBP5 genotype in moderating long-term effectiveness of exposure-based psychotherapy for posttraumatic stress disorder. Transl Psychiatry 4:e403, doi:10.1038/tp.2014.49.

Willutzki U, Teismann T (2013) Ressourcenaktivierung in der Psychotherapie. Göttingen: Hogrefe.

Wismer Fries AB, Ziegler TE, Kurian JR, Jacoris S, Pollak SD (2005) Early experience in humans is associated with changes in neuropeptides critical for regulating social behavior. Proc Natl Acad Sci USA 102:17237–17240.

Wittmann A, Plag J, Pyrkosch L, Ströhle A (2014) Angststörungen (ICD-10: F40–41). In: Juckel G, Edel M-A (Hrsg.) (2014) Neurobiologie und Psychotherapie. Integration und praktische Anwendung bei psychischen Störungen. Stuttgart: Schattauer. S. 113–127.

Wolpe J (1958) Psychotherapy by Reciprocal Inhibition. Stanford: Stanford University Press.

Wright ND, Bahrami B, Johnson E, Di Malta G, Rees G, Frith CD, Dolan RJ (2012) Testosterone disrupts human collaboration by increasing egocentric choices. Proc Biol Sci 279:2275–2280.

Yehuda R, Daskalakis NP, Desarnaud F, Makotkine I, Lehrner AL, Koch E, Flory JD, Buxbaum JD, Meaney MJ, Bierer LM (2013) Epigenetic biomarkers as predictors and correlates of symptom improvement following psychotherapy in combat veterans with PTSD. Front Psychiatry 4:118, doi: 10.3389/fpsyt.2013.00118.

Yehuda R, Daskalakis NP, Desarnaud F, Makotkine I, Lehrner AL, Koch E, Flory JD, Buxbaum JD, Meaney MJ, Bierer LM (2013) Epigenetic Biomarkers as Predictors and Correlates of Symptom Improvement Following Psychotherapy in Combat Veterans with PTSD. Front Psychiatry 4:118, doi: 10.3389/fpsyt.2013.00118.

Young C, Brook A (1994) Schopenhauer and Freud. Int J Psychoanal 75:101–118.

Young JE, Klosko JS (2005) Schematherapie. Ein praxisorientiertes Handbuch. 2. Aufl. Paderborn: Junfermann Verlag.

Young LJ, Barrett CE (2015) Can oxytocin treat autism? Science 347:825–826.

Young LJ, Wang Z (2004) The neurobiology of pair bonding. Nat Neurosci 7:1048–1054.

Zarbock G (2014) Praxisbuch Verhaltenstherapie. Grundlagen und Anwendungen biografisch-systemischer Verhaltenstherapie. 4. Aufl. Lengerich: Pabst.

Zeki S (2007) The neurobiology of love. FEBS Lett 581:2575–2579.

Zentner M (1995) Die Flucht ins Vergessen. Die Anfänge der Psychoanalyse Freuds bei Schopenhauer. Darmstadt: Wissenschaftliche Buchgesellschaft.

Ziegler C, Richter J, Mahr M, Gajewska A, Schiele MA, Gehrmann A, Schmidt B, Lesch KP, Lang T, Helbig-Lang S, Pauli P, Kircher T, Reif A, Rief W, Vossbeck-Elsebusch AN, Arolt V, Wittchen HU, Hamm AO, Deckert J, Domschke K (2016) MAOA gene hypomethylation in panic disorder – reversibility of an epigenetic risk pattern by psychotherapy. Transl Psychiatry 6:e773, doi:10.1038/tp.2016.41.

Zimmermann P, Brückl T, Nocon A, Pfister H, Binder EB, Uhr M, Lieb R, Moffitt TE, Caspi A, Holsboer F, Ising M (2011) Interaction of FKBP5 gene variants and adverse life events in predicting depression onset: results from a 10-year prospectice community study. Am J Psychiatry 168:1107–1116.

Zobel AW, Nickel T, Sonntag A, Uhr M, Holsboer F, Ising M (2001) Cortisol response in the combined dexamethasone/CRH test as predictor of relapse in patients with remitted depression. A prospective study. J Psychiatr Res 35:83–94.

8 Register

A

Acetylierung 81
ACTH (Adrenocorticotropes Hormon) 35, 39, 52–53, 76
Adoleszenz 45–46
Affektregulation 90, 95, 100
Alexithymie 96, 117
Altruismus 118
Amygdala 34, 46, 50, 53, 107, 132, 135, 139, 144–145, 149–150, 152, 156, 162, 167
Angstbewältigungstraining 146
Angstnetzwerk 144
Angststörungen 93
Annäherungsmodus 137, 167, 169
Annäherungspriming 147, 169
Annäherungsschemata 96
Annäherungssystem 162, 173, 176
Annäherungsziele 175–176
anteriorer cingulärer Cortex (ACC) 130, 137–138, 143
Antidepressiva 62, 78
Antiziele 175
Area tegmentalis ventralis (ventral tegmental area, VTA) 78
Artefaktographie 129
attunement 88–89, 109
Augmentierung 18, 120, 125, 148
Autonomie 88, 166
AVP 38–39, 75, 114, 116, 119, 121–122, 125

B

Bahnung 146, 173
BDNF (brain-derived neurotrophic factor) 37, 52, 77–78, 83–84
beelternde therapeutische Haltung 99
Belohnungssystem 103, 134
Bewältigungserfahrungen 154, 172
Bildgebungsstudien 126
Bindung 48, 86, 111, 119
Bindungsbedürfnis 86–87, 100, 163–164
Bindungsforschung 16, 158
Bindungsmuster 92, 96, 98–101, 113, 125
Bindungsstil 92, 100
Bindungstraumatisierung 16
BOLD-Kontrast (Blood Oxygen Level Dependent) 128
Bullying 46, 97

C

Carry-over-Effekte 142
Chromatin 80
Chromatin-Modifikation 61, 81
Chromatin-Struktur 84, 159
Cortisol 35, 39, 50–53, 55
CRH (Corticotropin-Releasing-Hormon) 31, 34–39, 53
CRH1-Rezeptorgen 53
CRH-Gen 75–76

D

D-Cycloserin 18, 148
deklaratives (explizites) Gedächtnis 150
Demoralisierung 170
Depression 30, 35, 40, 42–43, 47, 49–56, 69, 78–79, 93, 101, 133, 161
Destigmatisierung 18
determinieren 27
Dexamethason-Supressions/CRH-Stimulations-Test (Dex/CRH-Test) 39, 52–53
dialektisch-behaviorale Therapie 99
Diathese-Stress-Modell 42
Differentialindikation 17, 127
DNA-Methylierung 60, 66–67, 82
Dopamin 102, 121–122, 125

E

early life stress 32
eliminativer Materialismus 23
Elternverhalten 102
emotionale Deprivation 57, 177
Emotionsnetzwerk 143

Emotionsregulation 93, 106
Empathie 100, 107, 117
Empathiefähigkeit 105
Encephaliatrie 25
Encephalotherapie 22, 25
Endophänotyp 17, 41
Engramme 155
Entpathologisierung 165
Enttabuisierung 18
Entwicklungszeitfenster 44
Epigenetik 15, 18, 57, 59, 61, 71, 74, 84, 158
epigenetische Biomarker 79
epigenetische Mechanismen 65
Epigenom 60
epigenomweite Assoziationsstudien (EWAS) 79
Epiphänomen 23
erfahrungsabhängige Gehirnentwicklung (experience-expectant brain development) 44
Erklärungslücke (explanatory gap) 23
Erwachsenen-Bindungsinterview 98
Euchromatin 80
explizites Gedächtnis 152, 159
Explorationssystem 88
Expositionstherapie 146

F

Feinfühligkeit 16, 57–58, 88–89, 98
Feinfühligkeitstraining 178
Fertigkeiten (skills) 29, 142
FK506-bindendes Protein 51 (FKBP5) 55, 63
Flagging the minefield 171
Funktionalismus 24
funktionelle Kernspintomographie (fMRT) 13, 50, 128, 156
Furchtkonditionierung 144
Furchtnetzwerk 144

G

Gehirnentwicklung 15, 33, 45–46, 48, 50, 84, 102, 111, 179
Gehirnreifung 15, 109, 149
Gehirnübertreibungssyndrom (brain overclaim syndrome) 127
gelernte Hilflosigkeit 94
gene silencing 67
Genetik 15, 30
Genexpression 14, 16, 59–62
Gen-Gen-Umwelt-Interaktion 52, 54
Genom 15
genomweite Assoziationsstudien (GWAS) 41
Genregulation 16, 49, 59, 62
Gen-Umwelt-Coping-Interaktion 52

Gen-Umwelt-Interaktion 30, 40, 42–43, 47, 49–50, 52–53, 56
Gen-Umwelt-Korrelation 43
Glucocorticoid-Rezeptor (GR) 16, 35–36, 38, 55–56, 70, 138, 151
GR-Gen 71–72, 75
Gyrus dentatus 138

H

Habituation 145
Heritabilität 30, 43
Heterochromatin 80
Hippocampus 31, 34, 37, 40, 45, 52, 58–59, 78, 138, 144, 150, 156, 159
Hirnmythologien 25
Histonacetylasen (HAT) 82
Histon-Code 80
Histon-Deacetylase (HDAC) 67, 82
Histonproteine 80
Histonproteinmodifikation 80–82
Hodenvolumen 108
Homosexuelle Väter 109
Homunkulus-Fehlschluss (homunculus fallacy) 132, 156
HPA-System 35, 37, 55, 69, 71, 75–76, 144, 151
Hypercortisolämie 37
Hyperopsie 127
Hypofrontalität 34, 137, 156
Hypothalamus 35, 38, 102

I

imaginative Exposition 154
Immunsystem 30–31
implizites Beziehungswissen 28
implizites Gedächtnis 98, 100, 125, 152, 159
implizites Kontextumlernen 146
implizites Traumagedächtnis 149, 155
infantile Amnesie 159
Insel 103, 107, 127
Integration des Traumas 155
intergenerationaler Zyklus 102
Intrusion 149

K

Kapitalisierung 169
Kindesmisshandlung 53–54, 79
kindliche Bindungsmuster 92
komplementäre (motivorientierte) Beziehungsgestaltung 162–163

Konditionierungsprozesse 167–168
Kontrollbedürfnis 93
Kontrollillusionen 97
Körperkontakt 119
Korrelate 27
korrigierende und emotional verändernde Beziehungserfahrungen 99, 159, 161
Kreuzaufzuchtsversuche (cross-fostering) 72, 110

L

l-Allel 47, 50–51, 54, 76
Lateralitätshypothese 137
Libertarismus 27
Liebe 123–124
limbisches System 38, 52
limited reparenting 99
Löschung (Extinktion) 127, 145, 150
Lösungsorientierung 173
Lustgewinn und Unlustvermeidung 167

M

Massage 119
Match/mismatch-Hypothese 88
materialistische Identitätsthese 23
mediales präoptisches Areal (MPOA) 77
Mentalisierung 16, 86, 88, 90
mentalisierungsbasierte Psychotherapie 99, 158
Mentalisierungsdefizit 96
Mentalisierungsfähigkeit 89–90, 98, 100, 108, 125
mereologischer Fehlschluss 132, 156
mesolimbisches Belohnungssystem 78, 125, 133, 150, 162, 169, 173
Met-Allel 52
Methyl-CpG-bindendes Protein 2 (MeCP2) 67
Methylom 60
Micro-RNA (microRNA) 66
Missbrauch 31, 33, 38–40, 45, 49, 52–53, 57, 70, 79, 84, 86, 91, 161, 177
Misshandlung 31, 33, 39, 47, 51, 53, 57, 84, 86, 91, 177
Mobbing 46, 97
molekulare Narben (molecular scars) 65
molekulares Gedächtnis 60–61, 84
moments of meeting 164
Monogamie 121
Motivation 176
motivationale Schemata 162
Musik 140–141
Mutter-Kind-Bindung 121

Mutter-Kind-Dyade 38, 89–90
Myelinisierung 45

N

Nachbeelterung (reparenting) 158, 178
Nachnährung 158
Neo-Lamarckismus 74
Neo-Phrenologie 20, 130
Netzwerkmodell der Depression 29, 135, 156
Netzwerkmodelle 126, 135
neurobiologischer Determinismus 27
Neuroneogenese 37, 59, 77, 138
Neuropeptid 116, 121–122
Neuropsychotherapie 14, 17, 19, 26
Neurotrophin 52, 77
nicht-codierende RNA 65
NMDA-Rezeptoren 148
NR3C1 70
Nucleus accumbens 78, 103, 122, 133, 167, 169

O

orbitofrontaler Cortex (OFC) 131, 136, 144
Orientierung und Kontrolle 165
Östrogen 77, 102
Oxytocin 18, 34, 38, 40, 77, 102, 106–107, 111, 114–116, 119, 121–123, 125, 179
Oxytocin-Rezeptorgen 107, 118

P

Paarbindung 122, 124
Paradoxes Bindungslernen 112
parental caregiving neural network 109
Partnerbindung 121
Plastizität 50, 156
Plurifunktionalität 133
Positronen-Emissions-Tomographie (PET) 13, 128
posttraumatische Belastungsstörung (PTBS) 63, 148
Prädiktion 17
präfrontaler Cortex 34, 45, 50, 78, 106, 136, 145, 152, 156
Pränatale Stressfaktoren 32
Präventionsmaßnahmen 179
pregestational or preconception stress 32
Problemaktualisierung 172
Problembewältigung 172
Pruning 45

psychische Grundbedürfnisse 86
psychischer Binnenraum 95
psychobiologische Narben 16, 159
psychobiologische Spuren 84
psychobiologische Therapie (psychobiological therapy) 18, 120, 125
psychodynamische Verfahren 166
Psychoedukation 165
Psychopharmakotherapie 14
Pubertät 46

Q

Qualia 23

R

Reading the Mind in the Eyes Test 117
Reaktionsmanagement 146
Reduktionismus 22
reframing 162, 168, 170
Rekonsolidierung 154–155
Remoralisierung 170
Resignation 170
Resilienz 43
Resilienzfaktoren 32, 47
Ressourcen 167
Ressourcenaktivierung 167–169, 172
Ressourcendiagnostik 170
ressourcenorientierte Haltung 167
Ressourcenorientierung 168–169, 171
rostrales Cingulum (rCg) 135

S

s-Allel 47–53, 77
Scham 97
Schematherapie 96, 158
Seelenorgan 131
Selbstabschaffung 22
Selbstöffnung (self-disclosure) 165
Selbstorganisation 150
Selbstwertgefühl 93, 96–97
Selbstwertillusionen 97
Selbstwertregulation 95–97, 100, 166
Selbstwertschutz und Selbstwerterhöhung 166
Selbstwirksamkeit 32, 94–95, 161, 166
Serotonintransportergen 47–48, 50, 76
soziale Unterstützung 53
Spiegelneurone 90
Spielfeinfühligkeit 98, 107
sprachloser Terror (speechless terror) 153

Stigmatisierung 21
stress buffering 118
Stresshormonsystem 34, 69, 71, 119
Stress-Inokulation 31
strukturbezogene Psychotherapie 29, 99, 158
strukturelle Defizite 160, 162
Stundenkontingente 178
subcallosales Cingulum 138
subgenuales Cingulum (Cg25) 135
Super-Suppression 151
Synapsenproliferation 45
Synapsenselektion 45

T

Täterintrojekte 149
Temperamentsmerkmale 89
Testosteron 108–109, 117
Theory of Mind 90
Three-Hit-Modell 64, 84
Tiermodelle der Depression 83
transdiagnostisch 28
transgenerational 60, 72, 110
transgenerationale Weitergabe 98, 102
Transkription 61
Transkriptom 80, 84
Translation 61
Transparenz 166
traumafokussierte verhaltenstherapeutische Verfahren 153
Traumakonfrontation 153
Traumanetzwerk 150
Traumatisierung 32–33, 39, 44, 47, 51, 53–54, 57, 62, 69, 75, 84, 86, 149, 161, 177
Treue 121
Trier Social Stress Test 51

U

Umweltfaktoren 30

V

Verführungstheorie 84
Verhaltenstherapie 141
Vermeidungsmodus 137
Vermeidungsschemata 91, 96, 167
Vermeidungssystem 107, 112, 162
Vermeidungsziele 175
Vernachlässigung 16, 31, 39, 51, 57, 86, 91, 102, 162

Vertrauen 117
Vulnerabilität 43–44
Vulnerabilitätsfaktor 47

W

Was-Stattdessen-Modell 174
Was-Stattdessen-Strategie 176

Widerstand 164, 168
Willensfreiheit 26
Wunderfragen 175

Z

Zielklärung 174
zirkuläre Kausalität 24

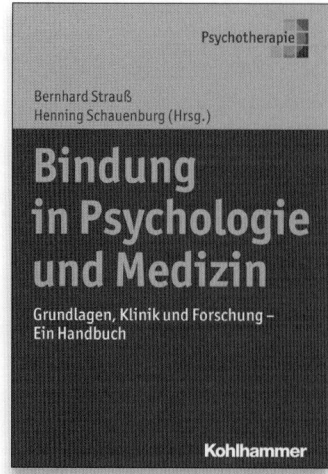

Bernhard Strauß
Henning Schauenburg (Hrsg.)

Bindung in Psychologie und Medizin

Grundlagen, Klinik und Forschung – Ein Handbuch

2016. 416 Seiten mit 18 Abb. und 18 Tab.
Fester Einband
€ 69,-
ISBN 978-3-17-023355-3

Nachdem über viele Jahrzehnte in der Entwicklungspsychologie zahlreiche Befunde zur Bindungsentwicklung vorgelegt wurden, sind diese und die ursprünglich von John Bowlby entwickelte Bindungstheorie auch in der klinischen Psychologie, Psychotherapie und in der Medizin angekommen. Das Handbuch fasst die Befunde zur Bedeutung von Bindung in unterschiedlichen Lebensabschnitten ebenso zusammen wie Ergebnisse der klinischen Bindungsforschung bezogen auf psychische und körperliche Störungen. Die besondere Relevanz der Theorie liegt in ihren Anwendungsbereichen, also der Prävention und der Psychotherapie in unterschiedlichen Behandlungssettings.

Professor Dr. Bernhard Strauß, Dipl.-Psych., Psychologischer Psychotherapeut, ist Direktor des Instituts für Psychosoziale Medizin und Psychotherapie am Universitätsklinikum Jena. Dort ist er Vertreter der Fächer Medizinische Psychologie, Medizinische Soziologie, Psychosomatische Medizin und Psychotherapie. Professor Dr. med. Henning Schauenburg, Arzt für Neurologie und Psychiatrie sowie für Psychosomatische Medizin und Psychotherapie und Psychoanalytiker (DGPT), ist Stellvertreter des Ärztlichen Direktors der Klinik für Allgemeine Innere Medizin und Psychosomatik der Universität Heidelberg.

Leseproben und weitere Informationen unter www.kohlhammer.de

W. Kohlhammer GmbH · 70549 Stuttgart
Fax 0711 7863-8430 · vertrieb@kohlhammer.de

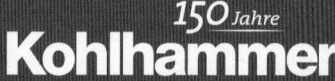

Timo Storck

Die Fallbesprechung in der stationären Psychotherapie

Konzeption und Praxis

2017. 172 Seiten mit 5 Abb. Kart.
€ 29,-
ISBN 978-3-17-031286-9

Stationäre Psychotherapie zeichnet sich durch das multiprofessionelle und multimodale Behandlungssetting aus. Dies liefert Möglichkeiten dafür, dass sich Patientinnen und Patienten in unterschiedlichen professionellen Beziehungen mit unterschiedlichen Aspekten ihrer inneren Welt zeigen können. Zugleich erfordert es einen klinikstrukturellen Rahmen, in dem unterschiedliche Formen von Behandlungsbeziehungen zusammengeführt und verstanden werden können. Dazu eignet sich die Fallbesprechung des Behandlungsteams, die als der Ort des Verstehens gelten kann. Der vorliegende Band diskutiert die konzeptuellen Hintergründe dessen und entwickelt Vorschläge zum Ablauf von Fallbesprechungen in der Praxis.

Prof. Dr. Timo Storck ist Professor für Klinische Psychologie und Psychotherapie an der Psychologischen Hochschule Berlin und psychologischer Psychotherapeut (AP, TP).

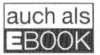

Leseproben und weitere Informationen unter www.kohlhammer.de

W. Kohlhammer GmbH · 70549 Stuttgart
Fax 0711 7863-8430 · vertrieb@kohlhammer.de

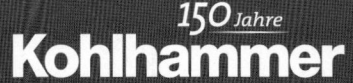

Die Reihe Psychotherapiekompakt

Hrsg. von Freyberger, Rosner, Schweiger, Seidler, Stieglitz, Strauß

Die neue Buchreihe gibt einen systematischen und klinisch ausgerichteten Überblick über eine Vielzahl heute praktizierter psychotherapeutischer Verfahren und Methoden. Neben den Methoden der sog. Richtlinienverfahren (Verhaltenstherapie, psychodynamische Therapie) werden weitere Methoden und Verfahren vorgestellt, die als wissenschaftlich fundiert gelten können.

Die Bände des „ersten Strangs" der Reihe informieren, einer wiederkehrenden Inhaltsstruktur folgend, über Herkunft, Grundlagen, Anwendungen und praktisches Vorgehen der psychotherapeutischen Verfahren und Methoden, veranschaulicht durch instruktive Fallbeispiele.

Im „zweiten Strang" werden zentrale verfahrensübergreifende Themen behandelt.

Die Reihe richtet sich an Studierende der (Klinischen) Psychologie und Medizin, angehende und bereits praktizierende Psychotherapeuten, Psychiater und Ärzte für Psychosomatische Medizin und Psychotherapie.

Ullmann/Friedrichs-Dachale
Bauer-Neustädter/Linke-Stillger

Katathym Imaginative Psychotherapie (KIP)

auch als EBOOK

2016. 191 Seiten mit 5 Abb. Kart.
€ 29,-
ISBN 978-3-17-030519-9

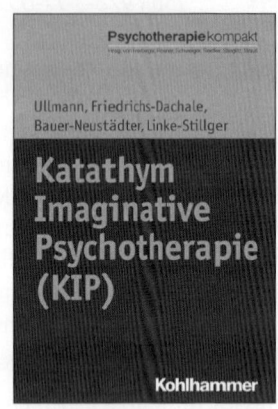

Markos Maragkos

Gestalttherapie

auch als EBOOK

2016. 177 Seiten mit 12 Abb. Kart.
€ 29,-
ISBN 978-3-17-028695-5

Rolf-Dieter Stieglitz
Harald J. Freyberger (Hrsg.)

Diagnostik in der Psychotherapie

Ein Praxisleitfaden

auch als EBOOK

2016. 227 Seiten mit 2 Abb. und 15 Tab. Kart.
€ 30,-
ISBN 978-3-17-028719-8

Heidi Möller/Mathias Lohmer

Supervision in der Psychotherapie

Ca. 190 Seiten. Kart.
Ca. € 29,-
ISBN 978-3-17-029843-9

auch als EBOOK

Eva-Maria Biermann-Ratjen
Jochen Eckert

Gesprächspsychotherapie

auch als EBOOK

Ca. 190 Seiten. Kart.
Ca. € 29,-
ISBN 978-3-17-029080-8

Susanne Kunz Mehlstaub
Christian Stadler

Psychodrama-Therapie

auch als EBOOK

Ca. 190 Seiten. Kart.
Ca. € 29,-
ISBN 978-3-17-028723-5

Leseproben und weitere Informationen unter www.kohlhammer.de

W. Kohlhammer GmbH · 70549 Stuttgart
Fax 0711 7863-8430 · vertrieb@kohlhammer.de

150 Jahre Kohlhammer